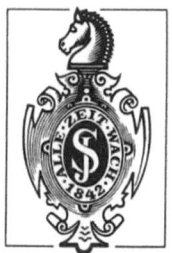

Achim Zesch

Externa

Galenik · Wirkungen · Anwendungen

Mit 12 Abbildungen und 82 Tabellen

Springer-Verlag Berlin Heidelberg New York
London Paris Tokyo

Professor Dr. med. Achim Zesch
Hautklinik der Freien Universität Berlin
Klinikum Rudolf Virchow
Augustenburger Platz 1, 1000 Berlin 65

ISBN-13: 978-3-540-18043-2   e-ISBN-13: 978-3-642-72814-3
DOI: 10.1007/978-3-642-72814-3

CIP-Kurztitelaufnahme der Deutschen Bibliothek:
Zesch, Achim:
Externa: Galenik, Wirkungen, Anwendungen/Achim Zesch. –
Berlin; Heidelberg; New York; London; Paris; Tokyo:
Springer. 1988
    ISBN-13: 978-3-540-18043-2   e-ISBN-13: 978-3-642-72814-3
    DOI: 10.1007/978-3-642-72814-3

Dieses Werk ist urheberrechtlich geschützt. Die dadurch begründeten Rechte, insbesondere die der Übersetzung, des Nachdrucks, des Vortrags, der Entnahme von Abbildungen und Tabellen, der Funksendung, der Mikroverfilmung oder der Vervielfältigung auf anderen Wegen und der Speicherung in Datenverarbeitungsanlagen, bleiben, auch bei nur auszugsweiser Verwertung, vorbehalten. Eine Vervielfältigung dieses Werkes oder von Teilen dieses Werkes ist auch im Einzelfall nur in den Grenzen der gesetzlichen Bestimmungen des Urheberrechtsgesetzes der Bundesrepublik Deutschland vom 9. September 1965 in der Fassung vom 24. Juni 1985 zulässig. Sie ist grundsätzlich vergütungspflichtig. Zuwiderhandlungen unterliegen den Strafbestimmungen des Urheberrechtsgesetzes.

© by Springer-Verlag Berlin Heidelberg 1988

Die Wiedergabe von Gebrauchsnamen, Handelsnamen, Warenbezeichnungen usw. in diesem Buch berechtigt auch ohne besondere Kennzeichnung nicht zu der Annahme, daß solche Namen im Sinne der Warenzeichen- und Markenschutz-Gesetzgebung als frei zu betrachten wären und daher von jedermann benutzt werden dürften.

Produkthaftung: Für Angaben über Dosierungsanweisungen und Applikationsformen kann vom Verlag keine Gewähr übernommen werden. Derartige Angaben müssen vom jeweiligen Anwender im Einzelfall anhand anderer Literaturstellen auf ihre Richtigkeit überprüft werden.

Satz: Brühlsche Universitätsdruckerei, Gießen
Druck: Saladruck, Steinkopf & Sohn, Berlin
Bindearbeiten: Helm, Berlin
2127/3020-543210

Zum Geleit

Mit wachsender Kenntnis der Mikrostruktur der Haut und ihrer Fähigkeit, Substanzen auszuscheiden, abzuwehren, aufzunehmen, zu metabolisieren und gegebenenfalls dem Organismus zuzuführen, hat das Wissen um die therapeutische Applikation von Hautexterna heute einen Stand erreicht, der eine Analyse und Bestandsaufnahme erfordert.
Die Beeinflussung der normalen und kranken Haut über eine epikutane Anwendung von in den Trägerstoff inkorporierten Wirkstoffen, die in die Haut penetrieren, diese permeieren und schließlich resorbiert werden können, unterliegt der Freigabe aus den Vehikeln, die selbst eine unterschiedliche Eigenwirkung auf die Haut haben. Die Haut ist ein reaktionsfreudiges Organ, das seine Zellen in den physiologisch unterschiedlichen Schichten äußeren physiko-chemischen Reizen anpassen kann. Externa können je nach ihrer Komposition daher an Rezeptoren der Hautzellen und Infiltratzellen angreifen oder passiv die physiologische Stoffabgabe der Haut verändern und somit das Hautterrain beeinflussen. Die Typen der Trägerstoffe haben sich entsprechend dem Fortschritt auf dem pharmazeutischen Sektor vermehrt, die Zahl der pharmakologischen Wirkstoffe, die über Externaapplikation der Haut angeboten werden, steigt ständig und verlangt eine Abwägung zwischen einem allergischen oder toxischen Risiko und dem Grad der therapeutischen Wirkung.
Eine Darstellung der Externa setzt damit ein breites Wissen auf dem Feld der Pharmazie, Pharmakologie und Dermatologie voraus und schließt die Interaktion zwischen lokal applizierten und systemisch verordneten Medikamenten ein. Die Entwicklung und der Einsatz von Externa bei den verschiedenen Indikationen hat sich aus der historischen Empirie gelöst und steht heute im Mittelpunkt der Technologie und Pharmakokinetik.
Achim Zesch als Dermatologe, mit großer klinisch experimenteller Erfahrung auf dem Gebiet der topischen Therapie und aufgrund seiner Kenntnisse als Apotheker steht es an, diesen Überblick zu geben, zumal er während langjähriger eigener wissenschaftlicher Tätigkeit und durch intensive Diskussionen mit den verschiedenen Gremien zur Frage der Arzneimittel das dafür geeignete umfangreiche Wissen erworben hat.
Ich wünsche diesem Buch eine Stimulation klinisch-therapeutischen Handelns und Entwicklung von Denkansätzen, die in unserer Zeit mehr denn je in das Spannungsfeld zwischen Toleranz and Aggression bei der Abwägung zwischen Benefit und Risk hineingezogen werden.

Berlin, im Januar 1988 G. Stüttgen

Vorwort

Es war der Wunsch des Springer-Verlages, an die Tradition des heute fast vergessenen Buches „Salben, Puder, Externa" des Apothekers v. Czetsch-Lindenwald und des Hautarztes Schmidt-La Baume lose anknüpfend ein neues, für die tägliche Praxis geeignetes Kompendium über Externa aufzulegen.
Nach der Resonanz, die mein Beitrag über die pharmakologischen Grundlagen der dermatologischen Therapie in der „Funktionellen Dermatologie" von Stüttgen und Schaefer und unser gemeinsames Buch "Skin Permeability" fanden, entschloß ich mich, erstmals aus einer Hand diesen praxisorientierten Leitfaden zu schreiben.
Als Hautarzt und Apotheker habe ich mich hierbei bemüht, die Denkweise und Bedürfnisse des Dermatologen bzw. Arztes mit denen des praktisch tätigen Apothekers zu vereinen. Dabei soll zwar durch eine konsequente räumliche Dreiteilung des Buches in Galenik, Wirkung und Anwendung eine didaktische Vereinfachung erreicht werden, jedoch ist für das Verständnis und für das Konzipieren eines speziellen Therapeutikums letztlich ein gedankliches Zusammenführen der drei Teile stets erforderlich.
Meine Ausbildung und Erfahrung als Apotheker habe ich in den galenischen Teil und die als Hautarzt in den therapeutischen Teil eingebracht. Der mittlere Teil des Buches „Wirkungen" – der mir besonders am Herzen lag – stellt neben Überlegungen zur Pharmakologie, Toxikologie und insbesonders zur Pharmakokinetik bzw. zur biologischen Verfügbarkeit von ausgewählten Wirkstoffen für Externa eine kurzgefaßte Datensammlung dieser Stoffe aus heutiger Sicht dar.
Das Kompendium erhebt keinen Anspruch auf Vollständigkeit und stellt keine wissenschaftliche Monographie dar. Es versucht, zu fokussieren, Schwerpunkte zu setzen und möchte Inhalte anderer ausführlicher Bücher zu gleichen Themen allenfalls teilweise herausgreifen, ergänzen oder in anderem Zusammenhang beleuchten.
Für die kritische Durchsicht der fertigen Monographie möchte ich an dieser Stelle Herrn Prof. Dr. G. Stüttgen, Berlin und Herrn Dr. H. J. Jörs, Hamburg, herzlich danken.
Nicht zuletzt gilt mein Dank den Herren Schoenefeldt und Dr. Wieczorek vom Springer-Verlag für die Geduld und Aufgeschlossenheit bei der Herstellung dieses Buches.

Berlin, im Februar 1988   Achim Zesch

Inhaltsverzeichnis

Einführung 1

Einleitung 1
Kosmetische, ästhetische und praktische Belange zur Akzeptanz von Externa . . 1
Zur Definition und Wirkung von Externa 2

Galenik 5

Eigenschaften, Anwendungen und Anwendungsbeispiele
  der Vehikelbestandteile von Externa 5
  Lipophile wasserfreie Stoffe und Zubereitungen 5
    Fette 5
      Schweineschmalz 5
      Gehärtetes Erdnußöl 5
      Hydriertes Ricinusöl 5
      Hartfett 6
    Fette Öle und ölartige Stoffe 6
      Olivenöl 6
      Erdnußöl 6
      Ricinusöl 6
      Mittelkettige Triglyceride (Miglyol) 7
      Ölsäureoleylester (Oleyloleat DAB 9) 7
      Isopropylmyristat – Isopropylpalmitat 7
      Weitere fette Öle 7
    Fettartige Kohlenwasserstoffgemische 7
      Vaselin 7
      Paraffine 8
    Wachse 9
      Bienenwachs 9
      Cetylpalmitat 9
      Walrat 9
  Hydrophile oder wasserhaltige Stoffe und Zubereitungen 9
    Emulgatoren 9
    Nichtionische W/O Emulgatoren 11
      Wollwachs 11
      Wollwachsalkohole 11
      Sorbitanfettsäureester 12
      Glycerolmonostearat 13
      Cetylstearylalkohol (Lanette-O) 13
    Nichtionische O/W Emulgatoren 13
      Polysorbat 20, 60, 80 (Tween 20, 60, 80) 13
      Polyoxyethylenglycerolmonostearat 14
      Macrogolstearat 400 (Polyethylenglycol-400-stearat) 14

Anionische O/W Emulgatoren	15
Emulgierender Cetylstearylalkohol (Lanette N)	15
Natriumlaurylsulfat (Texapon)	16
Polyacrylsäure (Carbopol 934 und 940)	16
Polyethylenglykole (PEG)	17
Polyethylenglykolsalbe	17
Propylenglykol	18

Basisrezepturen für Externa 19

Grundstoffe zur Externaherstellung und zusammengesetzte Externa-Vehikel des Deutschen Arzneibuches (DAB 9) 19
  DAB 9-Definition halbfester Zubereitungen 25
  DAB 9-Vorschrift auf Reinheit, Lagerung, Beschriftung und rezepturmäßige Herstellung von Externa 26
  Zusammensetzung der Salben, Cremes und Gele des DAB 9 26
    Weißes Vaselin 26
    Schweineschmalz (Adeps suillus) 26
    Wasserhaltiges Wollwachs 26
    Wollwachsalkoholsalbe (Lanae alcoholum unguentum) 27
    Wasserhaltige Wollwachsalkoholsalbe 27
    Nichtionische hydrophile Creme 27
    Kühlsalbe (Ungt. leniens) 27
    Hydrophile Salbe (Ungt. emulsificans) 27
    Wasserhaltige hydrophile Salbe (Ungt. emulsificans aquos., Ungt. Lanette) 27
    Hydroxyethylcellulosegel 27
    Wasserhaltiges Polyacrylatgel 27
    Isopropylalkoholhaltiges Polyacrylatgel 27
  Salbengrundlagen des DAB 8, die nicht im DAB 9 aufgeführt sind .. 27
    Lanolin 27
    Polyethylenglycolsalbe 27
  Rezeptierbare Vehikel für Externa 27
    Salben 27
    Cremes 29
    Gele 31
    Pasten 32
    Lösungen 34
    Schüttelmixturen 36
    Puder 37

Pharmazeutische Unverträglichkeiten (Inkompatibilitäten) 38

Toxikologie von Hilfsstoffen und Vehikeln 43

  Verträglichkeit 43
  Resorption 43

Wirksamkeit 44

Gesetzliche Vorschriften 44

Haltbarkeit von Externavehikeln 47

  Haltbarkeit und Rezeptur 47
  Konservierungsmittel und Kontaktallergie 47

Inhaltsverzeichnis

Wirkungen 49

Voraussetzung für eine Wirkung von Externa 49
    Reduktion der Hornschichtbarriere durch Eigenwirkung
        von Vehikeln und Hilfsstoffen 49
    Wirkstoffeigenschaften und Penetration 49
    Depotfunktion der menschlichen Hornschicht 51
    Hornschichtbeschaffenheit und Eindringgröße eines Wirkstoffs 51
    Stellgrößen der Permeation 52
    Applizierte Konzentration und Penetration 53
    Wechselwirkung gleichzeitig applizierter Wirkstoffe 53
    Erkrankungszustand, Vehikel und Therapie 54
    Wirkstoffkonzentration und Therapieeffekt 54
    Biopharmazeutische Gesichtspunkte 55
    Nebenwirkungen an der Haut 56

Arzneistoffgruppen, die bei lokaler Anwendung ähnliche pharmakologische
    Wirkung haben 57
    Adstringierende Stoffe 57
        Alumen (Alaun, Kaliumaluminiumsulfat) 57
        Aluminiumsulfat 57
        Aluminiumchlorid 57
        Tannin (Acidum tannicum) 58
    Anesthetika 61
    Antibiotika 61
        Zur lokalen Anwendung von Aminoglycosidantibiotika 63
    Antihistaminika 63
    Antimykotika 63
        Azole (Imidazol, Triazol) 67
        Naftylamine 69
        Makrolide (Polyene) 69
        Neue Breitband-Antimykotika 70
    Antiseptika 70
        Anwendung einiger Antiseptika 70
            Benzalkoniumchlorid 70
            Cetylpyridiniumchlorid 70
            Chlorhexidinhydrochlorid 70
            Chloramin (Tosylchloramid-Natrium [DAB 9]) 72
            Brillantgrün 72
            Gentianaviolett (Pyoktanin, Kristallviolett) 73
            Merbromin 73
        Nebenwirkungen und Toxicität einiger Antiseptika 73
            Quarternäre Ammonium- oder Pyridinium-Verbindungen wie
                Benzalkoniumchlorid, Cetrimid, Cetylpyridiniumchlorid . . . 73
            Chlorfreisetzende Substanzen wie Natriumhypochlorit, Chloramin 74
            Farbstoffe wie Brillantgrün, Gentianaviolett (Kristallviolett),
                Acriflavin 74
            Phenol, Phenolabkömmlinge und chlorierte Phenole wie Kresol,
                Thymol, Chlorkresol, Hexachlorophen, Triclosan 75
    Corticosteroide 76
    Insekticide/Akaricide 80

Insekt-Repellents 81
Hornschichtverändernde Mittel („Keratolytika") 81
Lichtschutzmittel 83
Metallsalze 85
Seifen 87
    Medizinische Seife (Natronseife) 87
    Kaliseife (sapo kalinus) 87
    Grüne Seife (sapo mollis) 88
    Seifenfreie Hautwaschmittel 88

Kurzmonographien einzelner lokal angewendeter Wirkstoffe 89

    Acyclovir 89
    Amphotericin B 89
    Benzoylperoxid 90
    Benzylbenzoat (Benzoesäurebenzylester) 91
    Bufexamac 91
    Cadexomer-Jod 92
    Chlorhexidin (Hydrochlorid, Glukonat) 93
    Crotamiton 94
    Dextranomer 94
    Diethyltoluamid 95
    Dimethylphthalat 95
    Dithranol (Cignolin, Anthralin) 96
    Erythromycin 98
    Harnstoff 99
    Hexamidinisetionat 101
    Hydrochinon 101
    Hydrocortison (Cortisol) 102
    Ichthyol-Ammonium (Ammoniumbituminosulfonat) 103
    Idoxuridin (IDU) 104
    Lidocain 105
    Lindan (γ-Hexachlorcyclohexan) 106
    Malathion 107
    Menthol 108
    Milchsäure 109
    Nystatin 110
    Pimaricin (Natamycin) 111
    Podophyllin 111
    Polyvidon-Jod 112
    Pyrethrum und Pyrethroide 113
    Resorcin 114
    Salicylsäure 115
    Schwefel 117
    Selen IV Sulfid 117
    Teer 118
    Vitamin A-Säure (Tretinoin) 121
    Wacholderteer (Pix Juniperi, Kadeöl) 122
    Zink-Kationen 122
    Zinksulfat 123
    Zinkoxid 124

Anwendungen 126

Zur Therapie von Hautkrankheiten 126
Beeinflussung der verschiedenen geweblichen Strukturen
  der menschlichen Haut durch Pharmaka 126
Externe Therapie entzündlicher und proliferativer Dermatosen 127
Risiken und unerwünschte Wirkungen der Lokaltherapie 131
Therapeutisches Vorgehen bei ausgewählten Anwendungsgebieten 134
   Altershaut 134
   Akne vulgaris 135
      Praktisches therapeutisches Vorgehen 135
      Geeignete Vehikel 136
      Vorangestellte innerliche Therapie 136
   Ekzem 136
      Akutes Ekzem 138
      Subakutes Ekzem 138
      Chronisches Ekzem 138
      Atopisches Ekzem (Neurodermitis, endogenes Ekzem) 138
      Seborrhoisches Ekzem 140
   Intertriginöse Hauterkrankungen 140
   Hyperhidrosis 141
   Keratosen (chronische Lichtschäden) 141
      Lokaltherapie 142
      Vorbeugung von Lichtschäden 142
   Lichen ruber planus 143
   Pigmentierung und Depigmentierung 143
      Vitiligo 143
      Hyperpigmentierung 145
   Pilzerkrankungen 145
      Oberflächliche Tineaformen (wie z.B. T. corporis, T. pedis) ... 145
      Pityriasis (Tinea) versicolor 147
      Nagelmykosen 148
      Candidosen (lokal begrenzt) 148
   Periorale Dermatitis (rosazeaartige Dermatitis) 149
   Pityriasis rosea 150
   Psoriasis vulgaris 150
      Geeignete Wirkstoffe bei der Lokaltherapie der verschiedenen Symptome 150
      Geeignete Vehikel zur Applikation der Wirkstoffe 151
      Vorausgehende systemische Therapie 151
   Pruritus 151
   Pyodermien 153
   Rosazea 157
   Scabies, Läusebefall und andere Zoonosen 158
      Vor- und Nachteile verschiedener Wirkstoffe 158
      Scabiestherapie 161
   Seborrhoe 161
   Toxische Schädigungen der Haut 163
      Verbrennung, Verbrühung 163
      Erfrierungen 164
      Verätzungen 164

Dekontamination der Haut ... 164
  Dekontamination der Haut nach Kontakt
    mit hautverträglichen Pesticiden ... 165
  Dekontamination der Haut nach Strahlenunfällen
    bzw. nach Kontamination mit Radionukliden ... 165
Trockene Haut ... 166
  Therapie mit fettenden wirkstofffreien Externa ... 166
  Therapie mit Feuchthalte-Cremes ... 168
  Therapie mit ambiphilen Cremes ... 169
Ulcus cruris ... 170
  Reinigung des Ulcusgrundes ... 170
  Granulationsförderung ... 171
  Epithelisationsförderung ... 172
Viruserkrankungen der Haut ... 172
  Herpes (Herpes simplex) ... 172
  Zur Problematik der Lokalbehandlung des Herpes simplex
    (Herpes labialis, H. genitalis) ... 173
  Zoster (Herpes Zoster) ... 174
  Vulgäre Warzen ... 174
  Plantarwarzen ... 175
  Condylomata acuminata ... 175
  Mollusca contagiosa (Dellwarzen) ... 175
Windeldermatitis bei Säuglingen ... 175

Sachverzeichnis ... 177

Einführung

Einleitung

Die vorliegende Monographie kann auf zwei Arten „gelesen" werden: Einmal als Leitfaden zum Erstellen einer nachvollziehbaren Rezeptur eines Externum, in erster Linie eine Creme, Salbe, Lotio, Schüttelmixtur oder eines Puders. Hierbei führt im Kapitel „Galenik" der Weg über das Kennenlernen der Bestandteile der für ein Gesamtvehikel (z. B. „Creme") notwendigen Hilfsstoffe. Hierzu gehören bei dem Beispiel „Creme" allgemeine chemisch-physikalisch und kolloidchemische Angaben zu den meist lipophilen Hilfsstoffen und zu den diese mit Wasser verbindenden Emulgatoren. Gelegentlich werden solchen Vehikelrezepturen noch Antioxydantien (um ein Ranzigwerden von z. B. Schweineschmalz oder Erdnußöl zu verhindern) oder Konservierungsmittel (Pilz- und Bakterienwuchshemmung) zugesetzt. Nun ist es möglich, bereits vorgegebene Rezepturen – meist von Arzneibuchvorschriften früherer oder heutiger Arzneibücher – kennenzulernen und einzuordnen. Hier wird nun unser Beispiel „Creme" als fertige Rezeptur oder auch nur als rezeptierbarer Arzneibuchname erscheinen.

Bevor nun der pharmakologisch wirksame Wirkstoff der Grundlage zugesetzt wird, sollte man sich im folgenden Kapitel „Wirkung" kurz über die Möglichkeit der notwendigen Freigabe aus dem Vehikel (z. B. „Creme") in die Hornschicht bzw. Haut unterrichten, um nicht evtl. eine nur oberflächliche Tinea mit einem schnell in die Tiefe penetrierenden Wirkstoff unökonomisch und risikoreich (unnötige systemische Aufnahme) zu behandeln. Da die Träger bzw. Vehikel von Wirkstoffen bereits ohne diese eine deutliche Eigenwirkung haben – die oft physikalisch bedingt ist – müssen solche Vehikel sinnvollerweise dem jeweiligen Erkrankungsgrad der Dermatose, dem Hautzustand und den topographischen Gegebenheiten angepaßt werden.

Als wesentlichstes Kapitel werden jedoch im Kapitel „Wirkung" die einzelnen Wirkstoffe oder auch Wirkstoffgruppen, die häufig zur externen Therapie benutzt werden, alphabetisch vorgestellt und kurz ihre Rezeptiermöglichkeit in Gemische der vorher besprochenen Hilfsstoffe oder im Gesamtvehikel dargestellt.

Der praktisch tätige eilige Therapeut wird das Buch besser anders lesen. Er sollte nach Stellung der Diagnose (z. B. „Ekzem") sich kurz im letzten Kapitel „Anwendung" über die allgemeinen Richtlinien bzw. Möglichkeiten der Lokaltherapie dieser Erkrankung (z. B. „Ekzem") unterrichten und sich detailliert über die praktische Anwendung (Rezeptur) und die pharmakologisch-toxikologischen Daten der dort angedeuteten Wirkstoffe oder Wirkstoffgruppen im Kapitel „Wirkung" unterrichten. Er sollte sich dort auch die für den Akuitätsgrad der von ihm diagnostizierten Dermatose (z. B. akutes Ekzem) phasengerechte Vehikelart heraussuchen. Wenn er dieses Vehikel verändern, d. h. z. B. lieber eine Schüttelmixtur verwenden will, dann sollte er noch kurz die Angaben im 1. Kapitel „Galenik" streifen, wobei die Überlegungen zur Freisetzung (Penetration, Liberation) nicht ganz außer acht gelassen werden sollten.

Kosmetische, ästhetische und praktische Belange zur Akzeptanz von Externa

Häufig wird auf die Rezeptur einer Creme, Salbe, Lösung oder Puder durch den Arzt verzichtet, weil das alternative Fertigarzneimittel eine ansprechendere Aufmachung hat, in einer Tube angeboten wird oder weil es einfach auf der Haut des Patienten weniger glänzt oder schmiert. Solche Informationen bringt häufig der Patient an den Arzt heran und trägt so zur Verunsicherung und dadurch zur Vermeidung eigener Rezepturen mit bei. Auch wird die Herstellung in der Apotheke zunehmend differenzierter, d. h. die Qualität der Rezeptur schwankt von Apotheke zu Apotheke stärker als in früheren Jahren. Dies mag durch eine weniger gleichmäßige praktische Ausbildung, durch geringeres Interesse und durch unterschiedlichen Einsatz von Apparaturen (z. B. Salbenmühlen) begründet sein.

Die Akzeptanz des rezeptierten Externums beim Patienten wird durch solche Einflüsse variieren. Beeinflußbar sind durch den rezeptierenden Arzt jedoch vorteilhafte kosmetische Eigenschaften und eine ansprechende Aufmachung, falls nicht Kostengründe letzteres verbieten.

Im Bereich der sog. Fettsalben neigt Vaselin leicht zum Glänzen, Schmieren und zur schlechten Einreibbarkeit. Bereits der Zusatz von 0,5% Cetylstearylalkohol oder Wollwachsalkoholen, wie bei der Wollwachsalkoholsalbe DAB 9, bedingt eine deutlich bessere Verteilbarkeit.

Liegt eine Überempfindlichkeit gegen Wollwachsalkohole vor, so ist auch ein Anteil von ca. 5% Tween 80 (Polysorbat 80) sinnvoll. Der gewünschte „Fettsalben"charakter verändert sich dadurch nicht. Daneben kann die oft zähe Konsistenz durch Zugabe von flüssigem Paraffin (10–20%) verbessert werden.

Zusätze von über 5% Festpartikeln wie Zinkoxid, Talcum, Titanoxid oder Stärke (Mais, Reis) erhöht deutlich die Abdampffähigkeit der Haut unter Fettsalben oder Salben. Dadurch entfallen unangenehmer Wärmestau, oder Glänzen der überwärmten Haut. Gleichzeitig wird ein gewisser Puder-Effekt auf der gefetteten Haut entfaltet, ohne daß die Haut weiß gefärbt wird.

Am unproblematischsten sind sog. Wasser-in-Öl- bzw. Fett-Emulsionssalben (W/O) wie z. B. wasserhaltige Wollwachsalkoholsalbe oder wasserhaltiges Eucerin. Hier kann eine manchmal etwas erschwerte Verreibbarkeit leicht durch 10% flüssiges Paraffin, pflanzliches Öl oder mittelkettige Triglyceride verbessert werden. Auch wird das Feuchthaltevermögen der Hornschicht durch einen Zusatz von ca. 5% Kochsalz, Magnesiumsulfat (oder auch Harnstoff) verbessert.

Sogenannte Öl- bzw. Fett-in-Wasser-Emulsionen (O/W) als Cremes oder Lotionen (Milch) können schnell zum Spannen (Austrocknung) auf der Haut führen. Häufige Anwendung mit laufender Verschlechterung des Hautzustandes ist oft die Folge. Hier sollte der Patient vor Anwendung aufgeklärt werden und die Anwendungzeit auf die akute Phase begrenzt werden. Ein Zusatz von 5% Kochsalz kann vorteilhaft sein, auch bringen bis 15% flüssige, fettartige Stoffe wie Oleyloleat, aber auch 5–15% hydrophile flüssige Stoffe wie Glyzerin (Glycerol), eine bessere Verträglichkeit bzw. Akzeptanz.

Lotionen (aber auch Cremes) sind häufig zu flüssig. Dies kann an der Herstellung liegen (zu stark erhitzt, nicht kalt gerührt o. ä.), an zu hohem Gehalt an Flüssigkeit, an zu geringem Emulgatorgehalt oder aber auch am teilweisen Brechen der Emulsion durch den Wirkstoff. Letzteres kann nur durch Wissen (galenische Unverträglichkeiten) bzw. durch Rücksprache mit Patient (Vorzeigen der fertigen angefertigten Rezeptur) oder Apotheker geklärt werden. Zusätze von halbfesten (Wollwachs, Vaselin) oder festen (Hartparaffin, Wachs, Cetylpalmitat) Substanzen von etwa 2–7% können die Situation nachhaltig verbessern.

Zur Definition und Wirkung von Externa

Die Nomenklatur (Tabelle 1) für die verschiedenen galenischen Darreichungsformen ist sehr uneinheitlich. Eine gewisse Übereinstimmung der meist aus galenischer Sicht aufgestellten Definitionen gilt für Salben, Cremes und Pasten. Für den Therapeuten ist es in erster Linie jedoch nur wesentlich, ob die Vehikel hydrophilen oder lipophilen Charakter haben.

Weiterhin ist von Interesse, ob z. B. bei Lösungen der möglicherweise hohe Alkoholgehalt eine Anwendung auf akuten oder nässenden Hautveränderungen verbietet. Dies geht häufig aus dem Begriff „Lösung" nicht hervor. Der lange Zeit verwendete Begriff „Tinktur"

Tabelle 1. Kurzbeschreibung galenischer Darzeichnungsformen von Externa

Vehikel	Definition
Lösungen	Klare, dünnflüssige Lösungen von Arzneistoffen in hydrophilen oder hydrophoben Lösungsmitteln
Tinkturen	Klare, dünnflüssige Auszüge aus Drogen bzw. Pflanzen mit alkoholischen oder anderen niedrig siedenden Lösungsmitteln, sowie deren wäßrige Verdünnungen. Auch alkoholhaltige Lösungen
Lotio	Suspensionen von Pulvern in hydrophilen Lösungsmitteln
Lotionen (Kosm.)	Emulsionen, vorzugsweise des Typs O/W („Milch")
Öle	Lösungen oder Suspensionen von Pulvern in fetten Ölen oder fettartigen flüssigen Grundstoffen sowie deren Gemische
Pasten	Noch streichfähige Zubereitungen mit hohem Gehalt (20–60%) an suspendiertem Pulver
Lipophile Pasten	Pasten auf der Basis von Salbengrundlagen, Fetten oder fettartigen Grundstoffen oder lipophilen Cremegrundlagen
Hydrophile Pasten	Pasten auf der Basis von hydrophilen Cremegrundlagen oder hydrophilen Grundstoffen
Puder	Pulvergemische, die geringe Mengen flüssiger oder halbfester Substanzen enthalten können
Sprays	Versprühbare Externa, die neben der zu applizierenden Zubereitung Treibgase enthalten können (Oberflächenspray, Puderspray, Salbenspray)
Pumpspray	Lösungen in speziellen Behältern, die ein mechanisches Versprühen oder Vernebeln erlauben
Leime	Wäßrige, nicht mehr streichfähige Hydrogele, die Arzneistoffe enthalten können, vor der Applikation durch Erwärmen verflüssigt werden und beim Erkalten erstarren
Plaster	Zubereitungen, die als fester Film auf der Haut haften, wie z. B. Salicylsäurepflaster
Flüssige Pflaster	Dünnflüssige Zubereitungen von filmbildenden Substanzen, die nach dem raschen Verdunsten der Lösungsmittel einen elastischen Film auf der Haut hinterlassen, wie z. B. Collodium elasticum DAB 6
Salben	Bei Raumtemperatur streichfähige in der Regel wasserfreie Zubereitungen
a) Hydrophobe Salben	Salben, die aus fettartigen Grundstoffen bestehen, in die sich praktisch kein Wasser einarbeiten läßt. Oft keine genaue Abgrenzung zu Lipogelen
b) Hydrophile Salben	Salben, die Emulgatoren enthalten und Wasser aufnehmen können ("absorption base" USP)
Cremes	Bei Raumtemperatur streichfähige, nichttransparente Zubereitungen, die aus Fetten oder fettartigen Grundstoffen und Wasser bestehen, in der Regel durch den Zusatz von Emulgatoren stabilisiert sind und Arzneistoffe in gelöster oder suspendierter Form enthalten können
Lipophile Cremes	Cremes vom Typ Wasser in Öl
Hydrophile Cremes	Cremes vom Typ Öl in Wasser
Ambiphile Cremes	Cremes vom Typ einer Mischemulsion (meist vom Typ O/W)
Gele	Bei Raumtemperatur streichfähige, emulgatorfreie transparente Zubereitungen, die auch Alkohol enthalten können
Lipogele	Wasserfreie Gele auf der Basis von Fetten oder fettartigen Grundstoffen. Oft werden auch kohlenwasserstoffhaltige Zubereitungen (Vaselin, Paraffin) hinzugerechnet
Hydrogele	Wasserreiche Gele, die praktisch frei von Fetten oder fettartigen Substanzen sind
Emulsionsgele	Wasserhaltige Gele, die Fette oder fettartige Grundstoffe enthalten und damit transparente Emulsionen darstellen

für meist alkoholische Lösungen wird heute zunehmend nicht mehr verwendet. Nach der Definition des Arzneibuches (DAB 9) dürfen nur alkoholische Drogenauszüge so bezeichnet werden. Leicht kann der Patient direkten akuten Schaden nehmen, da der Alkohol z. B. einer auf Erosionen oder Wunden brennenden alkoholischen „Lösung" in der Regel nicht deklariert ist.

Doch üblicherweise haben die verschiedenen Einteilungen primär keinen sofortigen Einfluß auf die Wirksamkeit und Verträglichkeit eines vom Arzt möglicherweise falsch eingesetzten Lokaltherapeutikums, nur weil dieser die Definition falsch verstanden hat. Trotzdem gilt grundsätzlich für die externe Therapie, daß entsprechend dem jeweiligen äußeren Bild von Dermatosen, Ulcera oder Wunden das „richtige" Vehikel benutzt werden muß, um die Wirksamkeit der Inhaltsstoffe voll zum Tragen kommen zu lassen. Das Vehikel allein hat dabei keinen Placebocharakter, sondern stellt per se ein wirksames Prinzip dar. Die Wirksamkeit einer x-y-Zubereitung muß also nicht durch die pharmakologische Wirkung von x-y bedingt sein. Im Gegenteil, ohne x-y kann u. U. die Zubereitung bei gleicher Wirksamkeit frei von durch x-y-bedingte potentiellen Nebenwirkungen sein. Konsequenterweise können auch unerwünschte Wirkungen dieser Zubereitung ohne Beteiligung des Wirkstoffes x-y auftreten.

Galenik

Eigenschaften, Anwendungen und Anwendungsbeispiele der Vehikelbestandteile von Externa

Lipophile wasserfreie Stoffe und Zubereitungen

Fette sind natürliche (tierische und pflanzliche) gemischte Triglyzeride. Bei diesen ist ein Molekül Glyzerin mit verschiedenen Fettsäuren verestert. Auch die meist pflanzlichen Öle zählen hierzu, wobei synthetisch gehärtete (wie Margarine) – also hydrierte – natürlicherweise flüssige Öle ebenfalls zu den Fetten gezählt werden.

Fettartige Substanzen, insbesondere festes Paraffin, Vaselin oder flüssiges Paraffin (auch Mineralöl genannt) sind keine Fette und haben ganz andere Eigenschaften. In der Pharma- und Kosmetikwerbung werden häufig sämtliche Begriffe miteinander vermischt und meist – dem Zeitgeist entsprechend – werden Paraffine und andere Produkte fettartiger Konsistenz als Fette oder gar als natürliche (mineralische) Fette dargestellt. Eine sog. „Fettsalbe" enthält in der Regel kein Fett sondern Vaselin und andere Kohlenwasserstoffe bzw. Paraffine.

Natürliche Fette sind schlecht haltbar, der Zusatz von Antioxidantien ist meist erforderlich. Die gute Verträglichkeit und Handhabbarkeit (leichtes Einmassieren) wird durch Ranzbildung erheblich reduziert (freie Fettsäuren des Ranzes reizen die Haut und stinken). Hydrierte Öle, auch synthetische Fette, sind aufgrund des geringeren Anteils an ungesättigten und freien Fettsäuren besser haltbar.

Fette

Schweineschmalz (DAB 9)

Schweineschmalz wird aus frischem, ungesalzenen Fettgewebe (Netz, Nierenumhüllung) gewonnen und zwischen 75 und 100 °C ausgeschmolzen und von Wasser und Eiweiß befreit. Schweineschmalz verschiedener Lieferungen darf nicht gemischt werden.

Er besteht aus einer wechselnden Zusammensetzung von Triglyceriden gesättigter (Palmitin, Stearin u. a.) und ungesättigter Fettsäuren (Öl-Linolsäure).

Eigenschaften: Schweineschmalz ist gut hautverträglich, angenehm fettend, gut zu verteilen und leicht einzureiben. Es wird leicht ranzig. Frisches Schweineschmalz riecht nicht. Die Aufbewahrung sollte im Kühlschrank, dunkel, evtl. unter inertem Gas erfolgen.

Anwendung: Schweineschmalz dient als Salbengrundlage für trockene Haut, insbesonders bei chronischen Dermatosen (atopischen Ekzem), auch wirkstofffrei zum „Nachfetten" und „Zwischenfetten" (chronisches Ekzem, atopisches Ekzem, Ichthyosisformenkreis, trockene Psoriasis).

Gehärtetes Erdnußöl

Gehärtetes Erdnußöl ist ein hydriertes Öl von streichfähiger Konsistenz.

Eigenschaften: Es ist von salbenartiger Konsistenz, relativ gut haltbar, gut hautverträglich und stark fettend.

Anwendung: Es dient als Salbengrundlage oder Salbenhilfsstoff für die Fettphase von Emulsionssalben oder Fettsalben. Es ist als Grundlage einsetzbar bei trockenen, chronischen oder subchronischen schuppenden Dermatosen (atopisches Ekzem, Psoriasis, chronisches Ekzem, Ichthyosisformenkreis). Auch zur Zwischen- und Nachbehandlung.

Hydriertes Ricinusöl (DAB 9)

Hydriertes Ricinusöl ist ein durch Hydrierung von Ricinusöl gewonnenes Fettgemisch; die Substanz enthält hauptsächlich das Triglycerid der 1,2-Hydroxyoctadecansäure.

Eigenschaften: Weißes bis schwach gelbliches Pulver, Schuppen oder Perlen; leicht löslich in Chloroform, praktisch unlöslich in Ethanol, Ether und Petrolether. Die Substanz schmilzt im Bereich von 80–88 °C.
Es ist relativ fest, wachsartig. Es kann nur zur Konsistenzerhöhung von halbfesten Grundlagen eingesetzt werden und erhöht dabei den Fettanteil.

Anwendung: Es dient als fettender Bestandteil zur Herstellung von Fettsalben, Salben, Cremes (auch allein für fettende Stifte), insbesondere wenn der Hauptbestandteil der Grundlage von öliger Konsistenz war und verfestigt werden soll.

Hartfett (DAB 9)

Es stellt ein Gemisch von Glyceriden der gesättigten Fettsäuren C_{10} bis C_{18} dar.

Eigenschaften: Weiße, fast geruchlose Masse, etwas löslich in wasserfreiem Ethanol, gut löslich in Ether. Hartfett (Adeps solidus) schmilzt bei 33–36 °C. Geschmolzen bildet es mit heißem Wasser (1:1) beim Schütteln eine weiße Emulsion.

Anwendung: Als fettender Bestandteil kohlenwasserstofffreier Salben, zur Konsistenzerhöhung und als emulgatorfreie, wasserhaltige (wenig stabile) Salbe mit 10–30% Wasser.

Fette Öle und ölartige Stoffe

Olivenöl (DAB 9)

Olivenöl stellt ein Glycerid aus meist ungesättigten Fettsäuren (Öl- und Linolsäure) dar. Der gereinigte Glyzerinanteil von gesättigten Fettsäuren besteht vornehmlich aus Palmitin und Stearinsäure.

Eigenschaften: Durch kaltes Pressen frischer Früchte klar filtriertes Öl. Darf nicht ranzig riechen. Mischbar mit Ether, wenig löslich in Ethanol. Enthält natürlicherweise geringe Anteile von Tocopherolen, die die Ranzidität verzögern.

Anwendung: Als fettendes arzneiliches Öl, Massageöl und als fettender flüssiger Zusatz zu halbfesten Grundlagen. Gut hautverträglich, „zieht" gut ein, gute Verteilbarkeit. Der spezifische Geruch – der meist geringer als beim Speiseöl ist – stört gelegentlich, oder erhöht die Attraktivität (Naturprodukt!).

Erdnußöl (DAB 9)

Erdnußöl stellt ein Glyzerid aus ungesättigten (ca. 85%) Fettsäuren (Öl-, Linolsäure) und gesättigten Fettsäuren (Palmitin-, Stearin-, Arachidonsäure) dar.

Eigenschaften: Das raffinierte, fast geruchlose fette Öl ist mischbar mit Ether, jedoch schwer löslich in Ethanol.

Anwendung: Es dient als arzneiliches fettes Öl, als Massageöl und als fettender flüssiger Bestandteil von Externagrundlagen (z.B. zu 60% in der Kühlsalbe des DAB 9). Es ist gut hautverträglich. Eingeölte Haut ist besser lichtdurchgängig, daher bietet sich eine sinnvolle Anwendung – besonders auf schuppenden Hautstellen von Psoriatikern – bei UVB (SUP) oder UVA (PUVA) Bestrahlung an. (Kann am Körper bei Bestrahlung (Wärme, Schweiß) relativ schnell ranzig werden.)

Ricinusöl (DAB 9)

Ricinusöl enthält fast nur ungesättigte Fettsäuren (Ricinolsäure, Ölsäure), diese liegen als Mono-, Di- und Triglyzeride vor.

Eigenschaften: Das kalt gepreßte Öl oder das noch zusätzlich raffinierte Öl (DAB 9) ist eine relativ dicke, klare, fast geruchlose Flüssigkeit. Es ist mischbar mit Ethanol (1 Teil in 2 Teilen Ethanol 95%) und löslich in Ether:

Anwendung: Da es viele Externawirkstoffe gut löst (Salicylsäure!), wird es in Salben und Ölen häufig rezeptiert. Gleichzeitig dient es als fettender Hilfsstoff von alkoholischen Lösungen (Haartinkturen), die die Haut austrocknen; ferner ist es ein stark fettender Ölzusatz in Fettsalben u.a. Externa. Der Ricinusölanteil sollte nicht zu hoch gewählt werden, da die Hautverträglichkeit dann nachlassen soll. (Dient aber auch als Vehikel für Augentropfen, -salben und Injektionszubereitungen für i.m. Anwendung.)

Mittelkettige Triglyceride (DAB 9)
Miglyol

Dieses Öl besteht aus Triglyceriden gesättigter Fettsäuren pflanzlichen Ursprungs (Capryl-(C_8) und Caprin(C_{10})säure).

Eigenschaften. Die farblose, geruchlose ölige Flüssigkeit ist mischbar mit Ether und fetten Ölen und unlöslich in Wasser. Es hat eine hohe Stabilität gegenüber Licht, Wärme und Sauerstoff im Vergleich zu natürlichen Ölen.

Anwendung: Das kaum ranzig werdende fette Öl ist gut hautverträglich. Als dünnflüssiger Anteil der Fettphase von Salben und Cremes. Es ist daher häufig gut einsetzbar (Stabilität!) neben Erdnuß- oder Olivenöl.

Ölsäureoleylester (Oleyloleat DAB 9)

Im Gegensatz zu fetten Ölen wurde bei diesem „Öl" nicht Glyzerin, sondern natürliche einfache ungesättigte Fettalkohole (meist Oleylalkohol) mit Ölsäure verestert.

Eigenschaften: Es ist ein klares, gelbliches Öl, das unterhalb von 5 °C fest wird. Es ist sehr gut löslich in fetten Ölen, flüssigem Paraffin und Ether. Es ist schwer löslich in Ethanol (90%).

Anwendung: Es dient als fettender ölartiger Zusatz von relativ guter Haltbarkeit und Hautverträglichkeit. Dringt wie fette Öle gut ein und ist gut verteilbar. Kann als Ersatz für pflanzliche fette Öle (Ranzidität höher) oder flüssigem Paraffin (höherer Abdeckeffekt auf der Haut, schlechteres „Eindringen") verwendet werden.

Isopropylmyristat – Isopropylpalmitat (DAB 9)

Eigenschaften: Klare farblose dünnflüssige geruchlose ölige Flüssigkeit, mischbar mit organischen Lösungsmitteln, unmischbar mit Wasser.

Anwendung: Beide Flüssigkeiten werden als ölartiges, hautverträgliches Lösungsmittel für unpolare Wirkstoffe, zum Fetten der Hautoberfläche, zur Verbesserung der Spreitung lipophiler Salbengrundlagen oder einfach als „Ölersatz" eingesetzt. Sie werden auch in alkoholischen Lösungen, um die dadurch bedingte Austrocknung der Hornschicht der Haut einzuschränken, eingesetzt. Die Haltbarkeit ist erheblich höher als die von fetten Ölen.

Weitere fette Öle

Sesamöl (Ph. Eur.)

Das Glyceridgemisch mit bis zu 90% ungesättigten Fettsäuren, ist relativ gut haltbar (natürliche Tocopherole) und ist mischbar mit Ether, aber unlöslich in Ethanol.

Mandelöl

Das Glyceridgemisch mit bis zu 95% ungesättigten Fettsäuren dient als fettes Öl in der Fettphase von halbfesten Zubereitungen.

Fettartige Kohlenwasserstoffgemische

Die Gruppe der Paraffin-Kohlenwasserstoffe wird für Externa am häufigsten eingesetzt. Je nach Temperatur der Erdöldestillation (auch die Gewinnung aus der Destillation von Steinkohle bzw. Braunkohle ist möglich) werden feste Paraffine (Hartparaffin), halbfeste Produkte (Vaselin), dickflüssiges (Paraffinum subliquidum) oder dünnflüssiges Paraffin (P. perliquidum) gewonnen.

Diese preiswerten Produkte sind keine Fette, Wachse oder Öle, obwohl sie von ähnlicher Konsistenz sind. Die blumenreiche Sprache des „marketing" spricht von Mineralöl bzw. Mineralfett. Die meisten sog. Fettsalben enthalten allein Vaselin und Paraffine. Die Produkte sind weitgehend indifferent (par-affin!), haben eine äußerst niedrige Allergierate, werden selbst kaum resorbiert und sind galenisch mit allen Wirkstoffen bei guter Haltbarkeit verträglich.

Vaselin

Als Gemisch gereinigter, gesättigter Kohlenwasserstoffe ist Gelbes Vaselin (DAB 7) noch

Anwendungsbeispiele von Vaselin

Rp. Paraff. subliqu. 10,0
    Vasel. flav. ad 100,0
    S. Weichfettsalbe für große Flächen

Rp. Paraffin. solid. 10,0
    (oder Cera alba) Vasel. alb.
    S. Hartfettsalbe für kleine Flächen

Rp. Vaselin 90,0
    Tween 80 10,0
    (oder Lanette-N)
    S. Wasserfreie abwaschbare Fettsalbe

Rp. Hydrophile Salbe (DAB 9)
    (enthält 35% Vaselin)
    S. Wasserfreie O/W Emulsionssalbe

Rp. Vaselin 60,0
    Tween 80 5–10,0
    ger. Wasser ad 100,0
    S. O/W Emulsionssalbe

Rp. Wasserhaltige Hydrophile
    Salbe (DAB 9) 100,0
    S. O/W Emulsionssalbe mit 10% Vaselin

Rp. Vaselin 60,0
    Wollwachsalkohole 10,0
    ger. Wasser ad 100,0
    S. W/O Emulsionssalbe (Typ Lanolin)

Rp. Wollwachsalkoholsalbe (DAB 9) 100,0

Rp. Vaselin 40,0
    Dickflüssiges Paraffin 40,0
    Ricinusöl hydriert 5,0
    Hartparaffin 15,0
    S. „Fettende" Salbe

Rp. Vaselin flav. 70,0
    Dünnflüssiges Paraffin 20,0
    Weißes Bienenwachs 5,0
    (Cera alba)
    Propylenglykol 5,0
    S. Salbe zur Rezeptur von polaren Wirkstoffen wie z. B. Corticoide, Antimykotika

im Handel. Aufgrund eines höheren Gehaltes an polycyclischen Verbindungen ist es auf der Haut besser verteilbar und bewirkt eine geringere Akanthose als das jetzt offizinelle gebleichte, höher raffinierte Weiße Vaselin (DAB 9), allerdings wird für das Gelbe Vaselin ein theoretisches cancerogenes Risiko diskutiert, welches im Tierversuch jedoch nicht belegt wurde.

Bei der Rezeptur muß „gelb" betont werden, sonst wird grundsätzlich weißes Vaselin verwendet (DAB 9).

Eigenschaften: Vaselin stellt eine hydrophobe, nicht mit Wasser mischbare, fast geruchlose, schwach fluoreszierende halbfeste Masse dar.

– *Vorteile:* Lange haltbar, inert, kaum allergisierend, stark fettend, wasserabweisend (Gewebeschutz), kaum Rezepturprobleme.

– *Nachteile:* Abdeckend, Wärmestau, schmierend, klebend, geringes „Eindringen" in die Hornschicht. Kann eine Akanthose hervorrufen.

Anwendung: Vaselin dient als Standardsalbengrundlage für sog. Fettsalben, häufig gemischt mit anderen Paraffinen. Es dient weiterhin als hydrophober fettartiger Bestandteil von Salben, Cremes, Lotionen und Pasten.

Paraffine

Flüssige Paraffine

Die flüssigen Paraffine werden in dickflüssiges Paraffin (Paraffinum liquidum) (DAB 9) und dünnflüssiges Paraffin (P. perliquidum) (DAB 9) unterteilt.

Eigenschaften: Klare, geruch- und geschmacklose ölige Flüssigkeiten, die eine gereinigte Mischung flüssiger gesättigter Kohlenwasserstoffe darstellen. Diese sieden oberhalb von 330 °C. Dickflüssiges P. hat einen höheren Anteil langkettiger Kohlenwasserstoffe und Naphtene. Die flüssigen Paraffine sind mischbar mit Ether und Chloroform.

Anwendung: Wie fette Öle, ruft jedoch bei längerer Anwendung eine gewisse Akanthose hervor. Dient zur Konsistenzherabsetzung reiner Kohlenwasserstoffsalben und ist Bestandteil der lipophilen Phase von Emulsionen.

Hartparaffin (DAB 9)
(P. solidum)

Das Gemisch fester, gereinigter, gesättigter Kohlenwasserstoffe von Molekulargewichten 225–450 ist in geschmolzenem Zustand mit echten Fetten, Wachsen, Paraffinen und Vaselin mischbar und in Ether löslich. Es schmilzt bei ca 60 °C. Es dient zur Konsistenzheraufsetzung von Salben und Cremes.

Anwendungsbeispiele von Paraffinen

Rp. Dünnflüssiges Paraffin
(DAB 9)   100,0
S. Zum Einölen nach dem Bade

Rp. Dickflüssiges Paraffin
(DAB 9)   90,0
Polysorbat 80   ad 100,0
S. Abwaschbares Kopföl

Rp. Hydrophile Salbe (DAB 9)
(enthält 35% dickflüssiges Paraffin)
S. Wasserfreie O/W Emulsionsalbe

Rp. Zinkoxid   5,0
Talcum   5,0
Dünnflüssiges Paraffin   ad 100,0
S. Zum Einölen bei leicht irritierter trockener Haut

Rp. Vaselin flav.   45,0
Hartparaffin   5,0
S. Zum Fetten kleiner trockener Herde (pastenartig)

Rp. Hartparaffin (DAB 9)   30,0
Olivenöl (DAB 9)   ad 100,0
S. Olivenölsalbe

Wachse

Wachse dienen als gut hautverträgliche, fettartige Konsistenzverbesserer in Salben mit hohem Anteil flüssiger Bestandteile. Sie haben eine geringe Emulgierfähigkeit (W/O Typ). Aus fetten Ölen und Bienenwachs können leicht kohlenwasserstofffreie Fettsalben hergestellt werden, die auch etwas Wasser (Feuchtigkeit) aufnehmen können.

Bienenwachs

Zwei Formen, gelbes Wachs (DAB 9) und gebleichtes Wachs (DAB 9) werden verwendet. Bienenwachs besteht hauptsächlich aus Palmitinsäureester des Myricylalkohols. Es schmilzt bei etwa 65 °C und ist beim Erwärmen leicht löslich in fetten Ölen und geschmolzenem Vaselin, wenig löslich in Ethanol. Verwendet wird das gewaschene, filtrierte, aus entleerten Waben ausgeschmolzene Wachs.

Cetylpalmitat (DAB 9)

Dieses Estergemisch gesättigter Fettsäuren mit gesättigten Alkoholen enthält hauptsächlich Palmitinsäurecetylester. Cetylpalmitat ist geruch- und geschmacklos. Die feste Substanz ist nur in Benzin oder Chloroform löslich. Sie schmilzt bei ca. 50 °C. Cetylpalmitat wird zur Konsistenzheraufsetzung bei Salben und Cremes eingesetzt. Es dient als Austauschsubstanz für Walrat.

Walrat (DAB 8)

Walrat ist ein Naturprodukt, das vorwiegend Palmitinsäurecetylester enthält. Es ist leicht löslich in Ether und erwärmten fetten Ölen. Es sollte aus Gründen des Artenschutzes nicht mehr verwendet werden.

Hydrophile oder wasserhaltige Stoffe und Zubereitungen

Emulgatoren

Für eine moderne Rezeptur eines Externums ist die Verwendung eines Emulgators fast unumgänglich. Lipophile Einphasensalben, wie

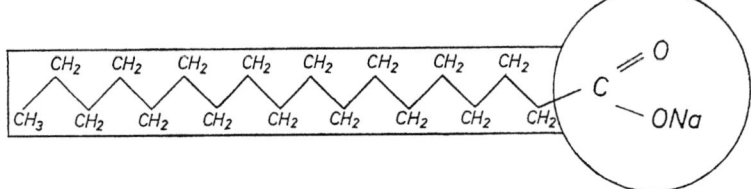

Abb. 1. Molekül von Natriumstearat als Beispiel für einen Öl-in-Wasser-Emulgator. Die lange Kohlenstoffkette ist lipophil, der zwar die kleine hydrophile Carboxylgruppe, aber mit starker Hydration, gegenübersteht. (Nach F. Gstirner)

Vaselin, werden besser applizierbar, hydrophile, wie Polyethylenglykolsalbe, können bei gleicher Konsistenz mehr Feuchtigkeit aufnehmen. Das Prinzip ist einfach: Die Grenzflächenspannung von Öltröpfchen, die durch z. B. Reibenergie erzeugt werden, wird durch einen hinzugefügten Emulgator herabgesetzt, so daß das Öl im Wasser fein verteilt bleibt, ohne sich wieder – wie sonst üblich – zu entmischen. Die entstehende Milch, Lotio oder Creme ist dann eine „Öl in Wasser" (O/W) Emulsion (Tabelle 2). Der sich an der Grenzfläche der Kügelchen befindliche Emulgator ein O/W Emulgator (Abb. 1). Bei anionischen Emulgatoren hat das sterisch kleinere Kation kaum eine Funktion, bei kationischen ist es umgekehrt. Wird Wasser unter Energieaufwand in einer fettartigen Masse fein verteilt, so entsteht – falls z. B. ein W/O Emulgator benutzt wird – eine „Wasser in Öl" (W/O) Emulsion.

Alle Emulsionen können „brechen", d.h. die Wasser- und Ölphase trennt sich. Nach Zugabe sterisch ähnlich großer Kationen zu einer Emulsion, die auf der Basis anionischer Emulgatoren beruht, kann leicht eine solche Brechung erfolgen. Umgekehrt bricht eine auf kationischen Emulgatoren beruhende Emulsion in einer Rezeptur mit sterisch ähnlichen Anionen.

Da häufig anionische Emulgatoren eingesetzt werden, sind die hier inkompatiblen Wirkstoffe von Interesse. Solche sterisch ähnliche „unverträgliche" Kationen stellen beispielsweise andere kationische Emulgatoren, einige Antibiotika, Antiseptika wie Benzalkoniumchlorid und andere quartenäre Ammoniumverbindungen oder quartenäre Pyridinium-Verbindungen wie Cetylpyridiniumchlorid dar. Zur Vermeidung solcher galenischer Unverträglichkeiten werden nichtionische Emulgatoren eingesetzt. Auch diese sind nicht mit allen Wirkstoffen kompatibel. Durch nichtionische Emulgatoren hergestellte Emulsionen brechen durch Zusätze von Phenolen (also auch Teer), PHB Ester oder Invertseifen.

Tabelle 2. Grenzflächenspannung an der Grenzfläche Wasser/Paraffinöl mit Wasser/Öl- und Öl/Wasser-Emulgatoren bei 20 °C

Emulgator	Prozent des gelösten Emulgators	Grenzflächenspannung (dyn/cm)
Ohne	–	45,8
Öl/Wasser-Emulgatoren		
Tween 20 (Polyethylensorbitan-monolaurat)	9	8,3
Tween 80 (Ployethylensorbitan-monooleat)	9	3,7
Cremophor AP fest (Polyethylenglykol-400-stearat)	9	4,9 (30 °C)
Cremophor AP flüssig (Polyethylenglykololeat)	9	3,5
Wasser/Öl-Emulgatoren		
Span 20 (Sorbitan-monolaurat)	3	5,2
Span 80 (Sorbitan-monooleat)	3	4,6

Nichtionische W/O Emulgatoren

Wollwachs (DAB 9)
(Lanae cera, Adeps Lanae)

Salbenartige, etwas zähe Masse aus dem Wollfett der Schafe gewonnen. Riecht etwas muffig. Kann liphophile Pesticide in kleinen Mengen enthalten, auch Stabilisatoren (z. B. α-Tocopherol). Die Hauptbestandteile sind Wachsester (veresterte Alkohole) (95%) und freie Wollwachsalkohole (3–4%). Cholesterin- und Lanosterinderivate und aliphatische Alkohole bilden die veresterten Alkohole.
Wollwachs wird als Emulgator (200–300% Wasseraufnahmevermögen), Weichmacher in der Klebemasse von Pflastern (z. B. Hansaplast, Leukoplast) und in Fettpudern verwendet.

Galenische Unverträglichkeiten: Die W/O Emulsion mit Wollwachs kann durch Phenole, Tenside u. ä. gebrochen werden.

Anwendung: Häufig als *Lanolin* (DAB 8). (Im Englischen wird Wollwachs bereits als „lanoline" bezeichnet.)
Lanolin (DAB 8) besteht aus:

Wollwachs	65%
Dickflüssigem Paraffin	15%
Wasser	20%

Lanolin ist gelblichweiß, riecht typisch und ist von salbenartiger Konsistenz. Es wirkt relativ fett, hat eine gewisse Kühlwirkung und enthält im Gegensatz zur Wollwachsalkoholsalbe oder Eucerin anhydricum nur 15% Kohlenwasserstoffe.
Die Standardsalbe des DAB 6 war *Unguentum molle*, die zu 50% aus Vaseline und zu 50% aus Lanolin besteht. Greift man die oben aufgeführte spezifizierte Zusammensetzung von Lanolin auf, dann setzt sich Unguentum molle wie folgt zusammen:

Vasel. flav.	50%
Dickflüss. Paraffin	7,5%
Wollwachs	32,5%
Wasser	10%

Diese Standardsalbe ist heute von der *Wollwachsalkoholsalbe* (DAB 9) ersetzt worden. Diese wird immer verwendet, wenn es sinnvoll ist und keine speziellen Angaben erfolgen (z. B. 3% Teersalbe oder 1% Hydrocortisonsalbe). Sie enthält 93,5% Vaseline und kein Wasser, bildet aber mit Wasser (bzw. Sekreten) eine stabile W/O Emulsion. Lanolin ist jedoch weicher und fettiger als wasserhaltige Wollwachsalkoholsalbe und meist besser verteilbar als Wollwachsalkoholsalbe. Diese klebt dagegen weniger und riecht kaum.
Daneben steht jetzt noch *Wasserhaltiges Wollwachs* (DAB 9) zur Verfügung. Die salbenartige Masse besteht aus 75% Wollwachs und 25% Wasser. Sie vermag insgesamt bis 200% Wasser aufzunehmen.

Anwendungsbeispiele von Lanolin

Rp. Panthenol	5,0
Lanolin (DAB 8)	ad 100,0
Fettende Salbe zur Zwischenbehandlung	
S. Bei chronischen Dermatosen (z. B. chronisches Ekzem)	
Rp. Siliconöl	15,0
Lanolin (DAB 8)	ad 100.0
S. Wasserabweisende fette Salbe, z. B. zum Hautschutz der Hände	
Rp. Natriumchlorid (Natr. chloratum)	5,0
Lanolin (DAB 8)	ad 100,0
S. feuchtigkeitshaltende Lanolinsalbe.	

Wollwachsalkohole (DAB 9)

Gemisch aliphatischer Alkohole und Stearinen, das aus dem unverseifbaren Anteil des natürlichen Wollwachses mit organischen Lösungsmitteln extrahiert wird. Die Substanz wird zusätzlich noch desoderiert und gebleicht. Aufgrund des Herstellungsprozesses könnten z. B. in kleinsten Mengen ebenfalls extrahierbare, also liphophile Pesticide vorhanden sein.

Eigenschaften: Wachsartige, hellgelbe bis bräunliche feste Masse. Bewirkt als guter W/O Emulgator entsprechende stabile Emul-

sion mit lipophilen Vehikelbestandteilen wie Vaselin, Hartparaffin, Bienenwachs, fette Öle, flüssiges Paraffin, gehärtete Öle usw.
Der Emulgator wird zu 3–6% eingesetzt.

Galenische Unverträglichkeiten: Phenole, Teere, Detergentien (Tenside) in Konzentrationen über 10% können Emulsionen, besonders solche mit 40–60% Wasseranteil brechen, ebenso wie beim Wollwachs beschrieben.

Hautverträglichkeit: Eine Sensibilisierungsmöglichkeit sowie kontaktallergische Reaktionen sind vorhanden. Die gesamte Gruppe „Lanolin" (Wollwachsalkohole, Wollwachsalkoholsalbe, Eucerin) und „Cetylalkohol" (Lanette O und N) sollte dann bei solchen kontaktallergischen Reaktionen vermieden werden.

Anwendung: Wollwachsalkohole sind die Emulgatoren der *Wollwachsalkoholsalbe,* die die Standardsalbe des DAB 9 („... falls nicht anders verordnet") darstellt. Die Zusammensetzung dieser Salbe lautet:

Wollwachsalkohole (W/O Emulgator) 6%
Cetylstearylalkohol (Stabilisator) 0,5%
Weißes Vaselin
(lipophiler Grundstoff) 93,5%

(Bis zu 12 Teile des Vaselin können durch dickflüssiges Paraffin ausgetauscht werden, so daß die Konsistenz der Salbe wechseln kann). Die gelbliche wasserfreie Wollwachsalkoholsalbe wird durch einen 50%igen Wasserzusatz weiß. Die *Wasserhaltige Wollwachsalkoholsalbe (DAB 9)* vermag immer noch etwas Flüssigkeit aufzunehmen, sie entspricht etwa dem Eucerin c. aqua.

Sorbitanfettsäureester

(Span 20, 40, 60, 80 oder Arlacel 20, 40, 60, 80)
Sorbit und seine Anhydride werden mit Laurinsäure (Span 20), Stearinsäure (Span 60), Palmitinsäure (Span 40) und Ölsäure (Span 80) verestert. Diese Partialester sind nichtionogene W/O Emulgatoren.

Eigenschaften: Die Ester dienen als gute W/O Emulgatoren, als lipophile Stabilisatoren mit O/W Emulgatoren und als Komplexemulgatoren für O/W Cremes. Sie werden auch als Netzsubstanz für lipophile Wirkstoffe in hydrophilen Grundlagen verwendet.

Galenische Unverträglichkeiten: Phenole, Teerprodukte und Tenside brechen entsprechende Emulsionen.

Hautverträglichkeit: Es sind kaum allergische Reaktionen und keine toxischen Irritationen bekannt. Bei Wollwachsalkoholkontaktallergie sollten die Palmitin- und Ölsäureester (Span 40 bzw. 80) bevorzugt werden.

Anwendung: Für wollwachsalkoholfreie (noch) fettende, wasserhaltige oder wasseraufnehmende W/O Salben oder mit Cetylstearylalkohol oder Polysorbat in O/W Cremes.

**Anwendungsbeispiele
von Wollwachsalkoholsalbe**

Rp. Natriumchlorid 5,0
    Harnstoff 5,0
    Aqua dest. 20,0
    Wollwachsalkoholsalbe
    (DAB 9) ad 100,0
    S. Fettende, feuchtigkeitshaltende Salbe (auch mit 1% Hydrocortison bei subakuten Entzündungen)

Rp. Acid. salic. 0,5
    Wollwachsalkoholsalbe
    (DAB 9) ad 100
    S. Schuppenlösende, fettende Salbe

Rp. Chloramin (DAB 9) 0,5
    Wasserhaltige Wollwachsalkoholsalbe (DAB 8) ad 100,0
    S. Desinfizierende, kühlende Salbe.

Rp. Hydrocortison 1,0
    Wasserhaltige Wollwachsalkoholsalbe (DAB 8) ad 100,0
    S. Relativ milde Corticoidsalbe für subakute bis subchronische Zustände.

Anwendungsbeispiele	
von Sorbitanfettsäureestern	
Rp. Natriumchlorid	5,0
Ger. Wasser	20,0
Span 80	5,0
Vasel. alb	ad 100,0
S. Feuchtigkeitshaltende, fettende, wollwachsalkoholfreie Salbe.	
Rp. Sorbitanmonostearat	2,0
Polysorbat 60	1,5
Cetylpalmitat	3,0
Cetylstearylalkohol	10,0
Isopropylmyristat	13,5
Ger. Wasser	ad 100,0
S. Creme, leicht fettend	

dies ist ein Komplex-Emulgator vom Typ O/W oder mit Polysorbat 60, ebenfalls als Komplexemulgator (O/W).
Allein kann Lanette-O als mäßiger W/O Emulgator eingesetzt werden, doch dient es in der Regel als Stabilisator.

Anwendungsbeispiel	
von Cetylstearylalkohol	
Rp. Cetylstearylalkohol	5,0
Polyethylenglykolsalbe	80,0
Ger. Wasser	ad 100
S. Wasserhaltige PEG Salbe	

Glycerolmonostearat (DAB 9)

Gemisch von Mono-, Di- und Triglyceriden der Stearin- und Palmitinsäure.
Dient ebenfalls als schwacher W/O Emulgator und als Stabilisator zur Herstellung von O/W Emulgatorkomplexen.

Anwendungsbeispiel	
von Glycerolmonostearat	
Rp. Glycerolmonostearat	10,0
Stearylalkohol	10,0
Weißes Vaselin	ad 100,0
S. Fettsalbe	

Cetylstearylalkohol (DAB 9)
(Lanette-O)

Fest, gelbliche wachsartige Masse. In erster Linie als konsistenzgebender Stabilisator im emulgierenden Cetylstearylalkohol (DAB 9),

Nichtionische O/W Emulgatoren

Polysorbat 20, 60, 80 (DAB 9)
(Tween 20, 60, 80)

Gemische von Partialestern des Sorbits mit Fettsäuren wie Laurinsäure (P. 20), Stearinsäure (P. 60) bzw. Ölsäure (P. 80). Die Gemische werden polymerisiert mit Ethylenoxid, d. h. es ist auch eine Polyoxyethylen-Komponente enthalten. Auf mögliche Verunreinigungen durch toxikologisch bedenkliches Ethylenoxid muß geachtet werden. Kreuzallergien von z. B. Tween 80 mit Polyethylenglykol 400 konnten klinisch nicht nachgewiesen werden.

Eigenschaften: Ölartige Flüssigkeit, geruchsneutral. Es dient als O/W Emulgator, aber auch als Netzsubstanz und als Lösungsmittel. Mit Cetylstearylalkohol wird Polysorbat 60 zum Komplexemulgator für O/W Emulsionen. (Tabelle 3). Die *Nichtionische hydrophile Creme* DAB 9 enthält neben Glyzerin, Wasser und Vaselin diesen Komplexemulgator.

Tabelle 3. Nicht ionogene Komplexemulgatoren

Wasser-in-Öl-Emulgator	Teile		Öl-in-Wasser-Emulgator	Teile
Cetylstearylalkohol	9	+	Cremophor A fest (Stearylalkohol + Polyethylenoxid)	1
Cetylstearylalkohol	9	+	Tween 60 (Polyethylenoxid-sorbitan-monostearat)	1

Galenische Unverträglichkeiten: Desinfizierende Wirkstoffe und Hilfsstoffe (Konservierungsmittel) wie Phenole, PHB-Ester oder Invertseifen (Benzalkoniumchlorid) verlieren einen Teil ihrer desinfizierenden oder konservierenden Wirkung.

Hautverträglichkeit: Es sind kaum allergische Reaktionen bekannt, auch keine toxischen Reizungen. Bei Wollwachsalkoholkontaktallergie sollte eher der Ölsäureester (Polysorbat 80) bevorzugt werden.

Anwendungsbeispiele von Polysorbaten

1. Zum „Abwaschbarmachen" von fetten Kopfölen (Ob so eine Rezeptur wirklich eine O/W Emulsion ist, läßt sich leicht prüfen (Tabelle 4)).

Rp.	Polysorbat 80	5,0
	Acid. salicyl.	1,0
	Ol. Ricini	5,0
	Paraffinum perliquid.	ad 100,0

2. Um die Aufnahme von Sekreten und Hautfeuchtigkeit bei Anwendung von „Fettsalben" zu erleichtern.

Rp.	Polysorbat 60	10,0
	Vaselin. alb.	ad 100,0
S.	Abwaschbares Vaselin z. B. mit Salicylsäure und/ oder Dithranol (kurze Haltbarkeit!)	
Rp.	Polysorbat 80	10,0
	Mittelkettige Triglyceride	60,0
	Bienenwachs (Cera flava)	30,0
S.	Kohlenwasserstofffreie Fettsalbe, abwaschbar.	

Tabelle 4.

Aus der Konsistenz einer Emulsion ist meist nicht ersichtlich, ob eine O/W- oder W/O-Emulsion vorliegt. Folgende Kriterien sprechen für eine O/W-Emulsion:
1. mit Wasser verdünnbar bzw. abwaschbar
2. Anfärben mit Methylenblau-Lösung (die äußere Phase erscheint blau im Mikroskop)
3. Elektrischer Strom wird geleitet

Polyoxyethylenglycerolmonostearat

Es wird verwendet als nichtionischer O/W Emulgator in Cremegrundlagen, aber auch als Lösungsvermittler mancher Wirkstoffe. Das Produkt wird im DAC beschrieben und steht deshalb für Rezepturen von Cremes und Emulsionen in der Apotheke leicht zur Verfügung.
Galenische Unverträglichkeiten sind ähnlich wie bei den Polysorbaten. Ähnliche Emulgatoren sind Macrogol-Glycerolhydroxystearat DAB 9 bzw. polyoxyethyliertes hydriertes Ricinusöl (Cremophor RH 40) oder auch Polyoxyethylenfettsäureester (z. B. -monostearat), die alle HLB-Werte von 11 bis 16 haben.

Anwendung: Als fertig verfügbare Cremegrundlage ist der Emulgator in der im DAC beschriebenen „Nichtionischen wasserhaltigen hydrophilen Salbe" für Rezepturen von stark dissoziierten Wirkstoffen verfügbar. Die Cremegrundlage besteht aus:

Polyoxyethylenglycerolmonostearat (5%), Glycerol (10%), Cetylstearylalkohol (10%), Dünnflüssigem Paraffin (7,5%), Weißem Vaselin (17,5%), Gereinigtem Wasser (50%).

Sie kann bei galenischen Inkompatibilitäten (jedoch nicht für Antiseptika) gut eingesetzt werden. Die andersartige, einfacher zusammengesetzte „Nichtionische hydrophile Creme" des DAB 9 kann zum gleichen Zweck eingesetzt werden.
Auch die „Basiscreme DAC" enthält zu 7% diesen Emulgator neben 4% Glycerolmonostearat, 6% Cetylalkohol, 7,5% mittelkettigen Triglyceriden, 10% Propylenglykol, 25% Vaselin und 40% Wasser.
Auch die entsprechende wasserfreie „Nichtionische hydrophile Salbe DAC" steht für die Rezepturen zur Verfügung.

Macrogolstearat 400 (DAB 9) bzw. Polyethylenglycol-400-stearat (DAB 8)

Gelblichweiße in Wasser leicht dispergierbare Masse von salbenartiger Konsistenz, die in Alkohol, Ether und Chloroform leicht löslich und in Wasser unlöslich ist.
Solche Ester der Stearinsäure mit Polyethylenglykolen werden als nichtionische O/W

Emulgatoren in Cremegrundlagen und als Netzmittel verwendet. Als galenische Unverträglichkeiten gelten die im Zusammenhang mit phenolischen Konservierungsmitteln und Invertseifen bei Polysorbat genannten Überlegungen zur Wirkungsverminderung dieser Konservierungsmittel.

Anwendung: Da dieser O/W Emulgator in der Apotheke (DAB 9!) verfügbar ist, kann er leicht eingesetzt werden, wenn z. B. in einer Creme der Anteil von Cetylalkohol oder Cetylstearylalkohol niedrig gehalten werden soll, um galenische Unverträglichkeiten mit ionischen bzw. dissoziierten Arzneistoffen zu verringern.

Anwendungsbeispiel von Macrogolstearat

Rp. Macrogolstearat 400 (DAB 9)	17,0
Cetylalkohol	4,0
Weißes Vaselin	14,0
Ger. Wasser	ad 100,0
S. Wasserhaltige mäßig fettende Creme	

Anionische O/W Emulgatoren

Emulgierender Cetylstearylalkohol (DAB 9) (Lanette N)

Am häufigsten verwendete sog. Komplexemulgator, der aus Cetylstearylalkohol (90%) und cetylstearylschwefelsaurem Natrium (10%) besteht. Dabei ist der nichtionische Cetylstearylalkohol (Lanette O) allein kein echter Emulgator, er dient als konsistenzgebender Bestandteil der Fettphase von Externa. Dagegen kann cetylstearylschwefelsaures Natrium (Lanette E) auch allein als O/W Emulgator benutzt werden.

Eigenschaften: Weiß bis gelbliche wachsartige Masse von spezifischem Geruch. Das Gemisch ist ein sehr guter Emulgator, der es erlaubt, große Mengen Wasser in fettartige und fette Bestandteile (Vaselin, Paraffin, fette Öle, Bienenwachs, gehärtete Öle, Schweineschmalz usw.) einzuarbeiten. Die entsprechende wasserfreie O/W Emulsionssalbe ist die „Hydrophile Salbe" (DAB 9). Die „Wasserhaltige hydrophile Salbe" (Unguentum emulsificans aquosum, wasserhaltige Lanette Creme) enthält 70% Wasser.

Verträglichkeit auf der Haut: Gelegentlich treten insbesondere nach Applikation auf geschädigter Haut kontaktallergische Reaktionen durch Cetylalkohol auf. Dann sollte diese gesamte Gruppe, aber auch sämtliche Wollwachsalkohole, Lanolin und Eucerin vor einer epicutanen Austestung nicht verwendet werden.

Anwendungsbeispiele von emulgierendem Cetylstearylalkohol

Rp. Hydrophile Salbe (DAB 9) S. Emulgatorhaltige, abwaschbare, gut verteilbare „fettartige" Salbe, die 35% Vaselin, 35% dickflüss. Paraffin, und 35% Lanette N enthält	
Rp. Hydrophile Salbe (DAB 9)	30,0–80,0
Aqua dest.	ad 100,0
S. Abgestufter Wassergehalt einer O/W Creme	
Rp. Hydrophile Salbe (DAB 9)	10–20,0
Ger. Wasser	ad 100,0
S. Abgestufter Wassergehalt einer O/W Lotion (Milch)	
Rp. Mittelkettige Triglyceride (DAB 9)	50,0
Cetylpalmitat (DAB 9)	15,0
Gelbes Wachs (DAB 9)	15,0
Emulgierender Cetylstearylalkohol (DAB 9) (Lanette N)	ad 100,0
S. Paraffinfreie Fettsalbe, die Wasser aufnimmt und abwaschbar ist.	
Rp. Ol. Olivarum oder Ol. Arachidis oder Oleyloleat Emulg. Cetylstearylalkohol (DAB 9)	10,0
S. Abwaschbares Öl (Körper, Kopf)	

Galenische Unverträglichkeit: Benzalkoniumchlorid, Cetylpyridiniumchlorid, die als Antiseptika oder als Konservierungsmittel eingesetzt werden, können Emulsionen auf der Basis von emulgierendem Cetylstearylalkohol brechen, ebenso mit Tetracyclin oder Clindamycin (s. Tab. 16, S. 41).

Natriumlaurylsulfat (Texapon)

Natriumlaurylsulfat ist keine definierte Einzelsubstanz, sondern stellt ein Gemisch von Natriumalkylsulfaten dar.

Eigenschaften: Es wird als Komplexemulgator zusammen mit Fettalkoholen (Stearyl-, Cetylalkohol u. a.) verwendet. Wesentlicher ist die Verwendung als Tensid in Shampoos, Zahnpasten und Syndets.

Verträglichkeit auf der Haut: Bei höheren Konzentrationen (höher als 10–20%) können mehr toxische, weniger allergische Irritationen der Haut vorkommen, besonders bei empfindlicher oder geschädigter Haut. Eine tägliche Anwendung ist nicht angezeigt.

Anwendung: Zur gelegentlichen „seifenfreien" Behandlung mancher Ekzemzustände (u.a. bei Atopie). Als abwaschbare Lotion, z. B. am behaarten Kopf (cave Augenkontakt).

Anwendungsbeispiel von Natriumlaurylsulfat

Rp.	Natriumlaurylsulfat	10,0
	Stearylalkohol (reinst)	10,0
	Vaselin alb.	30,0
	Ger. Wasser	ad 100,0
	S. Cetylalkoholfreie O/W Lotio, abwaschbar, deutlich entfettend, leicht renigend. Selten anwenden.	

Polyacrylsäure (DAB 9)
(Carbopol 934 und 940)

Eigenschaften: In Wasser teilweise lösliches Pulver. Die 1% wäßrige Suspension hat den pH Wert 3. Die Salzbildung mit Alkalien bedingt eine starke Vernetzung und Viskositätserhöhung (besonders beginnend bei pH 3, von pH 6–10 konstant bleibend, danach geringer werdend). Als Alkalien dienen hierbei Natronlauge oder (häufig) Triethanolamin.

Polyacrylsäure wirkt als verfestigender Stabilisator wässriger oder wässrig alkoholischer Lösungen. Die Gele werden durch kaum vermeidbare Lufteinschlüsse meist trübe. Je nach verwendeter Konzentration können folgende Zubereitungen hergestellt werden:

Konzentration von 0,1–0,5%: Zur Verdickung von Lösungen; von 1–1,5%: Für Schleimsalben; von 1–5%: Für Gele, die 90–90% Wasser oder Alkohol enthalten können.

Anwendungsbeispiele

Zur Gelherstellung:

Rp.	Polyacrylsäure (DAB 9)	0,5
	NaOH-Lös. (5%)	3,0
	Ger. Wasser	ad 100,0
	S. Kontaktgel (Doppler, EKG)	
Rp.	Carbopol 934	2,5
	NaOH bis pH 7–9 (pH Papier)	
	Sulfur pur.*	1–10,0
	Ger. Wasser	ad 100,0
	S. Schwefelgel	
Rp.	Carbopol 934	2,5
	NaOH Lös. 4%	35,0
	Pix lithantracis*	1,0–5,0
	Aqua dest.	ad 100,0
	S. Teergel, haftend	
Rp.	Hydrocortison*	1,0
	Ethanol 96%	25,0
	Carbopol 934	0,5
	NaOH-Lös. 5%	1,0
	Ger. Wasser	ad 100,0

* Die Wirkstoffe sind kaum gelöst und müssen deshalb gut verteilt werden. Diese u.a. Wirkstoffe können auch direkt in Wasserhaltiges oder Isopropylhaltiges Polyacrylatgel (DAB) rezeptiert werden

Anwendungsbeispiele

Zum starken Verdicken
von arzneilichen Lösungen von Wirkstoffen in Ethanol, Glyzerin oder Propylenglykol. Dabei entstehen nach Neutralisation mit Triethanolamin (ab pH 6,5 aufwärts) fast halbfeste Gele (weniger gut mit nitrosaminfreien NaOH).

Rp.	Polyacrylsäure	0,5
	Ethanol 96%	25,0
	NaOH Lös. 5%	1,0
	Kampfer	5,0
	Ger. Wasser	ad 100,0
	S. Kampferspiritusgel	

Rp.	Polyacrylsäure	0,5
	Ger. Wasser	70,0
	NaOH Lös. 5%	1,0
	Chloramphenicol	1,0
	oder Erythromycin	2,0
	Spir. isoprop. 40%	ad 100,0
	S. Antibiotika-Aknegel	

Hautverträglichkeit: Die Carbopollösungen sind chemisch stabil. Sie benötigen Zusätze gegen Pilz- oder Bakterienwachstum. Es existieren keine negativen Hinweise bei Untersuchungen zur chronischen Toxizität. Dies gilt nur bedingt für Triethanolamin (enthält carcinogene Verunreinigung von N-Nitrosodiethanolamin). Kann jedoch durch Natronlauge ersetzt werden.
Aufgrund des hohen Wasser- oder Alkoholgehaltes können Austrocknungserscheinungen an der Haut auftreten (Rötung, Spannung, Juckreiz).

Polyethylenglykole (PEG)

Polykondensationsprodukte aus Ethylenoxid. Gemische mit mittlerem definierbaren Molekulargewicht, das als Zahl angefügt wird.

Eigenschaften: Bei einem Molekulargewicht von 200–500 (meist 300–400) ist PEG von flüssiger viskoser Konsistenz. Es ist zwischen 500 und 900 temperaturabhängig halbfest und ab 1000 von fester wachsartiger Beschaffenheit. Es ist farb- und geruchlos.
Polyethylenglykole sind polare, wasserlösliche Produkte, die unter Wasseraufnahme erweichen und verflüssigen. Haben gute Lösungseigenschaften.

Galenische Unverträglichkeiten: PEG sind nicht inert! Mit zahlreichen Wirkstoffen von Externa können Wasserstoffbrückenbindungen (Ethersauerstoffbrücken und endständige Hydroxylgruppen) und Dipolwechselwirkungen eintreten. PEG müssen völlig frei von Ethylenoxid sein, da dieses ein cancerogenes Potential hat.
Es können mit Licht Etherperoxidbildungen entstehen, wodurch manche Arzneistoffe oxidieren und unwirksam oder toxisch werden.

Hautverträglichkeit: PEG werden unter verschiedenen Namen wie Carbowax, Polywax vermarktet, der Begriff „wax" hat mit Wachs nichts zu tun. PEG können gelegentlich Kontaktallergien verursachen, hierbei stehen die flüssigen PEG (MG 200–400) im Vordergrund.
PEG sind hygroskopisch und osmotisch aktiv. Trocknen die Haut bei längerer Anwendung deutlich aus. (Spannen, Juckreiz)

Polyethylenglykolsalbe (DAB 8)

Unter Erwärmen auf dem Wasserbad, d. h. unter 100 °C, werden Polyethylenglykol 300 und P. 1500 zu gleichen Teilen gemischt und bis zum Erkalten gerührt, wobei jeweils jeder Anteil bis zu 10% ausgetauscht werden kann.

Eigenschaften: Die hydrophile, weiße, hygroskopische, geruchlose, abwaschbare Salbe nimmt bis etwa 5% Wasser auf. Sie kann als einphasiges Hydrogel (so wie Vaselin als einphasiges Lipogel) gelten.
Eine Wasserzugabe über 8% verflüssigt die Salbe. Die Zugabe von ca. 5% Cetylstearylalkohol (DAB 9) verhindert dies.

Galenische Unverträglichkeiten: Bei der Herstellung und Lagerung können verschiedene

Unverträglichkeiten mit Wirkstoffen auftreten (s. Tabell 14, S. 39). So wird u.a. die Wirkung von Salicylsäure, dem Antibiotikum Bacitracin oder von verschiedenen nichtsteroidalen Antiphlogistika wie Indomethacin herabgesetzt.

Anwendung: Nicht fettende, mäßig austrocknende, abwaschbare Grundlage, die bei fetter Haut oder bei akuten Zuständen einsetzbar ist.
Die Wirksamkeit von Salicylsäure ist z. B. bei Kopfsalben herabgesetzt bzw. fraglich. Die Resorption durch die Haut kann z. B. von Steroiden gefördert werden.

Gleichzeitig ist es bis etwa 20% meist gut hautverträglich, allerdings bei einer gewissen Hornschichtveränderung, die häufig eine gewünschte Penetrationsverbesserung der applizierten Wirkstoffe bedingt.

Hautverträglichkeit: Propylenglykol kann irritative Hautreizungen, meist nicht-allergischer Genese bedingen. Dies sollte bei der Rezeptur insbesondere von corticosteroidhaltigen Zubereitungen bedacht werden, da das Corticoid diese Reizung überdecken kann.

**Anwendungsbeispiele
von Polyethylenglykol**

Rp. Clotrimazol 2,0
    Polyethylenglykol 400   ad 100,0
    S. Antimykotische Lösung

Rp. Clotrimazol 2,0
    Polyethylenglykolsalbe
    DAB 8   ad 100
    S. Antimykotische austrocknende Salbe

Rp. Hydrocortison 1,0
    Polyethylenglykolsalbe
    DAB 8   ad 100,0
    S. Corticosteroidsalbe bei Wollwachsunverträglichkeit oder als Kopfsalbe.

Propylenglykol (DAB 9)

Das 1,2 Propandiol stellt eine klare farblose viskose Flüssigkeit dar und ist von ähnlicher Konsistenz wie Glyzerin. Propylenglykol ist mischbar mit Wasser und Ethanol und ist selbst deutlich hygroskopisch. Wirkt antimikrobiell und antimykotisch, also auch konservierend (>20%).

Anwendung: Propylenglykol wird in Lösungen von halbfesten Zubereitungen aus galenischen Gründen gern eingesetzt, da wesentliche Wirkstoffe wie Imidazol-Antimykotika (Clotramizol), Corticosteroide und andere unpolare Pharmaka darin relativ gut löslich sind.

Anwendungsbeispiele von Propylenglykol

Rp. Clotrimazol 1,0
    Polyethylenglykol 400 10,0
    Propylenglykol 60,0
    2-Propanol ad 100,0
    S. Austrocknende visköse Lösung bei intertriginösen Mykosen

Rp. Triamcinolonacetonid
    (DAB 9) 0,2
    Propylenglykol 15,0
    Cetylstearylalkohol 8,0
    Polysorbat 80 2,0
    Glycerolmonostearat 3,0
    Ger. Wasser ad 100,0
    S. Antientzündliche Corticosteroidcreme, gut abwaschbar

Rp. Hydrocortison 1,0
    Wollwachs 10,0
    Propylenglykol 5,0
    Weißes Wachs 2,0
    Weißes Vaselin ad 100,0
    S. Antientzündliche fettartige Hydrocortisonsalbe

Rp. Propylenglykol 10,0 (5,0 bis 20,0)
    Ger. Wasser ad 100,0
    S. Flüssige Einreibung bei Pityriasis versicolor (preiswert!)

Basisrezepturen für Externa

Grundstoffe zur Externaherstellung und zusammengesetzte Externa-Vehikel des Deutschen Arzneibuches (DAB 9)

Das gültige Arzneibuch der Bundesrepublik Deutschland ist seit Juli 1987 das DAB 9, daneben sind noch das Deutsche Arzneibuch (DAB 8) und die 3 Bände des Europäischen Arzneibuches (Ph. Eur.) in Gebrauch.
Hinzu kommen noch die in der Apotheke gebrauchten Vorschriften des Deutschen Arzneimittelcodex (DAC).
In den Arzneibüchern sind relativ wenige, für Externa vorgesehenen Grundstoffe (Tabelle 5) und Salbengrundlagenmonographien aufgeführt. In den letzten 25 Jahren – also seit dem Nachtrag zum DAB 6 – hat sich im Bereich der Salbengrundlagen außer wechselnder Namen erst mit Einführung des DAB 9 einiges geändert. Es sind eine Creme (nichtionische hydrophile Creme DAB 9), hydrophile Gele (wäßriges Polyacrylatgel [DAB 9], isopropylalkoholhaltiges Polyacrylatgel [DAB 9] und Hydroxyethylcellulosegel [DAB 9]) hinzugekommen, die Polyethylenglycolsalbe wurde weggelassen und die enge Vorschrift der Benutzung der Wollwachsalkoholsalbe bei fehlender Vorschrift durch den Arzt wurde gelockert.
Seit Gültigkeit des neuen deutschen Arzneimittelgesetzes (AMG 76) im Jahre 1978 ist der Hersteller von Arzneispezialitäten (Fertigarzneimitteln) verpflichtet, die Hilfsstoffe dieser Arzneimittel im Rahmen von Belegen zur Stabilität und Haltbarkeit der entsprechenden galenischen Zubereitungen der Zulassungsbehörde nach Qualität und Quantität mitzuteilen. Diese Hilfsstoffe können allerdings nach der Zulassung geändert werden, solange sich die Liberation des Wirkstoffes und die Verträglichkeit des Externums nicht verändert. Bei etwa 300 solcher Externa-Fertigarzneimittel werden insgesamt 28 Hilfsstoffe ermittelt, deren Anteil über 5% in sämtlichen Vehikeln liegt (Tabelle 6 c). Diese liegen beispielsweise in unterschiedlicher Verteilung in z. B. Cremes und Salben zugelassener Externa vor (Tabelle 6 a, 6 b). Eine Übersicht über weitere in den letzten Jahren für dermatologische Externa verwendete Hilfsstoffe gibt die Tabelle 7. Insbesondere für Überlegungen zu potentiellen Kontaktallergien, zur Häufigkeit und zur Verwendbarkeit von Hilfsstoffen bei Externa scheinen solche Daten von Wert zu sein.

Tabelle 5. Als Hilfsstoffe für Externa verwendbare Grundstoffe des DAB 9

Deutsche Bezeichnung	Lateinische Bezeichnung (bzw. Handelsname)
Agar	Agar
Arabisches Gummi	Acaciae gummi
Ascorbinsäure	Acidum ascorbicum
Bentonit	Bentonitum
Benzoesäure	Acidum benzoicum
Benzylalkohol	Alcohol benzylicus
Borsäure	Acidum boricum
Carboxymethylcellulose-Natrium	Carboxymethylcellulosum natricum
Cetylpalmitat	Cetylii palmitas
Cetylstearylalkohol	(Lanette O)
–, Emulgierender	(Lanette N)
Citronensäure, Wasserfreie	Acidum citricum anhydricum
Erdnußöl	Arachidis oleum
Ethanol 96%	Ethanolum 96 per centum
Ethyl-4-hydroxybenzoat	Ethylis parahydroxybenzoas
Gebleichtes Wachs	Cera alba
Gelatine	Gelatina
Gelbes Wachs	Cera flava
Gereinigtes Wasser	Aqua purificata
Glycerol	Glycerolum
Glycerol 85%	Glycerolum (85 per centum)
Glycerolmonostearat	Glyceroli monostearas 40–50%
Hartfett	Adeps solidus
Hydroxyethylcellulose	Hydroxyethylcellulosum
Hydroxypropylcellulose	Hydroxypropylcellulosum
Isopropylmyristat	Isopropylis myristas
Isopropylpalmitat	Isoropylis palmitas
Kakaobutter	Cacao oleum
Kartoffelstärke	Solani amylum
Lactose	Lactosum
Macrogol-Glycerolhydroxystearat	Macrogolglyceroli hydroxystearas
Macrogolstearat 400	(Cremophor AP (fest))
Maisstärke	Maydis amylum
Magnesiumcarbonat, Leichtes basisches	Magnesii subcarbonas levis

Tabelle 5 (Fortsetzung)

Deutsche Bezeichnung	Lateinische Bezeichnung (bzw. Handelsname)
Magnesiumcarbonat, Schweres basisches	Magnesii subcarbonas ponderosus
Magnesiumoxid, Leichtes	Magnesii oxidum leve
–, Schweres	Magnesii oxidum ponderosum
Magnesiumstearat	Magnesii stearas
Mandelöl	Amygdalae oleum
Methyl-4-hydroxybenzoat	Methylis parahydroxybenzoas
Methylhydroxyethylcellulose	Methylhydroxyethylcellulosum
Methylhydroxypropylcellulose	Methylhydroxypropylcellulosum
Methylhydroxypropylcellulosephthalat	Methylhydroxypropylcellulosi phthalas
Milchsäure	Acidum lacticum
Mittelkettige Triglyceride	Triglycerida mediocatenalia
Natriumbenzoat	Natrii benzoas
Natriumcetylstearylsulfat	(Lanette E)
Oleyloleat	(Cetiol)
Olivenöl	Olivae oleum
Paraffin, Dickflüssiges	Paraffinum liquidum
–, Dünnflüssiges	Paraffinum perliquidum
Hartparaffin	Paraffinum solidum
Polyacrylsäure	Acidum polyacrylicum
Polysorbat 20	(Tween 20)
Polysorbat 60	(Tween 60)
Polysorbat 80	(Tween 80)
Propylenglycol	Propylenglycolum
Propyl-4-hydroxybenzoat	Propylis parahydroxybenzoas
Reisstärke	Oryzae amylum
Ricinusöl	Ricini oleum
–, Hydriertes	Ricini oleum hydrogenatum
–, Raffiniertes	Ricini oleum raffinatum
Schweineschmalz	Adeps suillus
Siliciumdioxid, hochdisperses	(Aerosil)
Talcum	Talcum
Titandioxid	Titanii dioxidum
Tragant	Tragacantha
Weißer Ton	Kaolinum ponderosum
Weißes Vaselin	Vaselinum album
Weizenstärke	Tritici amylum
Wollwachs	Adeps lanae
Wollwachsalkohole	Lanae alcoholes
Zinkoxid	Zinici oxidum
Zinkstearat	Zinci stearas

Tabelle 6a. In nach AMG zugelassenen Cremes ($n=52$) verwendete häufige Hilfsstoffe, die in über 5% sämtlicher Cremes (100%) Verwendung finden

	%
Gereinigtes Wasser	100,0
Cetylstearylalkohol	50,0
Weißes Vaselin	50,0
Sorbitanstearat	36,54
Isopropylmyristat	32,69
Polysorbat 60	32,69
Benzylalkohol	30,77
Propylenglykol	28,85
Methyl-4-hydroxybenzoat (Natriumsalz)	25,0
Paraffin, dickflüssig	25,0
2-Octyl-1-dodecanol (Eutanol G)	23,08
Paraffin, dünnflüssig	17,31
Propyl-4-hydroxybenzoat (Natriumsalz)	17,31
Glycerolmonostearat	15,38
Cetylalkohol	13,46
Natriumcitrat	13,46
Walrat (synthetisch)	13,46
Glycerol (85%, 98%)	11,54
Edetinsäure (Dinatriumsalz 2 H_2O)	9,62

Tabelle 6b. In nach AMG zugelassenen Salben ($n=37$) verwendete häufige Hilfsstoffe, die in über 5% sämtlicher Salben (100%) Verwendung finden

	%
Weißes Vaselin	67,57
Gereinigtes Wasser	37,84
Paraffin, dünnflüssig	21,62
Paraffin, dickflüssig	18,92
Isopropylmyristat	13,51
2-Octyl-1-dodecanol (Eutanol G)	13,51
Propylenglykol	13,51
Benzylalkohol	10,81
Edetinsäure (Dinatriumsalz 2 H_2O)	10,81
Cetylalkohol	8,11
Cetylstearylalkohol	8,11
Macrogol 400	8,11
Methyl-4-hydroxybenzoat (Natriumsalz)	5,41
Propyl-4-hydroxybenzoat (Natriumsalz)	5,41
Sorbitanstearat	5,41
Walrat (synthetisch)	5,41

Tabelle 6c. Häufig verwendete Hilfsstoffe – dargestellt als prozentualer Anteil in 290 nach AMG 76 zugelassenen dermatologischen Externa

	%
Gereinigtes Wasser	60,0
Propylenglykol	22,07
Weißes Vaselin	18,28
Benzylalkohol	14,48
Cetylstearylalkohol	13,45
2-Propanol	12,76
Macrogol 400	12,07
Ethanol (verschiedene %-Angaben)	10,45
2-Octyl-1-dodecanol (Eutanol G)	10,34
Paraffin, dickflüssig	10,34
Isopropylmyristat	10,0
Polysorbat 60	10,0
Sorbitanstearat	9,66
Glycerol (85%, 98%)	8,27
Methyl-4-hydroxybenzoat (Natriumsalz)	7,24
Edetinsäure (Dinatriumsalz 2 H_2O)	6,90
Carbomer (934 P, 940)	6,21
Cetylalkohol	6,21
Paraffin, dünnflüssig	6,21
Poly(oxyethylen)-7-glycerolfettsäureester (C_8–C_{18}) (Cetiol HE)	6,21
Walrat (synthetisch)	6,21
Glycerolmonostearat	5,86
Propyl-4-hydroxybenzoat (Natriumsalz)	5,52
Natriumcitrat	5,17
Natriumhydroxid	5,17

Tabelle 7. Seltener verwendete Hilfsstoffe – dargestellt als prozentualer Anteil in 290 nach AMG 76 zugelassenen dermatologischen Externa

	%
Aceton	1,03
N-Acyl (C_{12}–C_{14})-N-methyltaurin-Natrium (Hostapon Teig)	0,34
3-[Acyl(C_{11}–C_{17})amino] propyldimethyl-aminoxid	0,34
Adipinsäure	1,72
Ethylacetat	0,34
Ethylenglykol	0,34
Ethylenglykolmonostearat	0,34
Ethylenglykoldistearat	0,34
Ethylmethylketon	0,34
α-Alkyl (iso-C_{10})-ω-hydroxypoly(oxyethylen) 7,5	0,34
α-Alkyl (iso-C_{10})-ω-hydroxypoly(oxyethylen) 12	0,34
2-Alkyl (C_{12}–C_{18})-ω-hydroxypoly-(oxyethylen) 30 (Emulgin B 3)	0,34
α-Alkyl (C_{15}–C_{17})-ω-hydroxy-poly-(oxyethylen)-25	0,34

Tabelle 7 (Fortsetzung)

	%
α-Alkyl (C_{16}–C_{18})-ω-hydroxy-poly-(oxyethylen)-25 (Cremophor A 25)	0,34
Aluminium-hydroxid-(di,tri)-(palmitat, stearat)	0,34
Aluminium-magnesiumsilikat	1,03
Aluminiumstearat (Dehymuls E)	1,03
Anisöl	0,69
Ascorbinsäure	1,03
Ascorbylpalmitat	0,34
Bentonit	2,76
Bentonit-dimethyl-dioctadecyl-ammonium-chlorid-Reaktionsprodukt	0,69
Benzalkoniumchlorid	0,69
1 H-Benzotriazol	0,69
Benzoesäure	1,38
Bernsteinsäure	0,34
Butylenglykol	0,69
n-Butyl-p-hydroxybenzoat	0,34
α-Butyl-ω-hydroxy-poly(oxyethylen, oxypropylen) (UCON-50-HB-660)	0,34
2(3)-tert.-butyl-4-methoxy-phenol (Butylhydroxyanisol)	2,41
2,6-Di-tert.-butyl-4-methyl-phenol	1,03
2,6-Di-tert.-butyl-p-cresol (Butylhydroxytuluol)	4,83
Calciumlactat	0,34
Carmellose-Natrium	0,69
Cellulosepulver	0,69
Cellulosevlies	0,34
Ceresin (= Protegin WX, Goldschmidt, 1:100)	0,69
Cetomacrogol 1000	4,83
α-Cetyl-ω-hydroxy-poly(oxyethylen)-12	0,34
α-Cetylstearyl-ω-hydoxy-poly(oxy-ethylen)-12 (Emulgin B 1)	0,69
Cetylstearylalkohol-Natriumsulfat-Gemisch 9:1 (Lanette W)	0,34
Cetylstearylpolyglycolphosphat	0,34
Chinolingelb (E 104)	0,34
2-Chloracetamid-Natriumbenzoat (7:3) (Konservierungsmittel CA 24)	2,07
1-(3-Chlorallyl)-3,5,7-triaza-1-azoniadamantanchlorid	0,34
Chlorocresol	0,34
Chlorophyll	0,34
Chlorophyllin-a(b)-Kupfer-Komplex, Natriumsalz E 141	0,34
Citronellöl	0,34
Citronenöl	0,34
Citronensäure (Monohydrat)	3,79
Citronensäure-distearylalkoholester	0,69
1 N-Citronensäure-Lösung	1,03
Cocosfettalkohol-poly(oxyethylen)-6-ether (Promulgen D)	0,34
Cocosfettsäurediäthanolamid	0,69
Collodium	0,34

Galenik

Tabelle 7 (Fortsetzung)

	%
Dibutyladipat (Cetiol B)	1,03
Dibutylphthalat	0,69
Dichlordifluormethan	1,03
Dichlortetrafluorethan	0,34
Diisopropylsebacat	0,34
Dimeticon	1,38
Dipenten	0,34
Docusat-Natrium	0,69
α-Dodecyl-ω-hydroxy-poly(oxyethylen)-4	2,07
α-Dodecyl-ω-hydroxy-poly(oxyethylen)-6,5	0,34
α-Dodecyl-ω-hydroxy-poly(oxyethylen)-10	0,34
α-Dodecyl-ω-hydroxy-poly(oxyethylen)-12	1,38
α-Dodecyl-ω-hydroxy-poly(oxyethylen)-23	1,72
Dodecylpoly(oxyethylen)-x-hydrogensulfat, Natriumsalz x=2–3 (Texapon N 25)	0,34
Dodecylsulfoacetat-Natrium	0,34
Eisenoxid rot	0,34
Eisenoxid schwarz	0,34
Eisenoxid und -hydroxide E 172	1,72
Emulgierender Cetylstearylalkohol	0,34
Erdnußöl	3,10
Ethyl-p-hydroxybenzoat	0,34
Eucalyptol	0,34
Fettalkohol, alkoxyliert mit 4 Mol Äthylenoxid und 6 Mol Propylenoxid	0,34
Fettsäureester von Cetyl- und Stearylalkohol	0,69
Fettsäurepolypeptid-Kondensat, Kaliumsalz (Lamepon S)	0,34
Galactomannan 7 aus Guarmehl	0,34
Gebleichtes Wachs	2,79
Gelbes Wachs	0,34
Gelborange S (FD&C Yellow No. 6) EG-Nr. E 110	0,69
Gemisch von Mono-, Di- und Triglyceriden gesättigter Fettsäuren der Kettenlänge C_{12}–C_{18}	0,34
Geruchskorrigens Pine Perfume, Code-Nr. 07676, Zimmermann Hobbs Ltd., GB	0,34
Gittertüll aus gebleichtem Musselin, 100% Baumwolle	0,69
Glyzerinmonodilaurat	0,34
Glyzerinmonodioleat	0,34
Glyzerinmonoisostearat	0,69
Glycerolfettsäureester	0,34
Glycerol-(mono, di, tri)fettsäureester (C_7–C_{17}) Hydroxylzahl > 10 (Wecobee FS)	0,69
Glycerol-(mono, di tri)fettsäureester (C_{12}–C_{18}) (Softisan 601)	1,03
Glycerol-(mono, di tri(fettsäureester (C_{12}–C_{18}) Glycerol-Hydroxyalkensäureester-Gemisch 95:5, Hydroxylzahl 20–30 (Witepsol H 19)	0,69
Glycerol-(mono, di)oleat (Arlacel 186)	1,38

	%
Glycerol-(mono, di) (palmitat, stearat) (Cutina MD-A)	1,38
Glycerol-(mono, di) (palmitinstearat)-Natriumstearat 95:5 (Inwitor 960 K)	1,03
Glycerolmono(12-hydroxystearat)	0,34
Glycerolmonostearat-Macrogolstearat-100 1:1 (Arlacel 165)	0,34
Glyceroltridocosanoat (Synchrowax HRC)	0,34
Glyceroltris(12-hydroxystearat)	0,34
Guaran (MG 220000)	1,03
Hartfett	3,45
Hexadecylpalmitat (Cutina CP-A)	2,41
Hydrostearintriglycerid	0,69
N(-2-Hydroxyethyl)-N-(2-lauramidoethyl)-aminoessigsäure, Natriumsalz-3,6,9-Trioxadocosylhydrogensulfat, Natriumsalz (1:1/G:G) (Compound TL)	0,34
Hydroxypropylcellulose	0,69
Hydroxypropylmethylcellulose	0,34
12-Hydroxystearinsäure	0,34
1,1'-Imino-2-propanol (Diisopropylamin)	3,45
iso-Butyl-p-hydroxybenzoat	0,34
Isopropylisostearat	0,34
Isopropylpalmitat	3,10
Kakaoaroma 14316296 I.F.F.	0,34
Kakaobutter	1,03
Kaliumsorbat	0,34
Kolophonium	0,34
Krepp-Papier	0,34
Lactose (1 H_2O)	3,45
Lanolin	0,69
Lavendelöl	3,79
Leitungswasser	0,69
Limonenaroma, künstlich	0,34
Macrogol 300	1,38
Macrogol 600	0,69
Macrogol 1000	2,41
Macrogol 1500	0,34
Macrogol 1540	0,34
Macrogol 3000	0,34
Macrogol 4000	2,07
Macrogol 6000	1,72
Macrogol-1000-fettsäuremonoester (C_{14}–C_{18}) -Fettalkohole (C_{12}–C_{18})-Gemisch ca. 21:79 (Crodawachs GP 200)	0,34
Macrogol-5-glycerylstearat (Arlatone 983)	0,34
Macrogolstearat	0,34
Macrogolstearat 400	0,34
Macrogolstearat 1000	0,69
Macrogolstearat 1500	0,69
Macrogolstearat 4700	0,69
Macrogolstearat 1000-Cetylstearylalkohol 2:8	1,72

Tabelle 7 (Fortsetzung)

	%
Magnesiummyristat	0,34
Magnesiumstearat	3,45
Magnesiumsulfat 7 H$_2$O	1,03
Maiskeimöl	1,03
Maisstärke	4,83
Menthol	1,03
Menthylacetat	0,34
Methacrylsäurebutylester-methylester 80:20, Copolymerisat, mittleres MG 200000	0,34
Methylcellulose USP XIX	0,34
Methylcellulose 4000 m Pa.s	0,34
Methylcellulose (Tylose MH 4000 p)	0,34
1,1′Methylen bis 3-(1-hydroxymethyl-2,5-dioxo-4-imidazolidinyl)Harnstoff (Germall 115)	0,34
Methylsalicylat	0,69
Mikrokristalline Cellulose	0,69
Milchsäure	3,79
Mischung aus Guarmehl (E 412), Johannisbrotmehl (E 410), Xanthan (E 415) 6:3:1 (Polygel)	0,34
Mittelkettiges Triglyceride (Myritol 318, Neutralöl)	1,72
Mundwasseraroma T-5186-4 (Fa. Givaudan, Dübendorf)	0,34
Myristylalkohol	0,69
Natriumacetat	0,34
Natriumchlorid	1,03
Natriumdihydrogenphosphat (Monohydrat, 2 H$_2$O)	2,07
Natriumdioctylsulfosuccinat	1,03
Natriumdisulfit	1,38
Natriumdodecylsulfat (Texapon Z hochkonzentriert)	2,76
Natriumhydrogencarbonat	2,76
Natriumhydroxid-Lösung 10%	0,34
1 N-Natriumhydroxid-Lösung	2,07
Natriumlaurylsulfat	1,38
Natriummonohydrogenphosphat (wasserfrei, 12 H$_2$O)	1,03
Natrium(palmitat, stearat)	0,34
Natriumphosphat	0,34
Natriumsulfat	0,69
Natriumsulfit H$_2$O-frei	0,34
Naturduft, Haarmann & Reimer, Code Nr. 799977	0,69
Neutralöl (Miglyol 812)	0,69
2,2′,2″-Nitrilotriethanol	3,79
Nonoxinol (9)	1,72
α-(9-Octadecenyl-ω-hydroxy-poly(oxyethylen) 20 (Emulgator G 3920)	0,34
α-(9-Octadecenyl-ω-hydroxy-poly(oxyethylen) 5 (Emulgin 05)	0,34
Octadecylheptanoat – Octadecyloctanoat (7:3) (Stearylheptanoat)	0,69

	%
Öliger Auszug aus Arnikablüten (95:5)	0,34
Ölsäuredecylester (Fa. Henkel)	0,69
Ölsäurediethanolamid	0,34
Ölsäureoleylester	0,34
α-Olefin (C$_{14}$–C$_{16}$) Sulfonsäuren, Natriumsalz	0,34
Orangenaroma (Tetrarome Orange oder teilweise entterpenisiertes Orangenöl, Firmenich)	0,34
Ozokerit	0,69
Palmitinsäure	0,34
L(+)-6-O-Palmitoylascorbinsäure	3,10
Paprikaölharz	0,34
Paraffin, mikrokristallin	0,34
Parfüm Aquaver 19123 SA, Firmenich/Schweiz	0,34
Parfüm Bettina, Code-Nr. PH 799950, Haarmann & Reimer	0,34
Parfüm Bouquet Savon 22	0,34
Parfüm Corrigal Brandy, künstlich, Code-Nr. 85275, Haarmann & Reimer	0,34
Parfüm Lavande 24705, Firmenich/Schweiz	0,34
Parfümöl 79, 1847	0,34
Parfümöl Citrus Rose PH, Code-Nr. 0/065803, Fa. Dragoco	1,03
Parfümöl Eau de Cologne KN-T/D805, Fa. Düllberg	0,34
Parfümöl Gardenia PH, Code-Nr. 0/060927, Fa. Dragoco	0,34
Parfümöl PA 52805, Fa. Givaudan, Genf	0,34
Parfümöl Rosmarin PH 799996, Haarmann & Reimer	0,34
Parfümöl Spezial PH 2/032791, Dragoco	4,14
Patentblau V (E 131)	1,03
Pentaerytit-dikokosfettsäureester	0,69
Pfefferminzöl	0,69
Phenethylalkohol	0,34
2-Phenoxyethanol	0,69
Phosphorsäure 10%	0,34
Phosphorsäure, konz.	0,69
Polidodecanol	0,34
Poloxamer 182 (Polyoxyethylen-polyoxypropylen-Polymer)	1,03
Poloxamer 235, Typ Pluronic P85	0,34
Polyacrylsäure	2,07
Poly(acrylsäure, ethylacrylat) 8:92 (mittl. MG 6000) (Carboset 515 Resin)	0,34
Poly(acrylsäure, ethylacrylat, methylacrylat) 10:58:32 (mittl. MG 18000) (Carboset 525 Resin)	0,34
Poly (ε-caprolactam) [Poly(amid-6)-Netz]	0,34
Poly(o-carboxymethyl)cellulose, Natriumsalz	2,07
Polydimethylsiloxan	1,03
Polyethylen	1,72
Poly(ethylenglycol)-1500-distearat	0,34
Poly(ethylenglycol)-6000-distearat	0,34

Tabelle 7 (Fortsetzung)

	%
Poly(ethylenglycol)-1500-(mono, di)-stearat (Tefose 63)	0,34
Polyethylenglycol-Salbe	0,34
Polyethylenglycol-Sorbitanoleat	0,34
Polyethylenglycol-Sorbitanstearat	0,34
Polyglycerinfettsäureester	0,69
Poly(o-2-hydroxypropyl-o-Methyl)-cellulose	1,03
Poly(oxyethylen)-6-fettalkohol (C_{16}–C_{18})-ether (Cremophor A6)	1,38
Poly(oxy)ethylenglycerintrioleat	0,34
Poly(oxyethylen)-8-glycerol-fettsäureester (C_8–C_{10}) (Softigen 767)	0,69
Poly(oxyethylen)-20-glycerolmonostearat	0,34
Poly(oxyethylen)-6-glycerol-trioleat	0,34
Poly(oxyethylen)-25-hydriertes Rizinusöl (Arlatone G)	1,03
Poly(oxyethylen)-40-hydriertes Rizinusöl (Cremophor RH 40)	0,69
Poly(oxyethylen)-40-Rizinusöl (Cremophor EL)	0,34
Polyoxyethylen-(23)-lauryläther	1,03
Polyoxyl-40-stearat	0,34
Polypropylen mittl. MG 60 000	0,69
Polysorbat 20	1,03
Polysorbat 80	4,48
Poly(1-vinyl-2-pyrrolidon) (K-90) mittl. MG 70 000	0,34
Poly(1-vinyl-2-pyrrolidon) unlöslich	0,34
Poly(1-vinyl-2-pyrrolidon) (Povidone) mittl. MG 40 000	0,34
Ponceau 4 R (E 124)	0,34
Propylgallat	0,34
Pyrithion-Zink	0,34
Pyroxilin	0,34
Reisstärke	1,03
Reisstärke, veräthert mit 1,3,4,6-Tetrakis-(hydroxymethyl)imidazolidino [4,5-d]imidazolidin-2,5-dion	1,03
(Reisstärke nicht quellbar)	1,03
Rizinusöl	0,34
Rizinusöl, hydriert, polyethoxyliert	0,34
Rizinusöl, raffiniert	0,34
Saccharin	0,34
Saccharin-Natrium (2 H_2O)	0,69
Salzsäure 10%	0,34
Schwefel, feinverteilt	0,69
Sibirisches Edeltannennadelöl	3,79
Siliciumdioxid, hochdisperses	2,76
Siliciumdioxid, kolloidales	1,03
Simethicon USP XX (Dimeticon 90,5–99%, Siliciumdioxid 4–7%)	0,34

	%
Sojaöl	0,34
Sonnenblumenöl	0,34
Sorbinsäure	1,72
Sorbit	1,72
Sorbitlösung 70% BP 80 (Karion FP flüssig)	1,03
Sorbitlösung USP XX	0,34
Sorbitanlaurat (Arlacel 20)	2,07
Sorbitanpalmitat	1,03
Sorbitansesquioleat	2,07
Sorbitantrioleat (Span 85)	0,34
Sorbitol 70%	0,34
Spiköl	0,34
Stearinsäure	4,14
Stearylalkohol	4,14
Stearylisononanoat	0,69
Talcum	2,76
Tartrazin (E 102)	0,34
Terpineol	0,34
1-Tetradecanol	1,03
Titan (IV)-oxid (E 171)	3,45
DL-α-Tocopherol	0,34
DL-α-Tocopherolacetat	0,69
Trichlorfluormethan	0,69
Triclosan	0,34
Triglyceridgemisch gesättigter Fettsäuren (C_{12}–C_{18})	0,34
Tris[Alkyl(C_{16}–C_{18})poly(oxyethylen)-4] phosphat (Hostaphat KW fest)	0,34
Tris[Dodecylpoly(oxyethylen)-4]phosphat (Hostaphat KW 340 N)	0,69
Trometamol	0,34
(Verband)watte aus Zellwolle	0,60
Vliesmaterial aus reiner, mechanisch verfilzter Baumwolle, Größe 28 × 70 mm, einmal gefaltet	0,34
Vliesstoff, 50% Baumwolle, 50% Zellwolle, ohne Bindemittel	0,69
Watte aus Baumwolle	0,34
Weißer Ton	1,38
Weizenkeimöl	0,34
Wollwachs	1,03
Wollwachsalkohol ($\hat{=}$ Cowax 10, Fa. Hefti, Zürich)	0,69
Wollwachsalkohole	1,03
Zimtöl, künstlich	0,34
Zinkcaproat	0,69
Zinklaurat	0,69
Zinkmyristat	0,69
Zinkoxid	0,69

DAB 9-Definition halbfester Zubereitungen

Nach der amtlichen Vorschrift des DAB 9 sind Salben halbfeste Zubereitungen, die zur Anwendung auf der Haut oder einigen Schleimhäuten bestimmt sind. Sie sollen eine lokale Wirkung ausüben, Wirkstoffe perkutan zur Resorption bringen oder eine erweichende oder schützende Wirkung auf die Haut ausüben und haben ein homogenes Aussehen.

Salben bestehen aus einer einfachen oder zusammengesetzten Grundlage, in der üblicherweise ein oder mehrere Wirkstoffe gelöst oder dispergiert sind. Je nach Zusammensetzung kann die Grundlage die Wirkung der Zubereitung und die Wirkstofffreigabe beeinflussen.

Die Grundlagen können aus natürlichen oder synthetischen Substanzen bestehen. Sie können Ein- oder Mehrphasensysteme sein. Je nach Art der Grundlage kann die Zubereitung hydrophile oder hydrophobe (lipophile) Eigenschaften aufweisen. Die Zubereitungen können geeignete Zusätze wie Konservierungsmittel, Antioxidantien, Stabilisatoren, Emulgatoren und Verdickungsmittel enthalten.

Zubereitungen, die zur Anwendung auf großen offenen Wunden oder auf schwer verletzter Haut bestimmt sind, sollten steril sein. Falls gefordert wird, daß die Zubereitung steril sein soll, muß sie der „Prüfung auf Sterilität" entsprechen. Wenn die Teilchengröße der in die Salbe eingearbeiteten Substanzen einen Einfluß auf die therapeutische Wirksamkeit ausübt, muß die durchzuführende Prüfungsmethode angegeben werden.

Salben: Salben im engeren Sinne bestehen aus einer einheitlichen Grundlage, in welcher feste oder flüssige Substanzen gelöst und dispergiert sein können.

Hydrophobe Salben: Hydrophobe (lipophile) Salben können nur kleine Mengen Wasser aufnehmen.
Typische Salbengrundlagen sind Vaselin, Paraffin, flüssiges Paraffin, pflanzliche Öle oder tierische Fette, synthetische Glyceride, Wachse und flüssige Polyalkylsiloxane.

Wasseraufnehmende Salben: Diese Salben können größere Mengen Wasser unter Emulsionsbildung aufnehmen. Ihre Grundlagen sind diejenigen der hydrophoben Salben, in welche Wasser-in-Öl-Emulgatoren, wie Wollwachs, Wollwachsalkohole, Sorbitanester, Monoglyceride oder Fettalkohole eingearbeitet werden.

Hydrophile Salben: Hydrophile Salben sind Zubereitungen, deren Grundlagen mit Wasser mischbar sind. Diese Salbengrundlagen bestehen üblicherweise aus einem Gemisch von flüssigen und festen Macrogolen (Polyethylenglycolen). Sie können Wasser in geeigneten Mengen enthalten.

Cremes: Cremes sind mehrphasige Zubereitungen, aus einer lipophilen und einer wäßrigen Phase bestehend.

Hydrophobe Cremes: Bei hydrophoben Cremes ist die äußere Phase lipophil. Sie enthalten Emulgatoren vom Wasser-in-Öl-Typ, wie z. B. Wollfett, Sorbitanester und Monoglyceride.

Hydrophile Cremes: In hydrophilen Cremes ist die äußere Phase die wäßrige Phase. Die Zubereitungen enthalten Öl-in-Wasser Emulgatoren, wie Natrium- oder Triethanolaminseifen, sulfatierte Fettalkohole, Polysorbate, wenn nötig in Mischung mit Wasser-in-Öl-Emulgatoren.

Gele: Gele bestehen aus gelierten Flüssigkeiten, die mit Hilfe geeigneter Quellmittel hergestellt werden.

Hydrophobe Gele: Hydrophobe Gele (Oleogele) sind Zubereitungen, deren Grundlage üblicherweise aus flüssigem Paraffin mit Zusatz von Polyethylen oder aus fetten Ölen, die durch Zusatz von kolloidalem Siliziumdioxid oder Aluminium- sowie Zinkseifen geliert werden.

Hydrophile Gele: Hydrophile Gele (Hydrogele) sind Zubereitungen, deren Grundlagen üblicherweise aus Wasser, Glycerol oder Propylenglykol bestehen, die mit geeigneten Quellstoffen, wie Traganth, Stärke, Cellulosederivaten, Carboxyvinylpolymeren oder Magnesium-Aluminium-Silikaten geliert werden.

Pasten: Pasten enthalten große Anteile von in der Salbengrundlage fein dispergierten Pulvern.

DAB 9-Vorschrift für Reinheit, Lagerung, Beschriftung und rezepturmäßige Herstellung von Externa

Wenn die Zubereitung als „steril" bezeichnet wird, muß sie der „Prüfung auf Sterilität" entsprechen.
Behältnisse für Wasser oder andere flüchtige Stoffe enthaltende Zubereitungen müssen dicht verschlossen sein. Die Behältnisse sind vorzugsweise flexible Metalltuben, aus welchen die Zubereitung leicht herausgedrückt werden kann. Andere Behältnisse können ebenfalls benutzt werden. Behältnisse für Zubereitungen zur Anwendung in der Nase, den Ohren, der Vagina oder dem Rectum sollten so beschaffen sein, daß sie die Abgabe der Zubereitung an den Applikationsorten ermöglichen, oder mit einem geeigneten Applikator versehen sein.
Die Beschriftung auf dem Behältnis enthält folgende Angaben:
- Name und Konzentration aller zugesetzten Konservierungsmittel
- die Bezeichnung „steril", falls erforderlich.

Hinweise des DAB 9 für die rezepturmäßige Herstellung von Salben: Falls nichts anderes angegeben ist, so ist als Salbengrundlage Wollwachsalkoholsalbe zu verwenden.
Ergeben sich bei der Anfertigung wasserhaltiger Salben mit Wollwachsalkoholsalbe Schwierigkeiten, kann eine andere zweckentsprechende Salbengrundlage des Arzneibuches verwendet werden.
Das Verdünnen von Fertigarzneimittel-Salben mit Salbengrundlagen muß, sofern nichts anderes angegeben ist, mit einer geeigneten Salbengrundlage vom gleichen Typ erfolgen.
In der Salbengrundlage praktisch unlösliche oder schwer lösliche, feste Substanzen werden, falls nichts anderes vorgeschrieben ist, möglichst fein gepulvert mit wenig Salbengrundlage oder einem flüssigen Bestandteil der Salbengrundlage möglichst ohne Erwärmen angerieben.
Für die Herstellung von Salben erforderliches Wasser soll, wenn nicht die einwandfreie mikrobiologische Qualität gewährleistet ist, vor Gebrauch frisch aufgekocht und auf eine geeignete Temperatur abgekühlt verwendet werden.
Salben, die sich von den im Arzneibuch angegebenen nur durch Konzentration an Arzneistoffen unterscheiden, sind, falls nichts anderes vorgeschrieben ist, mit den gleichen Salbengrundlagen oder in gleicher Weise wie die im Arzneibuch angegebenen Salben herzustellen.

Beschaffenheit: Salben dürfen nicht ranzig riechen.

Zusammensetzung der Salben, Cremes und Gele des DAB 9

Weißes Vaselin

Gemisch gereinigter, gebleichter, gesättigter Kohlenwasserstoffe. Wird Vaselin ohne sichere Hinweise verordnet, ist „weißes Vaselin" zu verwenden. Gelbes Vaselin ist weniger raffiniert als weißes, die Lichtabsorption ist gegenüber weißem Vaselin etwa eine Zehnerpotenz stärker. Diese Lichtabsorption ist für polycyclische Aromaten charakteristisch.

Schweineschmalz (Adeps suillus)

Vom Wasser befreites, zwischen 75 und 100 °C ausgeschmolzenes Fett frischer, ungesalzener Gewebe (Netz, Nierenumhüllung). Physiologische, fettende Salbengrundlage, ranzig riechendes oder schmeckendes Schweineschmalz wirkt hautreizend.

Wasserhaltiges Wollwachs

Bestandteile: Wollwachs (aus Schafwolle gewonnene, gereinigte, salbenartige Masse) 75 Teile, Wasser 25 Teile.
Die Salbe vermag insgesamt 200% Wasser aufzunehmen.

**Wollwachsalkoholsalbe
(Lanae alcoholum unguentum)**

Wollwachsalkohole 6 Teile, Cetylstearylalkohol 0,5 Teile, weißes *Vaselin* 93,5 Teile.
Der *Cetylstearylalkohol* vermag die Beständigkeit einer durch Wasseraufnahme gebildeten W/O-Emulsion zu erhöhen.

Wasserhaltige Wollwachsalkoholsalbe

Wollwachsalkoholsalbe 1 Teil, Wasser 1 Teil. Ähnliches Handelspräparat: Eucerin-Creme. Brechung der Emulsion z. B. durch Phenole, Teere, Schieferölsulfonate u. ä.

Nichtionische hydrophile Creme

Polysorbat 60 5 Teile, Cetylstearylalkohol 10 Teile, Glycerol 85% 10 Teile, weißes Vaselin 25 Teile, Wasser 50 Teile. Diese Creme ist häufig mit 0,1% Sorbinsäure konserviert.

Kühlsalbe (Ungt. leniens)

Gelbes Wachs 7,0 Teile, Cetylpalmitat 8,0 Teile, Erdnußöl 60,0 Teile, Wasser 25,0 Teile.

Hydrophile Salbe (Ungt. emulsificans)

Emulgierender Cetylstearylalkohol 30 Teile, dickflüssiges Paraffin 35 Teile, weißes Vaselin 35 Teile.

**Wasserhaltige hydrophile Salbe
(Ungt. emulsificans aquos., Ungt. Lanette)**

Hydrophile Salbe 30 Teile, Wasser 70 Teile.

Hydroxyethylcellulosegel

Hydroxyethylcellulose 30 000 2,5 Teile, Glycerol 85% 10,0 Teile, Wasser 87,5 Teile.

Wasserhaltiges Polyacrylatgel

Polyacrylsäure 0,5 Teile, Natriumhydroxid-Lösung 5% 3,0 Teile, Wasser 96,5 Teile.

Isopropylalkoholhaltiges Polyacrylatgel

Polyacrylsäure 0,5 Teile, Natriumhydroxid-Lösung 5% 1 Teil, Isopropylalkohol 25 Teile, Wasser 73,5 Teile.

Salbengrundlagen des DAB 8, die nicht im DAB 9 aufgeführt sind

Lanolin (DAB 8)

Bestandteile: Wollwachs (aus Schafwolle gewonnene gereinigte, salbenartige Masse) 65 Teile, Wasser 20 Teile, dickflüssiges Paraffin 15 Teile.
Die Salbe vermag insgesamt 200% Wasser aufzunehmen. (s. auch Nichtionische W/O Emulgatoren S. 11).

Polyethylenglykolsalbe (DAB 8)

Gemisch aus *Polyäthylenglykol* 300 und Polyethylenglykol 1 500, jeweils 1 : 1. Polyethylenglykolsalbe enthält im Gegensatz zu den lipophilen Salben keine Antioxydantien oder Konservierungsstoffe, da die Substanz selbst gewisse antimikrobielle Eigenschaften hat. (siehe auch Polyethylenglykole (PEG), Seite 17).

Rezeptierbare Vehikel für Externa

Salben

Die hier aufgeführten Grundlagen entstammen teilweise modernen Arzneibüchern und sind wasserfrei und lipophil, können jedoch Wasser bzw. seröse Flüssigkeit oder Schweiß aufnehmen, wenn sie einen Emulgator (E) enthalten. In diese Grundlagen können dann die Wirkstoffe rezeptiert werden. Die Salben-Grundlagen des Deutschen Arzneibuches (Hydrophile Salbe, Wollwachsalkoholsalbe) werden dagegen quasi als Fertigprodukt verordnet, sie werden in der Regel nicht mehr in der Apotheke angefertigt, sondern nur vorrätig gehalten und enthalten häufig Konservierungsmittel oder/und Antioxydantien. Jede Veränderung der Arzneibuchzusammensetzung bedingt jedoch eine Einzelrezeptur nach Angaben des Arztes, d. h. auch ohne irgendwelche Zusätze.

Galenik

Anwendungsbeispiele von Rezepturen von wasserfreien Salbengrundlagen ausländischer Arzneibücher (E = Emulgator)

Rp. Cetylstearylalkohol (E)	27,0
Natriumlaurylsulfat (E)	3,0
Dünnflüssiges Paraffin	20,0
Weißes Vaselin	50,0
Rp. Weißes Vaselin	95,0
Weißes Wachs	5,0
Rp. Cetylstearylalkohol (E)	5,0
Wollwachs (E)	5,0
Hartparaffin	5,0
Weißes Vaselin	85,0
Rp. Wollwachsalkohole (E)	6,0
Dünnfl. Paraffin	60,0
Hartparaffin	24,0
Weißes Vaselin	10,0
Rp. Gelbes Vaselin	95,0
Gelbes Wachs	5,0
Rp. Cetylstearylalkohol (E)	5,0
Hartparaffin	3,0
Weißes Vaselin	90,0
Weißes Wachs	2,0
Rp. Cholesterol (E) (Cholesterin)	3,0
Stearylalkohol (E)	3,0
Gelbes Vaselin	86,0
Weißes Wachs	8,0

Anwendungsbeispiele von fettenden Salbenrezepturen zur Aufnahme von Wirkstoffen wie Corticosteroiden, Salicylsäure, Harnstoff (E = Emulgator)

Rp. Polyoxyethylenglycerol- monostearat (F)	2,0
Glycerol	13,0
Gebleichtes Wachs	5,0
Weißes Vaselin	ad 100,0
S. Wollwachsalkohol- und wasserfreie Salbe	
Rp. Dünnflüssiges Paraffin	10,0
Glycerol	15,0
Wollwachs (E)	20,0
Weißes Vaselin	ad 100,0
Rp. Wollwachs (E)	10,0
Gebl. Wachs	3,0
Propylenglykol	6,0
Weißes Vaselin	ad 100,0
Rp. Dickflüssiges Paraffin	8,0
Olivenöl	5,0
Cetylpalmitat	5,0
Gebl. Wachs	1,0
Weißes Vaselin	ad 100,0
S. Emulgator- und wasserfreie Fettsalbe	
Rp. Hartparaffin	2,0
Cetylpalmitat	2,0
Dickflüssiges Paraffin	25,0
Emulg. Cetylstearylalkohol (E)	7,0
Ger. Wasser	30,0
Weißes Vaselin	ad 100,0
Rp. Propylenglykol	5,0
Hartparaffin	3,0
Wollwachs (E)	5,0
Weißes Vaselin	ad 100,0
Rp. Stearylalkohol	10,0
Weißes Vaselin	ad 100,0

**Anwendungsbeispiele
von Fettsalbenrezepturen
zur Aufnahme von Wirkstoffen
wie Corticosteroide,
Antibiotika, Salicylsäure**

Rp.	Propylenglykol	6,0
	Wollwachs	9,0
	Gebl. Wachs	4,0
	Weißes Vaselin	ad 100,0
Rp.	Cetylstearylalkohol (E)	3,0
	Polysorbat 80 (E)	2,0
	Propylenglykol	10,0
	Weißes Vaselin	ad 100,0
Rp.	Glycerolmonostearat (E)	10,0
	Stearylalkohol	10,0
	Weißes Vaselin	ad 100,0
Rp.	Dickflüssiges Paraffin	35,0
	Hydriertes Erdnußöl	5,0
	Gebl. Wachs	15,0
	Weißes Vaselin	ad 100,0
Rp.	Glycerolmonostearat (E)	2,0
	Glycerol (85%)	2,0
	Weißes Vaselin	ad 100,0

**Anwendungsbeispiele
von Cremestandardrezepturen
moderner ausländischer Arzneibücher
mit Konservierungsmittel (K),
die für kurzfristige Anwendungen
entfallen können**

Rp.	Cetylstearylalkohol	8,1
	Chlorkresol	0,1(K)
	Natriumlaurylsulfat	0,9
	Dünnflüssiges Paraffin	6,0
	Weißes Vaselin	15,0
	Ger. Wasser	ad 100,0
Rp.	Dünnflüssiges Paraffin	30,0
	Hartparaffin	12,0
	Weißes Vaselin	5,0
	Wollwachsalkohole	3,0
	Ger. Wasser	ad 100,0
Rp.	p-Hydroxybenzoesäuremethylester	0,02(K)
	p-Hydroxybenzoesäurepropylester	0,01(K)
	Natriumlaurylsulfat	1,0
	Propylenglykol	12,0
	Stearylalkohol	25,0
	Weißes Vaselin	25,0
	Ger. Wasser	ad 100,0
Rp.	Cetylstearylalkohol	8,1
	Citronensäure	0,5
	Chlorkresol	0,1(K)
	Natriumphosphat	2,5
	Natriumlaurylsulfat	0,9
	Dünnflüssiges Paraffin	6,0
	Weißes Vaselin	15,0
	Ger. Wasser	ad 100,0
Rp.	Wollwachs	70,0
	Ger. Wasser	ad 100,0

Cremes

Die Cremegrundlagen des Deutschen Arzneibuches sind ebenfalls quasi Fertigprodukte und können unter den Namen Lanolin (DAB 8), Kühlsalbe oder wasserhaltige Wollwachs-Alkohol-Salbe als W/O-Emulsion oder als O/W Emulsion unter der Bezeichnung wasserhaltige hydrophile Salbe oder nichtionische hydrophile Creme verordnet werden. Sie sind üblicherweise nicht frei von Konservierungsmitteln oder Antioxydantien, so daß nur der ausdrückliche Hinweis dies verbietet, wobei allerdings eine nur kurze Haltbarkeit (Ranz, Schimmel, Pilze) in Kauf genommen werden muß. Da der Wassergehalt der Cremegrundlagen festgelegt ist, ist es hier häufiger nötig, die starre Vorschrift des DAB über eine Einzel-Rezeptur zu durchbrechen, am einfachsten durch Verminderung des Wasseranteiles.

Anwendungsbeispiele von Rezepturen für Cremes besonders zur Aufnahme von Corticoiden oder Imidazol-Antimykotika und zur Anwendung an der Haut/Schleimhautgrenze, intertriginös oder bei akuten Zuständen

Rp. Gelbes Wachs 2,0
 Weißes Vaselin 5,0
 Dickflüssiges Paraffin 13,0
 Span 60 4,0
 Polysorbat (Tween)-60 4,0
 Cetylstearylalkohol 5,0
 Ger. Wasser ad 100,0
 S. Rel. feste, angenehme
  Konsistenz, mäßig
  abwaschbar

Rp. Propylenglykol 20,0
 Weißes Vaselin 20,0
 Dünnflüssiges Paraffin 8,0
 Lanette N (emulg. Cetyl-
  stearylalkohol) 12,0
 Ger. Wasser ad 100,0

Rp. Glycerolmonostearat 4,0
 Cetylalkohol 6,0
 Polyoxyäthylenglycerol-
  monostearat 7,0
 Mittelkettige Triglyceride 7,5
 Propylenglykol 10,0
 Weißes Vaselin 25,5
 Ger. Wasser ad 100,0
 S. Basiscreme DAC, ab-
  waschbar und fettlöslich

Rp. Emulg. Cetylstearylalkohol 7,5
 Weißes Vaselin 12,5
 Dickflüssiges Paraffin 5,0
 Cetylalkohol 1,0
 Propylenglykol 40,0
 Ger. Wasser ad 100,0

Rp. Cetylstearylalkohol 9,0
 Stearylalkohol 8,0
 Polysorbat 60 6,0
 Propylenglykol 10,0
 Weißes Vaselin 16,0
 Ger. Wasser 100,0

Rp. Span 80 1,0
 Span 60 5,0
 Tween 60 (Polysorbat 60) 9,0
 Propylenglykol 15,0
 Palmitinsäure 9,0
 Ger. Wasser ad 100,0
 S. Lotion bei Allergie gegen
  sämtliche Wollwachsalkohole

Rp. Polyethylenglykol-
  400-stearat 17,0
 Cetylalkohol 4,0
 Weißes Vaselin 14,0
 Ger. Wasser ad 100,0

Rp. Span 60 (Sorbitanmono-
  stearat) 2,0
 Polysorbat 60 1,5
 Cetylpalmitat (künstl. Walrat) 3,0
 Cetylstearylalkohol 10,0
 Isopropylmyristat 12,0
 Ger. Wasser ad 100,0
 S. Enthält keine Kohlen-
  wasserstoffe (Vaselin, Paraffin),
  rel. flüssige Creme

Rp. Propylenglykol 15,0
 Dickflüssiges Paraffin 6,0
 Cetylstearylalkohol 8,0
 Polysorbat 80 2,0
 Span 60 (Sorbitanmonostearat) 2,0
 Ger. Wasser ad 100,0

Rp. Propylenglykol 25,0
 Isopropylmyristat 6,0
 Sorbitanmonostearat 1,0
 Polysorbat 80 2,0
 Cetylstearylalkohol 6,0
 Stearylalkohol 2,0
 Glycerolmonostearat 1,0
 Ger. Wasser ad 100,0
 S. Zieht gut ein, mittel-
  weich, gut abwaschbar

Anwendungsbeispiel einer Creme-Fertigrezeptur auf Basis der wasserfreien Grundlagen des Deutschen Arzneimittel Codex (DAC)

Rp. Nichtionische wasserhaltige
  hydrophile Salbe (DAC) 100,0
 S. Diese Creme zeigt keine
  galenische Unverträg-
  lichkeit mit kationischen
  Wirkstoffen

Die Creme besteht aus:
Glycerol (85%) 10,0
Cetylstearylalkohol 10,0
Polyethylenglycerol-
 monostearat 5,0
Dünnflüssiges Paraffin 7,5
Weißes Vaselin 17,5
Ger. Wasser ad 100,0

Gele

Sie sind geeignet als sog. Ultraschall-Gele und zur Aufnahme insbesondere von Benzoylperoxid, Antibiotika, Antiseptika, Vitamin A-Säure und Ethanol. Durch verschiedene Hilfsstoffe zur Verdickung (Tabelle 8) können Hydrogele (auch mit Alkoholen) rezeptiert werden. Besonders mit Polyacrylsäure (Carbopol, s. auch S. 16) können Lösungen zu halbfesten „Gelen" umgewandelt werden.

Anwendungsbeispiele von Gelrezepturen zur Aufnahme wasser- bzw. alkohollöslicher Wirkstoffe

Rp. Hydroxyethylcellulosegel (DAB 9)	100,0
Rp. Isopropylalkoholhaltiges Polyacrylatgel (DAB 9)	100,0
Rp. Mikrokristalline Cellulose	4,0
Polyethylenglykol 400	5,0
Cetylalkohol	10,0
Ger. Wasser	ad 100,0
S. Cremeartiges Gel	

Rp. Wasserhaltiges Polyacrylatgel (DAB 9)	100,0
Rp. Propylenglykol	70,0
Carbopol 934	1,5
Natriumhydroxid (NaOH)	0,04
Zinkoxid	0,5
Ger. Wasser	ad 100,0
S. Verdickte Propylenglykol-Lösung	
Rp. Polyacrylsäure (DAB 9)	0,5
Natriumhydroxid-Lös. 5%	3,0
Propylenglykol	10,0
Ger. Wasser	ad 100,0
Rp. Polyacrylsäure	0,5
Natr. hydroxid (NaOH) Lös. 5%	1,0
Ethanol 96%	25,0
Ger. Wasser	ad 100,0
Rp. Carbopol 934 P	0,7
Triethanolamin	0,2
Polysorbat 80	5,0
Glycerol	3,0
Ethanol 90%	7,0
Ger. Wasser	ad 100,0
S. Cremeartiges alkoholhaltiges Gel	

Tabelle 8. Hilfsstoffe zur Verdickung (Stabilisierung) und zur Hydrogelbildung

Verdickungsmittel	Eigenschaften und Vorteile	Nachteile (Inkombatibilitäten I)	Anwendungskonzentrationen
Polyacrylsäure (DAB 9) (Carbopol 940)	Verdicker (0,1%) Hydrogelbildner (0,5–1%) auch mit Alkohol	Kationen Elektrolyte	0,1–1,5%
Bentonit (Quellton, Veegum)	Austrocknendes Hydrogel (gut verträglich)	Wirkt als Kationenaustauscher	8–15%
Hydroxyethylcellulose (DAB 9) (Tylose H)	Dispergierhilfsstoff Haarformgebend, streichförmige Gele (2,5–12%)	Ichthyol, Gerbstoffe, Phenole (I) Oberflächenaktiv	10–15%
Methylcellulose	Gele (5%) Dispergiermittel	Phenole (I) Gerbsäure (I) Elektrolyte (I)	Um 5%
Natriumalginat	Hydrogele (2–4%) hautverträglich versteift mit Ca^{++} Ionen (0,2%)	Säuren, Salicylsäure, Teer, Ichthyol (I)	2–4%
Polyvinylalkohol	Stabilisator Lösungsvermittler (hochmolek.: ~30 000 mg)	Polyacrylsäure (I) Säuren (I) Gerbstoffe (I)	12–15%
Polyvinylpyrrolidon (PVP)	Stabilisator, Lös.vermittler (Hochmolekular bis 500 000 MG in Hautschutzsalben)	Säuren, Phenole, Gerbstoffe	10–15%
Tragant (DAB 9)	Naturprodukt, z. T. wasserlöslich (10 000 MG), Stabilisator (1–2%) Hydrogele (5–10%)		1–2%

Pasten

Wenn man davon ausgeht, daß Arzneistoffe in Salben und Cremes bzw. in Vehikeln zur äußeren Anwendung gelöst („Lösungssalben") oder suspendiert bzw. gelöst (Tabelle 9) und suspendiert („Suspensionssalben") vorliegen können, dann kann man Pasten als Suspensionssalben mit hohem Feststoffgehalt ansehen. Dieser Feststoffanteil kann über 50% betragen, er ist meist in eine wasserfreie lipophile Grundlage eingearbeitet. Es sind aber auch W/O oder O/W Emulsionen verwendbar, insbesonders wenn die Paste auf nässende oder feuchte Haut aufgetragen wird, oder leicht mit Wasser entfernbar sein soll.

Wasserfreie lipophile Grundlagen, insbesonders auf Basis der Kohlenwasserstoffe (Vaselin, Paraffin) oder Wachse (Cetylpalmitat, Bienenwachs, Wollfett) werden durch Zusatz von Puderbestandteilen (meist Talcum, Zinkoxid, Titandioxid oder Stärke) sehr viel hautverträglicher. Es können Sekrete aufgenommen werden, die Perspiratio insensibilis wird nicht mehr behindert (Dochteffekt der Pigmente); statt Wärmestau (bei Vaselin durch Okklusion) kommt es zur Kühlung durch vermehrte Abdunstung und Oberflächenvergrößerung. Diese positiven Effekte haben Pasten mit einem Feststoffanteil von 5–40%, wobei die geringer konzentrierten Pasten mehr noch die Eigenschaften der verwendeten Salbengrundlage haben. „Harte Pasten" neigen zur Krustenbildung und dadurch auch zu mäßigem Wärmestau, diese sollten nicht täglich neu appliziert werden und häufiger als allgemein üblich mit Öl oder flüssigem Paraffin entfernt werden.

Tabelle 9. Einteilung grobdisperser Systeme

Dispergierte Teilchen	Dispersionsmittel	Zustand	Bezeichnung	Beispiele
Fest in fest		Fest	„Feste Suspensionen"	Pulver in Kakaobutter (Suspensionssuppositorien)
Flüssig fest		Fest	„Feste Emulsionen"	Flüssigkeiten in Kakaobutter, z. B. Glyzerin (Emulsionssuppositorien)
Fest in flüssig a) Teilchen getrennt, mäßige Konzentration		Flüssig	Suspensionen	Schüttelmixturen, Lotiones
b) Teilchen getrennt, hohe Konzentration		Weich	Suspensionen	Pasten
c) Teilchen netzgitter-, wabenartig zusammenhängend strukturiert		Weich	α) plastische Masse: Salbengrundlagen, β) Gele, elastische Gallerten	α) Vaselin, Schweineschmalz, Polyethylenglykolsalbe, Glyzerin-, Bentonitsalben (Hydrogele) β) Gelatina Zinci, Lebertranemulsion, flüchtiges Liniment
Flüssig in flüssig		Flüssig	Emulsion	Schaumbäder
Gas in flüssig		Schaum	Schäume	
Fest in Gas		Gasförmig	Rauch, Staub-Aerosole	Inhalationen fester Teilchen, Fumigatio antiasthmatica
Flüssig in Gas		Gasförmig	Nebel, Staub-Aerosole	Inhalationen versprühter ätherischer Öle

Anwendungsbeispiele von Pastenrezepturen

Rp. Zinkoxid 20,0
Polyethylenglykol 1500 10,0
Dickflüssiges Paraffin ad 100,0
S. Etwas hygroskopische Zinkpaste

Rp. Titan(IV)oxid 10,0
Hochdisperses Siliciumdioxid 4,0
Isopropylmyristat 5,0
Glycerolmonostearat 4,5
Stearylalkohol 1,5
Weißes Vaselin 45,0
Dünnflüssiges Paraffin 30,0
S. Feuchtigkeitsaufnehmende Paste

Rp. Titan(IV)oxid 20,0
Dickflüssiges Paraffin 7,0
Glycerolmonostearat 4,0
Cetylstearylalkohol 6,0
Polysorbat 80 1,5
Stearylalkohol 7,0
Ger. Wasser ad 100,0
S. Cremeartige, wasserhaltige „Paste"

Rp. Reisstärke, modifiziert 30,0
Isopropylpalmitat 10,0
Polysorbat 80 5,0
Gelbes Wachs 8,0
Weißes Vaselin 30,0
Mittelkettige Triglyceride 2,0
Ger. Wasser ad 100,0
S. Cremeartige, abwasch-

Rp. Zinkoxid 10,0
Cetiol 10,0
Emulg. Cetylstearylalkohol 15,0
Erdnußöl 5,0
Glycerol 5,0
Weißes Vaselin 12,0
Ger. Wasser ad 100,0
S. Cremeartige, wasserhaltige „Paste"

Rp. Modifizierte Reisstärke 15,0
Titan(IV)oxid 15,0
Sorbitanmonostearat 5,0
Polysorbat (Tween) 80 5,0
Weißes Vaselin 30,0
Dickflüssig. Paraffin ad 100,0
S. Emulgatorhaltige, wasseraufnehmende Paste

Rp. Pasta Zinci DRF:
Talcum 10,0
Zinkoxid 10,0
Dickflüssiges Paraffin 40,0
Vas. alb. ad 100,0
S. relativ weiche Zinkpaste

Rp. Zinkoxid
Talc. aa. 20,0
Paraff. liquid. 10,0
Vasel. alb. ad 100,0
S. Feste Zinkpaste zum Abdecken nässender Bezirke

Rp. Zinkoxid 2,0
Zinkacetat 2,0
Cetylalkohol 10,0
Vaseline flav. ad 100,0
S. Fettsalbe für trockene Zustände, leicht adstringierend

Rp. Maisstärke 30,0
Isopropylmyristat 30,0
Glycerolmonostearat 5,0
Stearinsäure 4,0
Vasel. alb. ad 100,0
S. Emulgatorhaltige Paste für intertrigenöse Räume und als Fettsalbe

Rp. Zinkoxid 25,0
Weizenstärke 25,0
Weißes Vaselin 50,0
S. Feste Zinkpaste zum Abdecken

Rp. Weiche Zinkpaste (DAB 9) 100,0
bzw.

Rp. Zinkoxid 30,0
Mittelkettige Triglyceride 20,0
Wollwachsalkoholsalbe 50,0

Anwendungsgebiete

1. Bei geröteter entzündeter Haut, die jedoch noch nicht geschädigt ist (Erythrodermie), gleichsam als gut haftender fettender Puder.
2. Intertriginöse Räume (wie Puder).
3. Als Hautschutz bei nässenden Ulcera, Wunden, Decubitus, Fisteln, Anus praeter u. ä.
4. Bei Indikation einer Fettsalbe zur besseren Verträglichkeit (trockene Haut, chronische oder lichenifizierte Dermatitiden) können weiche Pasten (5–15% Zinkoxid) verordnet werden.

Anwendung: Rezepturen für unterschiedlich feste Pasten dienen zur Aufnahme von Wirkstoffen (Antimykotika, Antibiotika, Antiseptika, Corticosteroide), auch wasserhaltige und cremeartige abwaschbare Pasten sind geeignet.

Tabelle 10a. Vor- und Nachteile öliger und ölartiger Lösungen

Ölige Lösung	Vorteile	Nachteile
Fettende Öle (Oliven-, Erdnuß- und Mandelöl)	„Natürlich", angenehm auf der Haut, gut einreibbar	Leicht klebend, werden ranzig (auch auf der Haut bei häufiger Anwendung oder bei UV-Lichtbestrahlung), gewisser Staueffekt (Wärme, Perspiratio)
Stark fettende Öle (Ricinusöl)	Dickflüssig, gut einreibbar, löst viele Arzneistoffe, relativ inert	Wird ranzig, deutlicher Abdeckeffekt
Künstliche Öle (mittelkettige Triglyceride)	Gut fettend, zusätzliche Spreitungsverbesserung, gutes Lösungsmittel	Kaum, mäßiger Abdeckeffekt
Ölartige Öle (Paraffinöl, Kohlenwasserstoffe)	Inert, gut mischbar	Hoher Abdeckeffekt (Wärmestau), mäßig einreibbar
Ölsäureoleylester (Cetiol)	Keine Ranzbildung, gut spreitend, gutes Lösungsmittel	Etwas dünnflüssig
Isopropylmyristat	Keine Ranzbildung, gut spreitend	Kaum

Lösungen

Als Lösungen werden heute sämtliche Flüssigkeiten bezeichnet, auch alkoholische und ölige. Wäßrig-alkoholische Lösungen entfetten und trocknen die Haut relativ stark aus, ebenso – allerdings erst längerfristig – rein ölige Lösungen (Fett löst Fett) (Tabelle 10a). Aus diesen Gründen ist es sinnvoll, Lösungen aus verschiedenen Hilfsstoffen – wie dies bei Fertigpräparaten auch geschieht (Tabelle 10b) – herzustellen, so daß neben den erwünschten Eigenschaften auch die Hautverträglichkeit besser wird. So kann man alkoholischen Lösungen fettende und/oder feuchtigkeitsbindende Flüssigkeiten zusetzen. Auch die Viskosität und die Spreitung kann durch Zusatz weiterer Hilfsstoffe verändert werden (Tabelle 10c). Auch gelingt eine Verdickung (Tabelle 8) oder Viscositäterhöhung bis hin zur halbfesten Gelbildung.

Anwendungsgebiete: Behaarte Stellen, intertriginöse Bereiche, kleine Plaques (dick-schuppend), Fissuren und der Anogenitalbereich kann mit darin gelösten oder suspendierten Wirkstoffen bei häufigem Auftragen intensiver therapiert werden als z. B. mit Cremes. Alkoholische Lösungen brennen ab etwa 10–20% Alkoholgehalt.

Tabelle 10b. In nach AMG zugelassenen Lösungen/Lösungen+Treibmittel ($n=77$) verwendete häufige Hilfsstoffe, die in über 5% sämtlicher Lösungen Verwendung finden (Angaben in %).

Gereinigtes Wasser	45,45
2-Propanol	38,96
Ethanol (verschiedene %-Angaben)	25,97
Propylenglykol	25,97
Macrogol 400	24,68
Glycerol 85%, 98%	10,39
Natriumhydroxid	10,39
Isopropylmyristat	7,79
2-Octyl-1-dodecanol (Eutanol G)	6,49
Benzylalkohol	5,19
Edetinsäure (Dinatriumsalz 2 H_2O)	5,19
Natriumcitrat	5,19

Anwendungsbeispiele von Rezepturen alkoholischer Lösungen

Rp.	Ethanol 96%	40,0–70,0
	Ger. Wasser	ad 100,0
Rp.	Isopropanol	30,0–70,0
	Ger. Wasser	ad 100,0
Rp.	Isopropanol	10,0–30,0
	N-Propanol	10,0–30,0
	Benzylalkohol	1,0–5,0
	Ger. Wasser	ad 100,0
	S. Desinfiz. alkohol. Lösung	
Rp.	1-Propanol	30,0
	2-Propanol	35,0
	Ger. Wasser	ad 100,00

Anwendungsbeispiele von Rezepturen alkoholischer Lösungen mit weiteren Hilfsstoffzusätzen

a) *Feuchtigkeitsbindung*

Rp.	Isopropanol	40,0–60,0
	Propylenglykol	5,0–20,0
	Ger. Wasser	ad 100,0
Rp.	Ethanol 96%	20,0–60,0
	Glycerol (85%)	10,0–30,0
	Ger. Wasser	ad 100,0
Rp.	Isopropanol	20,0–70,0
	Glycerol (85%)	10,0–30,0
	Ger. Wasser	ad 100,0
Rp.	Isopropanol	10,0–30,0
	Polyethylenglykol 200–400	5,0–20,0
	Propylenglykol	5,0–20,0
	Ger. Wasser	ad 100,0
Rp.	Polyethylenglykol-400	10,0
	Propylenglykol	60,0
	2-Propanol	ad 100,00
Rp.	Glycerol (85%)	10,0
	Natriumchlorid	0,85
	Ger. Wasser	ad 100,0
Rp.	Polyethylenglykol-200	77,0
	Tween 80	3,0
	Isopropanol	20,0

b) *Spreitung und/oder Fettung*

Rp.	Isopropanol	40,0
	Ricinusöl	10,0
	Ger. Wasser	ad 100,0

Rp.	1-Propanol	27,0
	2-Propanol	30,0
	Isopropylmyristat	2,0
	Ger. Wasser	ad 100,0
Rp.	Isopropylpalmitat	15,0
	Isopropylmyristat	10,0
	Isopropanol	ad 100,0
Rp.	Isopropanol	40,0
	Isopropylmyristat	30,0
	Cetiol	10,0
	Ger. Wasser	ad 100,0
Rp.	Mittelkettige Triglyceride	30,0
	Erdnußöl	20,0
	Ethanol 90%	ad 100,0

Anwendung: Lösungsrezepturen, die zur Aufnahme von Wirkstoffen wie Imidazol-Antimykotika, Antiseptika, Antibiotika, Corticosteroide dienen können:

Tabelle 10c. Hilfsstoffe mit spezifischen Eigenschaften zur Herstellung lokal applizierbarer Lösungen

Öle und ölartige Stoffe (Fettend)	Alkohole (Fettlösend, austrocknend)	Feuchtigkeits- bindende Stoffe (Hornschicht- feuchtend)	Spreitende Stoffe (Gute Oberflächen- ausbreitung)	Viskositäts- erhöhende Stoffe (Zähere Fließ- eigenschaften)
Olivenöl	Ethanol	Glycerol	Ölsäureoleylester (Cetiol)	Methylcellulose
Erdnußöl				Hydroxyethylcellulose
Ricinusöl	Isopropanol	Propylenglykol	Isopropylmyristat	Hydroxypropylmethyl-
			Isopropylpalmitat	cellulose
Mandelöl			Mittelkettige	
Ölsäureoleylester (Cetiol)	Propanol	Polyethylenglykol 200–600	Triglyceride	Polyacrylate (Carbomer, Dextranomer,
Flüssiges Paraffin	Benzylalkohol			Pluronic)
Isopropylmyristat				Polyacrylsäure
Isopropylpalmitat				(Carbopol)
Mittelkettige Triglyceride (Miglyol)				

Tabelle 11. Einteilung disperser Systeme

Dispergierte Teilchen	Größe der Teilchen	Anzahl der Atome	Eigenschaften	Beispiele
Kleine Moleküle	$\varnothing < 10^{-7}$ cm (1 mµ)	$1-10^3$	Elektronenoptisch unsichtbar, laufen durch Ultrafilter, diffundieren und dialysieren leicht, Moleküle bzw. Ionen haben gleichen Bau und gleiche Größe	Lösung von Natriumchlorid oder Zucker in Wasser
Kolloide, kolloiddisperse Teilchen	$\varnothing 10^{-7}-10^{-5}$ cm (1 mµ–100 mµ)	10^3-10^9	Elektronenoptisch sichtbar, im Ultramikroskop z. T. auflösbar, laufen durch Papierfilter, nicht durch Ultrafilter, diffundieren und dialysieren kaum	Kolloide Lösungen von Eiweiß, Metallhydroxiden, Pflanzenschleimen
Mikroskopisch wahrnehmbar, grob disperse Teilchen, grobe Dispersionen	$\varnothing > 10^{-5}-10^{-3}$ cm (100 mµ–10 µ)	$>10^9$	Lichtmikroskopisch sichtbar, laufen nicht durch Papierfilter, dialysieren und diffundieren nicht	Milch, Schüttelmixturen, trübe Bäche
Makroskopisch wahrnehmbar	$10^{-3}-10^{-1}$ cm (10 µ bis 1 mm)			

Schüttelmixturen

Es sind Suspensionen, die 30–50% pulverförmige Anteile enthalten (Tabelle 11). Echte Schüttelmixturen enthalten keinen Emulgator, stellen quasi ein „Puderwasser" dar und sind in der Regel besonders gut verträglich. Sie wirken durch Verdunstung (Wasser) und Oberflächenvergrößerung (Puder) kühlend und austrocknend. Das meist enthaltende Zinkoxid hat geringe adstringierende Eigenschaften und wirkt dadurch auch etwas „antiphlogistisch".

Anwendungsgebiete

1. Gereizte, salbenempfindliche Haut, z. B. bei perioraler Dermatitis, Pityriasis rosea.
2. Zum Eintrocknen der Bläschen bei Herpes simplex und Herpes Zoster.
3. Versuch bei seborrhoischen Zuständen der Haut.
4. Austrocknung intertriginöser Räume.
5. Zusatztherapie bei Mykosen und Candidabefall.
6. Vehikel für weitere Wirkstoffe wie Clioquinol (0,2%), Liquor Carbonis detergens (5–10%), Ichthyol (2–20%), Clotrimazol (1–2%) plus Propylenglykol oder Hydrocortison (1%) plus Ethanol.

Anwendung: Die am häufigsten und seit Jahrzehnten gern verordnete Zinkschüttelmixtur (Lotio alba aquosa DRF bzw. DAC) besteht aus:

Zinkoxid	20%
Talkum	20%
Glycerol (85%)	30%
Wasser	30%

Handelsübliche Schüttelmixturen bzw. Lotiones enthalten als Feuchthaltemittel Propylenglycol, Sorbitlösungen, Emulgatoren (Lecithin, emulgierenden Cetylstearylalkohol), Stabilisatoren (Cetylalkohol, Methylcellulose, Bentonit), Konservierungsmittel und andere Zusätze, die die Verwendung auf gereizter salbenempfindlicher Haut einschränken und die gute Verträglichkeit deutlich herabsetzen können:

**Anwendungsbeispiele
von „stabilisierten" Schüttelmixturen**

Rp. Emulgierender Cetylstearylalkohol	3,0
Zinkoxid	20,0
Talcum	20,0
Glycerol (85%)	20,0
Ger. Wasser	ad 100,0
Rp. Zinkoxid	10,0
Titandioxid	5,0
Propylenglykol	20,0
Maisstärke	5,0
Cetylalkohol	1,0
Wasser	ad 100,0
Rp. Talcum	20,0
Zinkoxid	20,0
Polysorbat 80	0,2
Hydroxyethylcellulose	1,0
Glycerol 85%	30,0
Ger. Wasser	ad 100,0
S. Wollwachsalkoholfreie stabilisierte „Schüttelmixtur"	

Tabelle 12. Eigenschaften von Puderbestandteilen

Pudereigenschaft	Puderhilfsstoff
Streufähigkeit	Zusatz von Aerosolen (z. B. bei Kieselgur) Talcum Maisstärke
Aufsaugvermögen für Wasser oder Öl	Kieselgur, gefällte Kieselsäure (schnell) Magnesiumcarbonat (langsam) Kolloidales Siliciumoxid Weißer Ton
Haftfähigkeit an der Haut	Maisstärke Talcum Reisstärke
Kühlwirkung an der Haut	Zinkstearat (DAB9) Aluminiumstearat Stärke
Abdeckeffekt	Zinkoxid Titanoxid
Auflösbarkeit in Hautwunden	Lactose

Tabelle 13. Puderhilfsstoffe zur Herstellung von Pudern mit bestimmten Eigenschaften

Hilfsstoffe zur Puderrezeptur	Hauptsächliche Nachteile	Vorteile
Talcum	Geringe Saugkraft	Hoher Streuwert
Magnesiumoxid		Hohe Saugkraft
Kieselgur	Geringe Streuwerte	Hohe Saugkraft
Titandioxid		Geringe Korngröße
Calciumcarbonat	Wenig verwendet	Hohes Deckvermögen
Magnesiumcarbonat	Saugt langsam	Hohe Saugkraft
Zinkoxid	Hohe Korngröße	Bereits desinfizierender Wirkstoff
Stärke	Wenig haltbar, verklumpt	Kleines Korn – hohe Haftfähigkeit
Stearate (Al-Mg-Zn)	Wenig haltbar	Gute Kühlwirkung
Lactose	Zersetzbar	Löst sich mit Sekreten auf

Puder

Eigenschaften: Puderförmige Zubereitungen, die eine Korngröße unter 100 µm haben sollten, dienen zur Aufnahme von Wirkstoffen, haben jedoch auch erhebliche, meist physikalische Eigeneffekte (Tabelle 12). Diese können je nach verwendeten Puderhilfsstoff deutlich in eine bestimmte Richtung gelenkt werden. So hat Kieselgur zwar eine schlechte Streufähigkeit, dafür ein hohes Aufsaugvermögen. Das oft benutzte Zinkoxid hat eine relativ hohe Korngröße, dies bedingt eine gute Streufähigkeit, aber eine schlechte Haftfähigkeit. Durch Zugabe von Talcum wird die Haftfähigkeit deutlich und die Streufähigkeit weiter verbessert (Tabelle 13).

Gegenanzeigen: Übliche Puder dienen nur selten zum Aufsaugen von Sekreten bei nässenden oberflächlichen Entzündungen. Hier sollten nur die für die Ulcustherapie oder Decubitus Behandlung (Lactosehaltige Puder, Dextranomere, Carboxamere) geeigneten eingesetzt werden. Die Anwendung auf akut entzündlichen nässenden Hautveränderungen kann zu Verklumpung, Sekretstau und Sekundärinfektion führen.

Anwendung auf der Haut: Puder werden bei Entzündungen der Haut mit noch oder wieder intaktem Integument angewendet (geröteter Kinderpo, beginnender Decubitus). Hier wird eine Kühlwirkung (Verdunstungseffekte, verstärkte Wärmeabgabe) durch den Puder angestrebt. Ähnliches gilt auch bei der Anwendung von Puder zur Juckreizstillung.

Puder sollen aufgrund der stark vergrößerten Oberfläche austrocknend wirken, besonders bei der Anwendung in intertriginösen Räumen (interdigital, submammär, achsillär), wobei stets darauf zu achten ist, daß nur eine geringe Sekret- bzw. Schweißbindung reizlos vertragen wird (Agglomerationsneigung vieler Puder).

Abdeckpuder haben einen Zusatz von Pigmenten (Eisensalze) und lipophilen Bestandteilen (Wollwachs, Stearate).

Pharmazeutische Unverträglichkeiten (Inkompatibilitäten)

Die Rezeptur von Externa, also das Zusammenstellen von Wirkstoffen mit Hilfsstoffen oder bereits das Zusammenstellen verschiedener Hilfsstoffe zu einem Vehikel kann chemisch-physikalische „Unverträglichkeitsreaktionen" bedingen. Durch solche Inkompatibilitäten kann die Konsistenz verlorengehen (Salbe wird wäßrig oder fest), können Verfärbungen auftreten, hautreizende Produkte entstehen oder es kann der Wirkstoff, das Konservierungsmittel, das Antioxidans oder der Emulgator wirkungslos werden (Tabelle 14). Für die Rezeptur im Industriemaßstab treten Lagerungsprobleme, Haltbarkeitsprobleme und das Entstehen toxischer Produkte aufgrund langer Lagerung und Vertriebswege in den Vordergrund, insbesonders in solchen Fällen, wo die Inkompatibilitätsreaktionen lange Zeit benötigen. Häufig wird bei solchen Reaktionen dann von Instabilität gesprochen.

Unverträglichkeiten zwischen verschiedenen Wirkstoffen treten ebenfalls bedingt durch deren chemische Eigenschaften auf und sind zweckmäßigerweise am ehesten durch die Rezeptur nur weniger, insbesondere anorganischer Substanzen zu vermeiden (Tabelle 15). Bedenklich wird das Mischen organischer und anorganischer Wirkstoffe in hoher Konzentration, dies gilt auch für das Mischen von Wirkstoffen und Hilfsstoffen (Tabelle 16).

Anwendungsbeispiele von Puderrezepturen zur Aufnahme von Wirkstoffen wie Antimykotika oder Antiseptika

Meist ist der Eigeneffekt des Puders erheblich höher als der des Wirkstoffes

Rp. Talcum	50,0
Zinkoxid	30,0
Hochdisperses Siliciumdioxid (DAB 9)	1,5
Magnesiumstearat (DAB 9)	0,5
Titandioxid	ad 100,0
Rp. Hochdisperses Siliciumdioxid (DAB 9)	10,0
Talcum	ad 100,0
Rp. Nicht quellbare, modifizierte Reisstärke	90,0
Zinkoxid	ad 100,0
Rp. Weißer Ton	45,0
Talcum	25,0
Zinkoxid	15,0
Magnesiumstearat	2,0
Hochdisperses Siliciumdioxid (DAB 9)	13,0

Tabelle 14. Pharmazeutische Interaktionen bzw. Inkompatibilitäten zwischen Wirkstoff und Hilfsstoff

Hilfsstoff	Wirkstoff	Reaktion	Wertung
Talcum u. a. anorganische Feststoffe	Wirkstoffe	Adsorptive Bindung	Schlechte Freisetzung
Posit. geladene (Kationen)	Neg. geladene (Anionen)	Fällungen	Trübung Konsistenzverlust
Polyacrylatgel	Antiseptika Antihistaminika	Viskositätserniedrigung	Eindickung
Alginat, Carboxymethylcellulose	Kation. Wirkstoffe (Salze)	Veränderung der Gelstruktur	Konsistenzänderung
Bentonite, Bolus, Tonmineralien	Kationische dissoz. Wirkstoffe	Quellvermögen geringer Wirkung weniger	Wirkminderung Konsistenz
Anionische Emulgatoren (Lanette N)	Invertseifen, Kation.-Wirkstoffe, Aluminiumsalze	Salzbildung	Wirkverlust
Anionische Tenside	Stark dissoz. Antiseptika	Chem. Bindung	Wirkungsverlust
Methylcellulose Hydroxyethylcellulose	Phenolische Wirkstoffe/ Konservierungsstoffe	Chem. Bindung am Ether	Wirkverminderung
Stärke, Dextran	Phenole	Bindung	Wirkverminderung
Polyethylenglykole (PEG)	Phenole (Salicylsäure, Resorcin, Kresol, Thymol)	Bindung an O_2	Wirkverminderung
PEG	Tannin	Fällung	Wirkverlust
PEG	Silbersalze, Metallsalze (Cu/Zi/Bi)	Reduktion	Wirkverlust
PEG	Bacitracin, Penicilline u. a. Antibiotika	Bindung	Inaktiviert
W/O Emulsionen (Eucerin, Lanolin u. ä.)	Liquor carbonis detergens Thesit, Invertseifen	Hydrophile „Netz"eigenschaften	Brechen der Emulsion
Polyethylenglykol-Fettsäureester	Phenolische Stoffe (Phenol, Kresol, Triclosan, Thymol, Hexachlorophen)	Bindung, Micellbildung	Wirkverlust, Ausfällung
Tenside	Antibiotika	Micellbildung	Wirkverlust
Zinkoxid	Dithranol	Chem. Reaktion	Wirkverlust, Verträglichkeit verbessert
Anionische Emulgatoren	Bacitracin	Chem. Reaktion	Wirkverlust
Nichtionogene Emulgatoren, Invertseifen (Quats)	Tyrothricin	Hemmung der Wirkstofffreigabe	Brechen der Emulsion
Zinkoxid PEG	Clioquinol (Vioform) Chlorquinaldol	Fällung, chem. Bindung	Wirkverlust

40 Galenik

Tabelle 15. Mögliche Inkompatibilitäten zwischen dermatologischen Wirkstoffen nach R. Dolder

[Compatibility table with row and column labels of dermatological substances. Columns (left to right): Acriflavin-Salze, Aethacridin-Salze, Ethanol, Ether, Alaun, Alkalien, Alkaloid-Salze, Anthrarobin, Ascorbinsäure, Beta-Naphthol, Blei-Salze, Borax, Borsäure, Chloralhydrat, Chlorquinaldol, Eisen-Salze, Gerbstoffe, Hexamin, Hydroxychinolin, Ichthyol, Jod, Jodide, Jodoform, Kampfer, Kaliseife, Kaliumpermanganat, Kupfer-Salze, Menthol, Methylenblau, Natriumsalicylat, Perubalsam, Phenole, Procain-Salze, Proteine, Pyrogallol, Quecksilber-Salze, Resorcin, Salicylsäure, Salol, Schwefel, Schwermetall-Salze, Silberverbindungen, Tannin, Tetracycline, Thiomersal, Thymol, Tumenol-Ammonium, Wismut-Salze, Zinkoxid, Zink-Salze.]

Stoff	Inkompatibilitäten (Auswahl)
Acriflavin-Salze	C (Alaun, Alkaloid-Salze, Kaliumpermanganat, Quecksilber-Salze, Tumenol-Ammon.)
Aethacridin-Salze	C (Alaun, Alkaloid-Salze, Kaliumpermanganat, Quecksilber-Salze, Tumenol-Ammon.)
Ethanol	C (Kaliumpermanganat)
Ether	. (Kaliumpermanganat)
Alaun	C, C, CC, C, CC, CC, CCC
Alkalien	CC, C, B, C, CC, CC, C, C, C, C, CCC, C
Alkaloid-Salze	B, CB, C, CC, BC, C, C
Anthrarobin	C, C
Ascorbinsäure	C, C, C, C
Beta-Naphthol	E, C, E, E, E, E, E, ECE, E
Blei-Salze	C, C, C, CC, C, C
Borax	CC, C, B, C
Borsäure	C, C
Chlorquinaldol	C
Eisen-Salze	C, CC, C, CC, C, CC, C
Gerbstoffe	CC, C, C, C, C, C
Hexamin	CE, CE, E, E, E, E, E, E, E, C, E
Hydroxychinolin	C, C
Ichthyol®	CC, C, C, C, C
Jod, Jodide, Jodoform	CC, C, C, C, C, C, C, C, C, CC
Kampfer	E, E, E, E, E, E, EEE, E
Kaliseife	BC, C
Kaliumpermanganat	CCCC, C, C, C, C, C, C, C, C, C, C, C
Kupfer-Salze	C, C, C, C, C
Menthol	E, E, E, E, E, E, E, E, E
Methylenblau	C, C, C, C
Natriumsalicylat	C, E
Perubalsam	C, C
Phenole	E, E, C, E, E, E, E, E, E
Procain-Salze	X, C
Proteine	C, C, C, C, C
Pyrogallol	E, E, E, E, C, E, E, E, E, CC
Quecksilber-Salze	CC, C, C, E, E, C, E, E, C, E, EE, C, E
Resorcin	C, E, E, C, E, E, C, E, E, EE, C, E
Salicylsäure	EC, E, C, CE, E, E, E, E, E, C
Salol	C, E, E, E, E, E, E, E, E
Schwefel	CC, C, C, C, C, C
Schwermetall-Salze	C, C, C, C, C, X, C, C, C
Silberverbindungen	X, C, C, C, C
Tannin	CCC, C, C, C, C, C
Tetracycline	CC, C, CC, C, C
Thiomersal	CC
Thymol	E, E, E, E, E, E, E, E, E, C, C
Tumenol-Ammon.	CC, C, C, C, C, C
Wismut-Salze	
Zinkoxid	C, C
Zink-Salze	C, C, C, C

Zeichenerklärung: B = pH-Verschiebung (mit Löslichkeitsverminderung, Ausfällung); C = chemische Reaktion, Ionenreaktion; E = rheologische Veränderung (Eutektikum); X = Fällung mit Halogenidsalzen möglich.

Tabelle 16. Bekanntgewordene Inkompatibilität zwischen Wirkstoffen und Hilfsstoffen

	Hydrogelbildner																	Tenside					Emulsionsbasen							Diversa			
	Bentonite/Veegum	Siliciumdioxyd (Aerosil)	Celluloseether	Celluloseester (Natrium-Salz)	Natriumalginat	Alginsäureester	Pectinate	Traganth	Guar-Gummi	Gummi arabicum	Gelatine	Stärke(-Kleister)	Polymetacrylate	Polyvinylalkohol	Polyvinylpyrrolidon	Polyethylenglykole Carboxygele	anionaktive Emulgatoren	kationaktive Emulgatoren	nichtionogene Emulgatoren	Quart.Ammonium-Salze (Invertseifen)	Seifen	Ung. hydrophilica anionica	Ung. hydrophilica cationica	Ung. hydrophilica nonionica	Unguenta stearata	Wollwachse, -alkohole	Wollwachsester	Basen (Alkalien)	Säuren	Glycerol	Bolus/Kaolin	Zinkoxid
Acriflavinchlorid	D		C	C				C																				C	C			
Aethacridinlactat	D		C	C				C											C	C							C		B			
Alkaloid-Salze																												B				
Aluminium-Salze			C	C		C													C													
p-Aminobenzoesäure											D																					
Anthrarobin																						C										
Antihistaminika-Salze																												C				
Ascorbinsäure																												B				
																												B				
Bacitracin																	C					C	C	C	C							
Benzoesäure																												B				
Bismut-Salze								C									C															
Blei-Salze			C	C		C																										
Borax (Natrium-Tetraborat)											C																			B		
Borsäure																					C	B										
Chloramin																	C															C
Chlorquinaldol																																
Chrysarobin																						C						C				C
Clioquinol (Vioform)																																
Corticosteroide																												C				
Dithranol																												C				C
Ephedrin-Salze			C																													
Formaldehyd																												C				
Hexachlorcyclohexan																												C				
Hexachlorophen																			D													
Hydrochinon																												C				
Hydroxychinolin																	D															C
Ichthyol-Ammonium			D	E																												
Iod																C																
Lebertran																												C				
Lecithin																												C	C			
Linol-, Linolensäure											D																					
Lokalanesthetika-Salze																												B				
Merbromin (Mercurochrom)			E D																													
β-Naphthol																(C)			C					C				C				

Tabelle 16 (Fortsetzung)

	Hydrogelbildner																Tenside					Emulsionsbasen							Diversa			
	Bentonite/Veegum	Siliciumdioxyd (Aerosil)	Celluloseether	Celluloseester (Natrium-Salz)	Natriumalginat	Alginsäureester	Pectinate	Traganth	Guar-Gummi	Gummi arabicum	Gelatine	Stärke(-Kleister)	Polymetacrylate	Polyvinylalkohol	Polyvinylpyrrolidon	Polyethylenglykole Carboxygele	anionaktive Emulgatoren	kationaktive Emulgatoren	nichtionogene Emulgatoren	Quart.Ammonium-Salze (Invertseifen)	Seifen	Ung. hydrophilica anionica	Ung. hydrophilica cationica	Ung. hydrophilica nonionica	Unguenta stearata	Wollwachse, -alkohole	Wollwachsester	Basen (Alkalien)	Säuren	Glycerol	Bolus/Kaolin	Zinkoxid
Parabene (Nipa-Ester)																			D													
Penicilline																C												C				
Perubalsam																																C
Phenole			C	(D)	(D)							(D)		D		C			D													
Phenylethylalkohol																			D													
Phenylquecksilber-Salze	D		C	C																								B				
Procain-Salze				C											D																	
Pynthione																												C				
Quartäre Ammonium-Salze	D	D	D	D		D											D	C		D	C		C							D		
Resorcin			C													C												C				
Salicylsäure												C				C	C		D													C
Schwermetall-Salze (Cu/Zn)				C	C		C									C	C	C														
Silber-Verbindungen																	C															
Sorbinsäure																			D									B				
Tannin			C									C				C												C				
Teere				C																									C			
Tetracycline																				D												
Thesit																																
Thymol			C	(D)	(D)							(D)		D		C			D													
Tyrothricin																			D	D												
Undecylensäure															D																	

B = pH-Verschiebung (mit Löslichkeitsverschiebung, Ausfällung)
C = chemische Reaktion, Ionenreaktion (Fällung, Flockung, Verfärbung)
D = physikalisch-chemische Reaktion, Nebenvalenzreaktion (Hemmung der Wirkstofffreigabe, Brechen von Emulsionen)
E = rheologische Veränderung (Eutektikum)

Toxikologie von Hilfsstoffen und Vehikeln

Verträglichkeit

Die in Externa eingesetzten neueren Hilfsstoffe sind in der Regel toxikologisch am Tier überprüft worden. Hierbei stehen Schleimhautverträglichkeit (Okulärer Reizwirkungstest am Kaninchen und epidermale Verträglichkeit bzw. epidermaler Reizwirkungstest am Kaninchen) im Vordergrund. Nicht minder wichtig sind kontaktallergene Prüfteste (optimierter und maximierter Allergenitätstest am Meerschweinchen) und Prüfungen auf Phototoxicität (Albino Meerschweinchen, Albino Mäuse, haarlose Mäuse) und Photoallergenität (Albino Meerschweinchen). Da Hilfsstoffe ähnlich wie Wirkstoffe in unterschiedlicher Größenordnung perkutan resorbiert werden, sind zur Erstellung eines ausreichenden toxikologischen Profils eines neueren Hilfsstoffes akute (okklusiv für 24 Std. an Ratte oder Kaninchen) oder kumulative (für mindestens 3 Wochen) Prüfungen zur resorptiv-systemischen Wirkung von neueren lokal applizierten Hilfsstoffen erforderlich.

Daten zur Toxikologie nach oraler Aufnahme in Form von approximativer LD 50 und von chronischen Prüfungen entsprechend der Höchstanwendungsdauer sollten für einen modernen Hilfsstoff, aber auch für ein ganzes Vehikel vorliegen. Dies allein erlaubt gezielte Diagnostik und sinnvolle Maßnahmen nach versehentlicher oraler Aufnahme solcher Hilfsstoffe oder Vehikel.

Resorption

Hilfsstoffe können, wie jeder andere Stoff, durch die menschliche Haut resorbiert werden. So kann Propylenglykol – auf großflächig verbrannte Patienten appliziert – die Osmolalität des Blutes ungünstig verändern. Kaninchen sterben nach einer großflächigen lokalen Applikation von Natriumlaurylsulfat. Da bei neueren Hilfsstoffen die Größe der perkutanen Resorption – zumindest beim Tier – indi-

Tabelle 17. Kontaktallergie auf Salbenhilfsstoffe (nach H. Lindemayr und M. Drobil, 1985)

Salbenhilfsstoff	Konzentration % (V = Vaseline) (W = Wasser)	Unterschenkel- ekezem- Patient % positiv	Ekzem- Patient % positiv
Wollwachsalkohole	30/V	24,7	1,8
Polyethylenglykol 400 – stearat	10/W	2,7	0,2
Tween 80 (Polyethylenglykolsorbitanoleat)	10/W	1,4	∅
PEG 4000 (Polyethylenglykol 4000)	10/W	∅	0,3
Sorbinsäure	2,5/V	2,7	0,2
Stearylalkohol	3/V	4,1	0,2
Cetylalkohol	5/V	∅	0,2
Cetylstearylalkohol (Lanette O)	20/V	11,0	1,2
Natriumcetylsulfat (Lanette E)	20/V	8,2	6,0
Lanette N (90% Lanette O plus 10% Lanette E)	30/V	17,8	1,2
Triaethanolamin	5/V	5,5	1,4
Propylenglykol	20/V	9,6	3,0
Chlorkresol	2/V	1,4	0,2
Carbopol 934	10/V	∅	∅
Natr. laurylsulfat	5/W	11,0	5,8
Paraaminobenzoesäure Ester	15/V	9,6	1,2
Span 20 (Sorbitanmonooleat)	5/V	2,7	0,2
Span 80 (Sorbitanmonolaurat)	5/V	2,7	0,3
Sorbitol	5/V	∅	∅
Glyzerinmonostearat	20/V	1,4	∅
Benzylbenzoat	5/V	∅	∅

rekt über Toxicitätsdaten überprüft wird und da die üblichen Hilfsstoffe kaum bis wenig toxisch sind bzw. auch sein sollten, gehen in der Regel keine unbekannten Gefahren von den üblichen Hilfsstoffen zur lokalen Anwendung aus. Trotzdem sollte man grundsätzlich nicht davon ausgehen, daß Hilfsstoffe inert bzw. pharmakologisch oder toxikologisch unwirksam sind.

Wirksamkeit

Nach der Definition hat ein Hilfsstoff unwirksam zu sein. Allerdings kann eine Wirksamkeit beispielsweise auch durch eine unerwünschte Wirkung (z. B. Allergenität) auftreten (Tabelle 17).
Bei der Lokaltherapie gibt es keine unwirksamen Hilfsstoffe. Jedes Vehikel ist aus einem oder mehreren Hilfsstoffen zusammengesetzt. Dieses Vehikel hat definierte Eigenwirkungen – meist physikalischer Art – auf gesunde und erkrankte Haut. Gleichzeitig hat jedes Vehikel auch unerwünschte Wirkungen auf Haut und Schleimhaut (Tabelle 18).
So setzt sich die Wirksamkeit und die Verträglichkeit jedes Externums aus der Wirksamkeit des Wirkstoffes und der Wirksamkeit des Vehikels zusammen. Allerdings ist die Wirksamkeit des Vehikels von der speziellen Indikation (z. B. akutes Ekzem) abhängig. So ist z. B. eine O/W Emulsion bei einem akuten Ekzem „wirksam", bei einem chronischen Ekzem jedoch nicht.

Gesetzliche Vorschriften

Die Rezeptur eines Fertigarzneimittels ist nach langen Prüfungen auf Unbedenklichkeit und Wirksamkeit das schützenswerte Gut des Erfinders bzw. des Herstellers. Die völlige Offenlegung der gesamten Rezeptur in verschiedenen europäischen Ländern hat zu einem erheblichen Nachahmermarkt geführt. Auf der

Tabelle 18. Eigenschaften, Anwendungsweise und Wirkungen dermatologischer Externagrundlagen

Trägerstoff	Charakteristika des Trägerstoffes	Dermatologisches Anwendungsgebiet	Wirkungsweise	
			Vorteile	Nachteile
Feuchte Verbände (Feuchtigkeit *muß* verdunsten können)	Frisches und abgekochtes Wasser, Aqua dest.-Lösung mit desinfizierendem- oder Gerbstoffzusatz	Akut entzündliche Dermatose, Typ: Vesiculös nässendes Ekzem oder entzündliche Schwellung der tieferen Hautschichten	Hemmung der Krustenbildung, Hemmung des Sekretnachflusses aus dem Gefäßnetz der Haut, Kühleffekt („Dochteffekt" am Sekretfluß)	Erhebliche Austrocknung, schmerzhafte Spannung, wenn kein stetiger Flüssigkeitsersatz erfolgt
Lotio (Auftragen mit Pinsel)	a) Feste Phase in wäßriger Phase dispergiert („Schüttelmixtur") b) Ölige Phase in wäßriger Phase emulgiert c) Emulsion, „Milch")	a) Subakute Entzündung mit geringerer Exsudation b) Von Maceration bedrohte intertriginöse Hautareale c) Flächige Dermatose (Pruritus)	Zuführung eines „flüssigen Puders" (Schüttelmixtur), Kühleffekt, leichtere Verteilbarkeit, geringere Austrocknung	Austrocknend, feste Krustenbildung mit Exsudat möglich
Cremes	Wasserhaltige O/W-Emulsion oder abwaschbarer Mischtyp einer W/O- und O/W-Emulsion	Subakute bis subchronische Dermatitiden, Ekzem	Gute und leichte Verteilbarkeit, Zuführung von Feuchtigkeit und „Fett" gut dosierbar	Wirken trotz „Fettanteil" durch Emulgatoren und Wasseranteil austrocknend

Tabelle 18 (Fortsetzung)

Trägerstoff	Charakteristika des Trägerstoffes	Dermatologisches Anwendungsgebiet	Wirkungsweise	
			Vorteile	Nachteile
Salben	Wasserfreie oder gering wasserhaltige (W/O-Emulsion) überwiegend „fetthaltige" (Vaselin, Paraffin, „Fettalkohole", Wachse, Öle, Glyceride) Gemische; nicht abwaschbar	Hyperkeratotische Veränderung; Erweichen und Ablösen von Krusten, Lichenifikationen, alle Formen der „trockenen Haut"	Aufweichender Effekt auf das Keratin der Hornschicht, abdeckend	Geringe Verdunstung, Wärmestau, Einschränkung der Perspiratio insensibilis (zu dicke Salbenschicht vermeiden)
Pasten	Suspension aus Fettphase (Vaselin, Glyceride) und fester pulvriger Phase (meist 1:1), auch „Dreiphasenpaste" mit Wasser und Emulgatoren in der Fettphase (zur Anwendung auf feuchtem Untergrund)	A. 1. Bei circumscripten akuten Herden (z. B.) Herpesbläschen) 2. bei flächigen erythematösen Herden B. Zur Langzeittherapie und Nachbehandlung chronisch verlaufender Hauterkrankungen C. Zur Anwendung in intertriginösen Räumen	Vorzüge von Schüttelmixtur und Salbe vereinigt. Arzneimittelträger mit Oberflächenwirkung, längere Haftung und langsamere Wirkstoffabgabe, keine Einschränkung der Perspiratio insensibilis, Aufnahme von Sekreten bei nur mäßiger Austrocknung (Kühleffekt)	Schlecht entfernbar (gilt nicht für „Dreiphasenpaste"), bei Krustenbildung Wärmestau
Alkoholische Lösungen („Tinkturen") (Verdunstungszeit 15 min)	Lösung einer Festsubstanz in Alkohol (meist Ethyl- oder Isopropylalkohol) und Wasser	a) Chronische infiltrierte und lichenifizierte Herde (nachfolgend Salben). b) Vesiculäre Veränderungen besonders im Palmar- und Plantarbereich c) Behaarte Körperstellen und Nagelbett- und -wallveränderungen	Penetrationsbeschleunigung des Wirkstoffes, schnelle Austrocknung	Mitunter Brennen beim Auftragen und kurzfristige Reizung der entzündeten Haut (Alkoholkonzentration verringern!)
Okklusionsverbandstechnik (12 Std)	a) Tinktur allein oder Tinktur mit anschließender Salbenauftragung, luftdicht mit weichmacherfreier Kunststoff-Folie (PVC) abdecken b) Tinktur und selbstklebende Folie c) Folie mit Wirkstoff selbstklebend	Dermatosen, die mit Lichenifikation oder Hyperkeratosen einhergehen (z. B. Psoriasis, Neurodermitis circumscripta)	a) Förderung der perkutanen Resorption infolge Auflockerung der Hornschicht; stärkerer Effekt bei nicht selbstklebender Folie	Irritation der Haut durch Wärmestau und Maceration, Besiedlung des abgedeckten Areals mit Bakterien und Pilzen (ggf. Wechsel des Okklusionsverbandes alle 8 Std)

anderen Seite ist das höhere Gut der Gesundheit in Gefahr, wenn Arzt und Patient z. B. im Falle von Kontaktallergien sich nicht vor bestimmten Hilfsstoffen schützen können, da die Vehikelzusammensetzung in der Regel geheim ist.

Tabelle 19. Unerwünscht wirksame und in der Gebrauchsinformation angegebene Hilfsstoffe solcher Externa, die nach dem AMG 76 zugelassen wurden

Hilfsstoffe	Pharmazeutische Eigenschaft
Butylhydroxyanisol	Antioxydans
Butylhydroxytoluol	Antioxydans
Lanolin	Emulgatorsalbe
Wollwachsalkohol (Adeps Lanae, Wollfett)	Emulgator
Cetylsterylalkohol	Emulgator
Cetylalkohol	Stabilisator
Stearylalkohol	Emulgator
Polyethylenglykole (Macrogole)	Vehikelbestandteil
Propylenglykol	Lösungsmittel
Chlorkresol	Konservans
Parabene, Nipa Ester (p-Hydroxybenzoesäurepropyl, -methylester	Konservans
Formaldehyd	Konservans

Deklaration von Hilfsstoffen

Hierzu bleibt nach dem gültigen Arzneimittelgesetz (AMG 76) allein der Weg, diesen bei bestimmten Patienten potentiell „wirksamen" Hilfsstoff nach Art in der Packungsbeilage z. B. unter Gegenanzeigen oder Nebenwirkungen aufzuführen (Tabelle 19).

Für den Allergologen und den praktisch tätigen Dermatologen wäre es von Vorteil, wenn die Anwesenheit von Antioxydantien, Konservierungsmitteln und weiteren Hilfsstoffen in Fertigarzneimitteln zur äußeren Anwendung deklariert wären. Diese Möglichkeit läßt das AMG 76 jedoch nur zu, wenn es sich um einen für den Patienten „wirksamen" Hilfsstoff handelt, d.h. eine z.B. Kontaktallergie beim Menschen durch diesen Hilfsstoff muß eindeutig bereits belegt worden sein (Tabelle 20).

Die Deklaration, beispielsweise aus nur prophylaktischen Gründen, eines noch nicht unerwünscht „wirksamen" Hilfsstoffes ist also aus den genannten Gründen nicht möglich.

Ähnliches gilt auch für die anderen als die o. g. Hilfsstoffe, also für Hilfsstoffe, aus denen ein Vehikel, sei es Creme, Salbe, Paste oder Puder zusammengesetzt ist. Einige wenige, in den letzten Jahren immer wieder hinsichtlich ihrer

Tabelle 20. Hilfsstoffe, die gelegentlich Kontaktallergien hervorrufen und deren Verwendung

Hilfsstoff	Unerwünschte Wirkung	Verwendung
Polyethylenglykol (Macrogol)	Gelegentlich Kontaktallergien Perkutane Resorption bekannt	Polyethylenglykol Salbe (PEG 300/1200) Lösungen (PEG 200–600)
Propylenglykol	Selten Kontaktallergien, gelegentlich Reizungen (bes. über 20%) Systemische Resorption bekannt	Lösungen (5–40%) bes. mit Corticoiden und Imidazolen)
Cetylstearylalkohol	Kontaktallergien möglich (bes. bei Ulcus cruris-Patienten)	O/W Emulgator, Stabilisator (Lanette O, N) u. a. in O/W Emulsionen, Lotionen (Hydrophile Salbe DAB 9)
Lanolin (DAB 8) Adeps Lanae Wollwachs Wollwachsalkohole Eucerite	Kontaktallergien möglich (bes. Ulcus cruris-Patienten)	W/O Emulgator, fettartig u. a. Lanolin DAB 8 Wollwachsalkoholsalbe DAB 9 Eucerin Salbe
„Para"-Ester Chlorkresol Butylhydroxyanisol, ∼ toluol Formaldehyd (über 0,05%)	Kontaktallergien möglich	Konservierungsstoffe

allergenen Potenz meist an geschädigter Haut auffällig gewordene Hilfsstoffe müssen bei nach dem AMG 76 zugelassenen Externa unter Nebenwirkungen oder Gegenanzeigen in der Packungsbeilage aufgeführt werden. Gleichzeitig existieren jedoch bis mindestens 1990 der Großteil der Externa auf dem Markt, bei denen keinerlei Angaben gemacht werden brauchen. Freiwillige, also nicht angeordnete Deklarationen der Hilfsstoffe von Externa durch den Hersteller, zumindest nach Art, erfolgt üblicherweise nicht.

Besteht ein Arzneimittel nur aus Hilfsstoffen und hat diese Komposition bestimmte belegte Wirkungen bei definierten Indikationen, dann ist die gesamte Rezeptur „Wirkstoff" und ist deshalb nach dem AMG 76 als solche vollständig nach Art und Menge zu deklarieren (z. B. zugelassene sog. Basiscremes).

Haltbarkeit von Externavehikeln

Aufgrund eines Anteils von pflanzlichen oder tierischen Fetten, Ölen oder Emulgatoren in den rezeptierten Vehikeln können diese durch den Einfluß von Sauerstoff, Wärme oder Licht z. B. ranzig werden, d. h. unter Bildung von Peroxiden und weiterer Radikale entstehen unangenehm riechende Aldehyde, Ketone und die Haut reizende freie Fettsäuren. Da den meisten Vehikeln auch unterschiedlich viel Wasser in der inneren Phase (W/O Emulsion) oder – ungünstiger – in der äußeren Phase (O/W Emulsion) zugesetzt wird, oder diese fast nur Wasser enthalten (Lösungen, Carbopolgele), muß mit einer mikrobiellen Besiedlung bei längerer Aufbewahrung immer gerechnet werden.

Aufgrund langer Vertriebswege und der arzneimittelrechtlichen Notwendigkeit einer Garantie gleichbleibender Qualität während des gesamten Haltbarkeitszeitraumes eines Fertigarzneimittels müssen solche das Produkt u. a. auch unverkäuflich machenden Veränderungen wie z. B. Schimmelbildung, Verfärbung und Geruchsentwicklung verhindert werden. Hierzu werden Antioxidantien und Konservierungsmittel eingesetzt.

Gelegentlich kann dies entfallen, insbesondere, wenn das Produkt kein Wasser und keine natürlichen Fette oder Wachse enthält. Manche Vehikelbestandteile wie Propylenglykol, Polyethylenglykol oder Syndets wie Natriumlaurylsulfat haben selbst antimikrobielle Eigenschaften, so daß in solchen Vehikeln Konservierungsmittel nicht notwendig sind.

Haltbarkeit und Rezeptur

Beachtet muß werden, daß sämtliche Arzneibücher zur Herstellung von Externavehikeln Konservierungsmittel- und Antioxidantienzusätze erlauben, so daß ohne Deklaration auch in einer vom Arzt rezeptierten wasserhaltigen Arzneibuchsalbe [z. B. wasserhaltige Wollwachsalkoholsalbe (DAB 9)] Konservierungsmittel (meist p-Hydroxybenzoesäureester) enthalten sein können. Da für die Rezeptur in kleinen Mengen direkt für den Patienten weder Konservierungsmittel noch Antioxydantien nötig sind, sollte bei individueller Rezeptur entweder ein Hinweis (z. B. sine conservans) vermerkt werden oder der Wasserzusatz leicht verändert selbst rezeptiert werden [Also nicht z. B. Hydrocortison 1,0; Wasserhaltige hydrophile Salbe (DAB 9) ad 100,0 sondern Hydrocortison 1,0; Hydrophile Salbe 60,0; gereinigtes Wasser ad 100,0]. Antioxydantienzusatz, am ehesten Tocopherol kann aber auch bei der Individualrezeptur von z. B. tierischen Fetten (Schweineschmalz) oder Ölen (Oleum Jecoris, Mandelöl, Oleum Pedum Tauri) notwendig und sinnvoll sein, um ein besonders im Sommer schnelles Ranzigwerden zu verhüten. Ranzige Salben reizen die Haut aufgrund der Anwesenheit von freien Fettsäuren mit einer Kettenlänge von 12–17.

Konservierungsmittel und Kontaktallergie

Die dermatologisch relevante Hauptproblematik von Konservierungsmitteln und Antioxydantien liegt bei deren relativ hohen Kontaktallergenität (Tabellen 21 u. 22). Aufgrund der hohen Verbreitung dieser Stoffe in sämtlichen Kosmetika (Cremes, Haarwaschmittel, Reinigungsmittel usw.) und in Externa, die auf nicht intakter Haut und Ulcusrändern lange und häufig angewendet werden, ist diese

Tabelle 21. Eigenschaften einiger Antioxydantien

Antioxydantien	Wirkungsweise	Kontakt-allergene Potenz	Gute Löslichkeit in	Anwendungs-konzentration
Butylhydroxyanisol	Abbruch der Kettenreaktion durch „Abfangen" und Veränderung von solchen Radikalen, die die Bildung von Aldehyden, Ketonen und Säuren bedingen	+	Erdnußöl, Ethanol, Propylenglykol	0,001–0,2%
Butylhydroxytoluol		+	Fetten Ölen, Paraffin, Ethanol	0,001–0,2%
Tocopherole (u. a. Vitamin E)		∅	Rein lipophil	0,001–0,5%
Ortho-Phosphate	Gegenseitig „unterstützende" antioxidative Wirkung unter z. B. Komplexbildung	∅	Wasser	
Wein-. Citronensäure und entspr. Salze		∅	Wasser, Ethanol	0,01–0,1%
EDTA und Salze		(+)	Wasser	0,1 –0,5%
Ascorbinsäure und Salze	Reduktionsmittel d. h. „Sauerstoffänger"	∅	Wasser	0,01–0,5%
Disulfite		(∅)	Wasser, Glyzerin	0,01–1%

Tabelle 22. Eigenschaften einiger Konservierungsmittel

Konservierungsmittel	Kontakt-allergene Potenz	Gute Löslichkeit in	Anwendungs-Konzentration
p-Hydroxybenzoesäureester (Parabene)	++	Wasser	Gemischt z. B. Methyl-Propylester; 0,15/0,03%
Benzoesäure und Salze	(+)	Ethanol (Wasser)	0,1–0,2
Sorbinsäure und Salze	∅	Wasser	0,1–0,15 (oft mit Benzoesäure)
Benzylalkohol	∅	Wasser	1–2%
p-Chlor-m-Kresol	+	Wasser	0,3
Benzalkoniumchlorid	(+)	Wasser	0,002–0,02%
Formaldehyd	+	Wasser	0,05
Bronopol	(+)	Wasser	0,5–1%

unerwünschte Eigenschaft quasi nicht vermeidbar. Sobald eine antiseptische Substanz vermehrt Kontaktekzeme ausgelöst hat und deshalb nach und nach durch eine andere – noch „harmloese" – ersetzt wird, wird auch diese bald ähnliche Probleme hervorrufen. (Beispiel: Ersatz von Formaldehyd durch Katon-CG). Eine konservierungsmittelfreie, keimarme bis keimfreie Herstellung und Abfüllung in Tuben ist zwar möglich, jedoch teuer, schwierig überwachbar und nicht völlig sicher. Sobald jedoch die Tube angebrochen wird, kann eine mikrobielle Besiedlung sich ungehindert ausbreiten.

Wirkungen

Voraussetzung für eine Wirkung von Externa

Reduktion der Hornschichtbarriere durch Eigenwirkung von Vehikeln und Hilfsstoffen

1. Hydration der Hornschicht
   Durch Okklusion kommt es aufgrund einer Unterbindung der transepidermalen Wasserdiffusion [besonders durch Paraffingrundlagen (Vaselin, flüssiges Paraffin, festes Paraffin)] zu einer Permeabilitätssteigerung für applizierte Wirkstoffe in der Hornschicht.
2. Wasserverlust der Hornschicht
   Durch Veränderungen des Wasserbindungsvermögens, beispielsweise durch lokale Applikation von Propylenglykol, Polyethylenglykol, Glyzerin in Externavehikeln kann eine Reduktion der Hornschichtbarriere erreicht werden. Dies führt jedoch nur gelegentlich zu einer Penetrationssteigerung (z. B. 5% PEG in Weichparaffin oder Vaselin als Salbengrundlage).
3. Direkte Beeinflussung der Hornschicht
   a) Eine Strukturveränderung der Hornschicht und Veränderung des Charakters deren Lipide kann durch Fettlösungsmittel wie Benzin, Ethanol oder Aceton erfolgen.
   b) Eine Strukturveränderung im hydrophilen Bereich, besonders des Keratins der Hornschicht, kann durch Dimethylformamid, Dimethylacetamid, DMSO, Propylenglykol oder Polyethylenglykol erfolgen (Tabelle 23).
   c) Eine Membranfunktionsänderung der Hornschicht kann durch Emulgatoren (Polysorbat, Span), Isopropylmyristat oder Propylenglykol erfolgen (Tabelle 20).

Tabelle 23. Wirkung von Penetrations-„Beschleunigern" an Hornschichtmembranen

---

Desorganisation von physiologischen Lipiden (Oberfläche, Hornschicht) (lipophile „Beschleuniger")
Ersatz des Zellwassers (polare „Beschleuniger")
Veränderung des Verteilungskoeffizienten (statt Wasser z. B. PEG)
Veränderung der Hornschichtnatur
Veränderung der chemischen Aktivität des Wirkstoffes

Bei jeder der genannten Möglichkeiten kann eine Permeationssteigerung in Abhängigkeit von der Polarität des Wirkstoffes resultieren bei steter, jedoch unterschiedlich hoher Hautirritationen.

Wirkstoffeigenschaften und Penetration

Der Wirkstoff in einem Externum soll möglichst sowohl hydrophile als auch lipophile Eigenschaften (Verteilungskoeffizient) haben (Tabelle 24) und weder auf noch in der Haut verändert werden (Tabelle 25).
Sind solche günstigen Eigenschaften vorhanden, dann muß eine hohe in-vitro-Verfügbar-

Tabelle 24. Physikalische-chemische Wirkstoff-Eigenschaften

Polar – unpolar
Molekulargewicht
„Porosität" (Protein, Lipide)
Viskosität
Proteinbindung
Gewebekummulation

Wirkungen

Tabelle 25. Mögliche Wirkstoffveränderung in Externa

Mikrobielle Desaktivierung (Hautoberfläche)
Chemische Desaktivierung (Hornschicht)
Konjugation, Hydrolyse (Epidermis)
Substanzbrechung durch Esterasen (Epidermis)
Metabolisierung (Epidermis)

keit aus dem Vehikel (in-vitro-Liberation) gewährleistet sein (Abb. 2). Das Vehikel braucht bzw. sollte in diesem Falle keinen Beitrag zur Penetration des Wirkstoffes in die Haut leisten. Meist sind jedoch vorwiegend unpolare (lipophile) Wirkstoffe (Corticosteroide, Imidazol-Antimykotika) oder vorwiegend polare

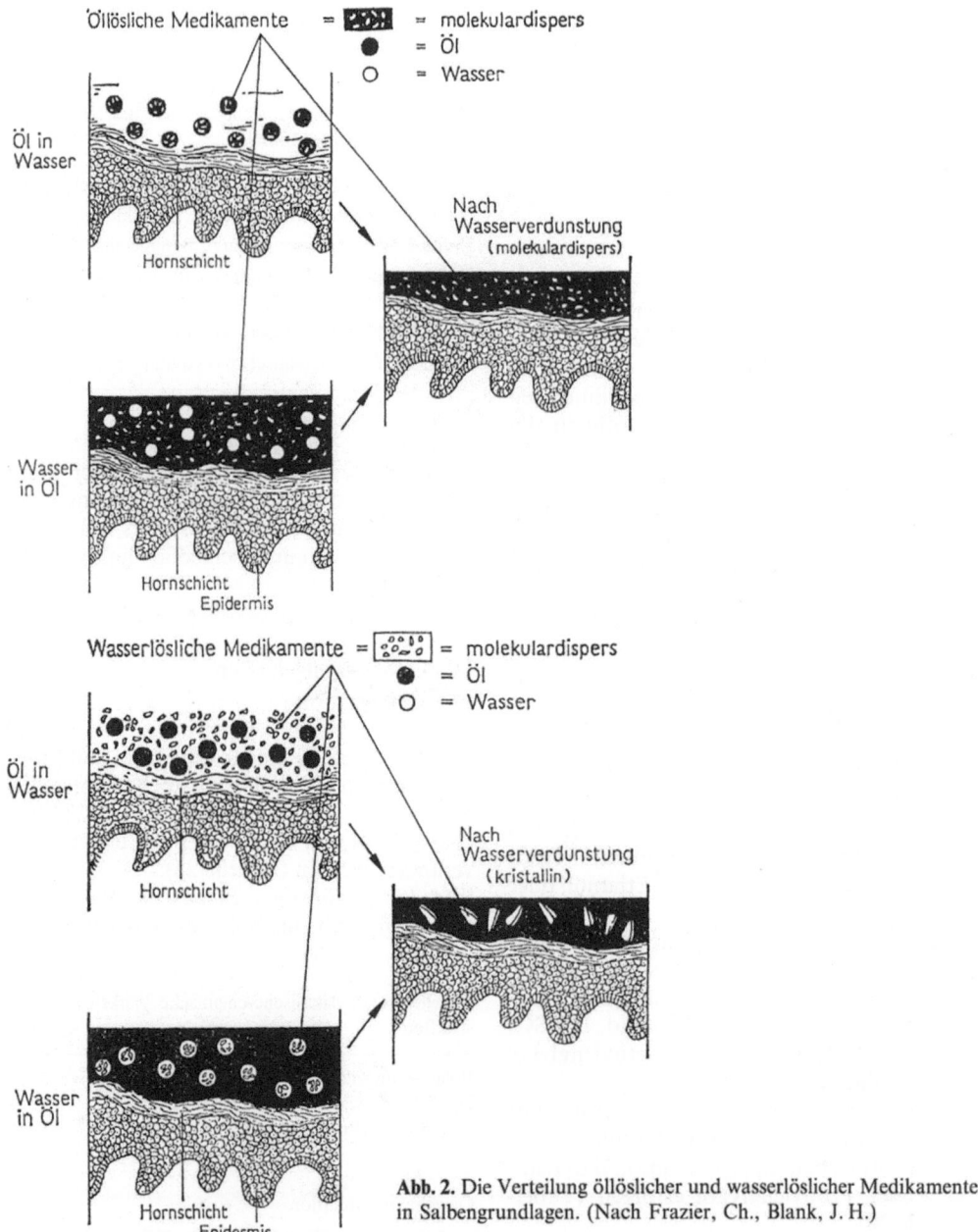

Abb. 2. Die Verteilung öllöslicher und wasserlöslicher Medikamente in Salbengrundlagen. (Nach Frazier, Ch., Blank, J. H.)

Tabelle 26. Funktionelle und morphologische Einflüsse auf die Wirkstoffpermeation

„Shunts" (Talgdrüsen, Haarfollikel, Schweißdrüsen)
Hornschicht (Barriere, Reservoir)
Körperseite (Lokalisation)
Lebensalter
Durchblutung (Wärmeregulation)

Tabelle 27. Physikalische und mechanische Einflüsse auf die Wirkstoffpermeation

Feuchtigkeit (Okklusion, Schweiß, Bäder)
Oberflächenlipide (Talg, Hautfett)
Temperatur (Schweiß, intertriginöse Räume)
Einwirkungszeit
Applikationshäufigkeit
Massage (Reibung, Druck)
Hornschichtalteration

Wirkstoffe (Antiseptika, Lokalanesthetika, Heparinoide) in Gebrauch. Dann muß das Vehikel möglichst „Eindringhilfe" leisten. Hierbei sind wesentliche morphologische und funktionelle Kriterien der Hornschichteigenschaften (Tabelle 26) und deren Wechselbeziehungen zum Wirkstoff und zum Vehikel und zu physikalisch und mechanischen Einflüssen (Tabelle 27) zu beachten.

Depotfunktion der menschlichen Hornschicht

Die oberen Lagen der Hornschicht weisen räumliche Strukturen auf. Diese „Oberflächenräume" stellen unterschiedlich große Freiräume dar, die Festpartikel, Salben, Flüssigkeiten, Gase oder ähnliches aufnehmen können. Jede Art mechanischer Beeinflussung wie Druck oder Reibung – beispielsweise der Einreibevorgang einer Salbe – wird diese Raumstruktur verändern. Die Adhäsivität einer Salbe in der dreidimensionalen Mikrostruktur der Hautoberfläche kann ein Reservoir des inkorporierten Wirkstoffs bewirken. Wahrscheinlich ist diese Menge der größte über längere Zeit verfügbare Reservoiranteil. Zum Reservoir sind alle Substanzmengen zu rechnen, die noch nicht in die Epidermis eingedrungen sind, jedoch auch unter therapieadäquaten Umständen nicht mehr von der Hautoberfläche zu entfernen sind.

Aus dem Reservoir wird also so lange Substanz in die Epidermis diffundieren können, bis entweder der Vorrat erschöpft ist, durch rigorose Maßnahmen entfernt wird oder durch die Proliferation der Epidermis und Hornschicht nach außen abgestoßen wird.

Die Absorption des festen Materials ist in der Hornschicht größer und länger, wenn es in flüchtigen Vehikeln wie Aceton aufgetragen wird und sich dann in der Hornschicht aufkonzentriert. Die Anwesenheit eines Corticosteroids in der Hornschicht kann sich über eine Dauer von 14 Tagen und länger erstrecken. Dies wird bei der sog. Intervalltherapie ausgenutzt: Eine kontinuierliche lokale Therapie mit Corticosteroiden wird für 3 bis 4 Tage durch eine alleinige Behandlung mit einer Salbengrundlage, beispielsweise im wöchentlichen Intervall unterbrochen, ohne daß das Therapieergebnis sich verschlechtert.

Einfluß von Waschvorgängen

Auch nach Waschen der Haut kann noch ein Substanzdepot in der Hornschicht erhalten bleiben, bestimmte Stoffe können sogar in die Hornschicht hineingewaschen werden. So wird beispielsweise die Konzentration von Lindan in der Hornschicht durch den Waschvorgang zwar erheblich verringert, jedoch nur zu 80% völlig eliminiert.

Der Rest wird in die Haut „hineingewaschen". Das Depot des Lindans in der Hornschicht läßt sich offensichtlich nicht herauswaschen, sondern allenfalls der Überschuß auf der Hornschicht. Der Waschvorgang selbst verringert dabei die Barrierefunktion der Hornschicht, so daß ein gewisser Anteil dann besser in die tieferen Schichten penetriert.

Hornschichtbeschaffenheit und Eindringgröße eines Wirkstoffs

Eine Haut mit Entzündungen oder Verbrennungen im akuten Zustand hat kaum noch eine intakte Hornschicht, bei chronischen Hauterkrankungen dagegen kann diese erheblich dicker als an gesunder Haut sein. Wird beispielsweise eine Neomycin-Creme, die zur Anwendung bei oberflächlichen Pyodermien, bei infizierten Ekzemen oder Mykosen konzipiert wurde, bei ausgedehnten Verbrennungen angewendet, so kann es zu resorptiver toxischer Wirkung kommen. Da jedoch auch die durch die Verbrennung gebildeten toxischen Produkte ähnliche Wirkung haben können (Niere), wird dieser Arzneimittelschaden möglicherweise überhaupt nicht erkannt. Der umgekehrte Zustand, wie z. B. der fehlende therapeutische Effekt bei stark verdickter Hornschicht, kann natürlich auch eintreten.

Mitunter werden auch Wirkstoffe, die besondere Effekte an der Hornschicht ausüben, wie Harnstoff oder Salicylsäure, dem Fertigarzneimittel zugesetzt, um die Penetration des eigentlichen Wirkstoffs zu verbessern. Dieser Effekt ist nur zu erzielen, wenn die in-vitro-Freigabe des Wirkstoffes aus der Salbe bereits optimal ist bzw. wenn nur die Hornschicht der penetrationslimitierende Faktor ist.

Eine Verdopplung der perkutanen Resorption von Hydrocortison nach der Applikation einer beispielsweise Harnstoff-Hydrocortison-Salbe braucht allerdings nicht mit einem größeren Therapieerfolg an der Haut parallel zu gehen. (Der osmotoische Effekt des Harnstoffs auf die Hornschicht ist für die Permeabilitätssteigerung wesentlicher als die Veränderung der Keratinstruktur).

Stellgrößen der Permeation

Hier ist beispielsweise an eine Beeinflussung der perkutanen Absorption durch Entfettung der Hautoberfläche, durch Reizung oder auch durch tiefergehende Irritation mit Änderung des Wasserhaushaltes zu denken. Eine Insola-

Tabelle 28. Beeinflußbarkeit der Stellgrößen der Permeation

Beeinflussung der Penetration in die Haut	Erhöht	Erniedrigt	Unbeeinflußt	Unbekannt	Unterschiedlich hoch
Hautentzündung (Dermatitis, Ekzem, Erosio)	(++)				
Säuglinge	+		(+)		
Alte Menschen				+	
Intertriginöse Räume	+				
Anogenitalbereich	++				
Palmae, Plantae		+		+	
Bäder, Waschen, Duschen	+				+
Seifen, Syndet	+				+
Im Vehikel gelöste Wirkstoffe			+		+
Im Vehikel suspendierte Wirkstoffe	+				+
Lipophile Vehikel (+ hydrophile Wirkstoffe)	+				+
(+ lipophile Wirkstoffe)			+		+
Hydrophile Vehikel (+ hydrophile Wirkstoffe)			+		+
(+ lipophile Wirkstoffe)	+				+
Einphasenvehikel					+
Emulsionen	+		(+)		+
Behandlungsflächengröße			+		+
Applikationshäufigkeit	(+)		+		
Behandlungsdauer	(+)		+		
Wasserlösliche Stoffe					+
Fettlösliche Stoffe					+
Fett- und wasserlösliche Stoffe	+				
Penetrationsbeschleuniger (DMSO, DMFA)	+				
Hornschichtbefeuchter (Harnstoff, NaCl, Propylenglykol)	+		(+)		+
Keratinverändernde Stoffe (Salicylsäure, Harnstoff)	+		(+)		+

Tabelle 29. Relation Lebensalter und Körperoberfläche/Körpergewicht

	kg	cm²	$\frac{cm^2}{kg}$
Neugeborenes	3,4	2 100	617,6
½ Jahr	7,5	3 500	466,7
1 Jahr	9,3	4 100	440,9
4 Jahre	15,5	6 500	419,4
10 Jahre	30,5	10 500	344,3
Erwachsener	70,0	18 100	258,6

tion mit anschließendem Sonnenbrand oder einer erhöhten Transpiration aufgrund klimatischer Änderungen, auch bedingt durch entsprechende Kleidung, können die Bedingungen für eine Permeation lokal aufgetragener Arzneimittel völlig verändern (Tabelle 28).
Bei Berücksichtigung des Lebensalters auf die Wirkstoffpermeation durch die Haut ist an die relativ große Oberfläche von Säuglingen und Kleinkindern im Verhältnis zu deren Gewicht zu denken (Tabelle 29).
Neben Veränderungen der Haut durch exogene und endogene Faktoren ist weiterhin zu erwähnen, daß die Resorptionsquoten für Externa an verschiedenen Körperstellen höchst unterschiedlich sein können (Abb. 3). So ist im gesamten intertriginösen Bereich die Permeation von Wirkstoffen, also die Wirkungsstärke einer Salbe erhöht. Im Scrotalbereich ist sie sogar um Zehnerpotenzen höher als in anderen Körperregionen. An Haut-/Schleimhaut-Grenzen sind ebenfalls eine erhöhte Resorptionsrate und damit eher potentielle Nebenwirkungen zu erwarten.

Applizierte Konzentration und Penetration

Die Verdopplung der applizierten Konzentration kann eine Penetrations- bzw. Liberationserhöhung bis zu einem Drittel bewirken. Bei geschädigter bzw. fehlender Hornschicht und hoher in-vitro Liberation aus dem Vehikel ist die Aufnahme im Bereich des gefäßführenden Coriums fast entsprechend der Konzentrationserhöhung, d.h. die perkutane Resorption des lokal applizierten Wirkstoffes kann erheblich sein.

Wechselwirkung gleichzeitig applizierter Wirkstoffe

Häufig werden mehrere Wirkstoffe einem Externum zugesetzt. Doch auch bei externer Applikation scheinen "drug interaction"-artige

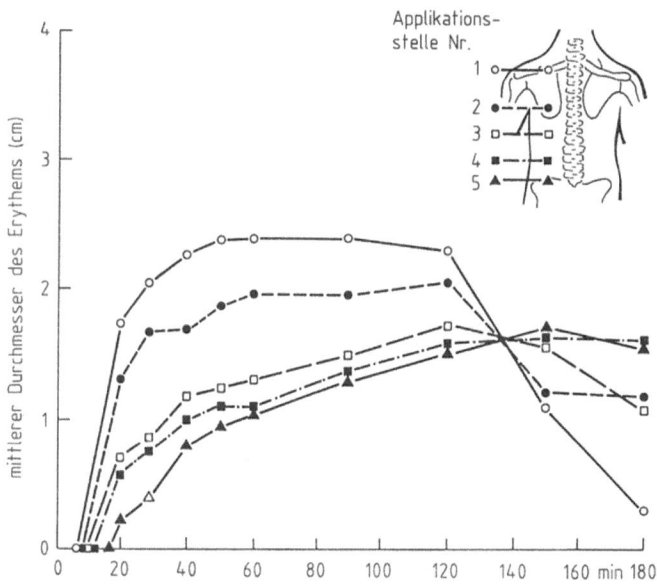

Abb. 3. Auswirkung der Applikationsstelle auf die Resorption von 0,5% Methylnikotinat in Propylenglykol. (Nach Fountain et al.)

Beeinflussungen vorzukommen. Die gegenseitige Beeinflussung kann bereits bei der Liberation aus dem Vehikel eintreten oder beim Beginn der Penetration innerhalb der Hornschicht. Um eindeutige Aussagen darüber machen zu können, ob eine potentielle Beeinflussung bereits durch die Freigabeeigenschaften (Liberation) des Vehikels bedingt wird, sind nicht nur Liberations- sondern auch Penetrationsuntersuchungen notwendig.

Erkrankungszustand, Vehikel und Therapie

Ist die Hornschicht stärker pathologisch verändert, beispielsweise durch Verletzungen, Ekzeme, Verbrennungen, Dermatitiden oder völlig abwesend wie bei offenen Wunden oder Granulationsgewebe, dann muß die lokale Applikation mehr oder weniger mit einer systemischen bzw. einer parenteralen Therapie gleichgesetzt werden (Tabelle 30). So liegt nach langsamer i. v.-Injektion eines Anesthetikums die Serumkonzentration in ähnlichen Bereichen wie nach lokaler Applikation auf die Mundschleimhaut.

Erkrankung und Therapieerfolg können an der Haut unmittelbar beobachtet werden. Diesem großen Vorteil stehen entgegen, daß der Trägerstoff eindeutige Eigenwirkung entfaltet und daß der jeweilige Erkrankungszustand entsprechend angepaßte Trägerstoffe erfordert (Abb. 4, Tabelle 18 [S. 44]).

Dieses Verhalten muß bei der Anwendung von Externa stets berücksichtigt werden. Der kundige Arzt wird sich bemühen, die richtige Vehikel-Wirkstoffkombination zu wählen. Auch die Industrie bietet häufig eine Palette verschiedenster Zubereitungsformen mit dem gleichen Wirkstoff an.

Wirkstoffkonzentration und Therapieeffekt

Die Frage, ob der Wirkstoff in gleicher Konzentration der erkrankten Haut zur Verfügung steht, wenn er in einer Lotio, Creme, Salbe, Fettsalbe, Lösung oder Tinktur zur An-

Tabelle 30. Einfluß verschiedener therapeutischer Bedingungen, Hilfsstoffzusätze, Veränderungen der Hautoberfläche und unterschiedlicher Applikationsstellen auf die Größe der perkutanen Resorption

Oberfläche	Perkutane Penetration		
	Gesteigerte Penetration	Potenzierte Penetration	Wie parenterale Anwendung
Granulationsgewebe			++
Mucosa			++
Frische Wundoberfläche		++	+
Dermatitis plus Vehikel mit „Beschleunigern" und unter Okklusion	+	++	
Anogenitaler Bereich	+	++	
Dermatitis plus „Beschleuniger"	+	+	
Intertriginöse Räume	++	+	
Dermatitis plus Syndets	++		
Intakte Haut plus Vehikel mit „Beschleunigern"	+		

+ = mäßig; ++ = gut.

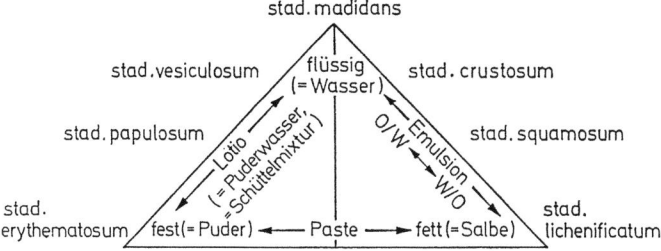

Abb. 4. Wahl der Grundlagen nach dem jeweiligen Hautzustand

wendung kommt, muß eindeutig verneint werden.
Dennoch sind viele solcher „Paletten" zur vollen Zufriedenheit der Dermatologen im Handel. Aufgrund der geschilderten leichten Sichtkontrolle von Therapieeffekten werden Wirkstoffkonzentrationen für Externa seit Jahrhunderten empirisch ermittelt. Dabei ist es ein leichtes, mögliche Vehikelnachteile durch Konzentrationserhöhung auszugleichen. Mit modernen klinisch-pharmakologischen Methoden in der Dermatologie ist man z. B. bei Corticosteroiden in der Lage, relativ einfach die unterste gerade noch wirksame Konzentration eines Wirkstoffs in einem bestimmten Externum zu ermitteln. Dies muß dann allerdings für jede Zubereitungsform erneut geschehen, so daß in einer sinnvollen „Palette" in der Regel jeweils unterschiedliche Wirkstoffkonzentrationen resultieren. Seitdem auch im externen Bereich stark wirksame Pharmaka wie Corticoide, Antibiotika und Cytostatika eingesetzt werden, können auch geringste Konzentrationsänderungen zu Schäden führen, sobald sich die Absorptionsbedingungen auf der Haut aufgrund unterschiedlicher Ausprägung der Dermatose verändern.

Biopharmazeutische Gesichtspunkte

Unter Biopharmazie versteht man heute die Lehre von dem Einfluß des galenischen bzw. pharmazeutischen Trägerstoffes auf die Wirkung des fertigen Arzneimittels. Sobald mit zwei verschiedenen Tabletten eine gleiche systematische Verfügbarkeit erzielt wird, kann man von „Bioäquivalenz" sprechen. Aufgrund von Änderungen von „inerten" Tablettenbestandteilen eines Arzneimittels können Blutspiegelwerte erzielt werden, die bei der einen Tablettenmasse höher und bei der anderen niedriger liegen. Das gleiche gilt, jedoch in vermehrtem Maße, für Lokaltherapeutika. Hier wird der Arzneistoff nicht nur mit einer einzigen, bei einer Firma stets gleichbleibenden Tablettenmasse zusammengebracht und als per os zu verabreichendes Mittel in den Handel gegeben, sondern in der Regel in verschiedenen Grundlagen, so beispielsweise als Salbe, Creme, Lotion, Puder, Paste, Schüttelmixtur dem therapeutisch tätigen Arzt angeboten. Stets besteht eine deutliche Abhängigkeit der Permeation des Wirkstoffes von der jeweiligen Grundlage. Dabei spielt neben der Substanzfreisetzung aus dem Vehikel die zeitliche Überlagerung der verschiedenen Penetrationsprozesse wie das Eindringen in die Hornschicht, der unterschiedliche Aufbau eines Reservoirs und das Abfluten in die Epidermis sowie der Abtransport der Substanz via Gefäße innerhalb des Coriums eine große Rolle (Tabelle 31, Abb. 2).

Aus Fett- und Wasserphasen enthaltenden Vehikeln – also Emulsionen – penetrieren im allgemeinen viele Substanzen relativ zu ihrer, vom physikalisch-chemischen Charakter abhängigen Eigenpenetration eher in die Epidermis als aus Einphasensalben.

Einphasensalben wie Vaselin oder Polyethylenglykolsalbe lassen für die Penetration mehr substanzspezifisches, jedoch dann extremeres Verhalten erwarten als die Emulsionen. Polare Substanzen penetrieren im allgemeinen aus

Tabelle 31. Physikalische Einflüsse der galenischen Formulierung auf die Haut

Hydration der Hornschicht
Unterbindung der perspiratio insensibilis
Beschleunigung des Wasserverlustes durch Lösungsmittel, Emulgatoren, Lipide, Wasser

einer lipophilen W/O-Emulsion besser als unpolare in die Epidermis. Für hydrophile O/W-Emulsionen gilt das Gegenteil. Diese Aussage gilt nicht für lipo- oder hydrophile Einphasenvehikel; hier wurde keine bestimmte Gesetzmäßigkeit beobachtet.

Auch Bestandteile von Salbengrundlagen wie wesentliche Gruppen von Emulgatoren und Kohlenwasserstoffen wie Paraffine und Vaselin dringen vollständig in die gesamte Hornschicht ein. Während Kohlenwasserstoffe (Paraffine) auch nach langen Einwirkungszeiten nicht in Epidermis und Corium weiterpenetrieren, ist dies für den Emulgatorbestandteil Cetylalkohol nach langer Penetrationszeit und für flüssige Polyethylenglykole beispielsweise deutlich nachweisbar.

Obwohl die Wechselwirkungen an biologischen Membranen, also an einem Resorptionsorgan wie der Magen- und Darmschleimhaut, völlig entfallen, zeigen sich auch bei Externa deutliche Wirkungsunterschiede an der Haut in Abhängigkeit vom Trägerstoff. So befinden sich beispielsweise nach 30 min bei Verwendung einer W/O-Emulsion 0,6% eines aufgetragenen Wirkstoffs in der Epidermis, während die Verwendung von einer O/W-Emulsion, Vaselin oder Polyethylenglykolsalbe hierbei nur das Eindringen von maximal 0,04% erlaubt. Gleichzeitig wird eine Zeitabhängigkeit der Penetration und eine Wechselwirkung zwischen Einwirkungszeit und verwendetem Vehikel sichtbar. Wird Hydrocortison in der optimalen Menge Propylenglykol gelöst und in eine natriumsulfathaltige Grundlage eingearbeitet, so zeigte sich, daß die Wirkung erheblich höher sein kann als ohne diese Zusätze. Solche empfindlichen Wirkstoff-Vehikel-Systeme sind oft galenisch nur schwer realisierbar. Bis in die letzte Zeit hinein hat der Galeniker, der für die Stabilität und Haltbarkeit des Produkts verantwortlich ist, das entscheidende Wort bei der Konzeption neuer Externa gehabt. Es gilt jedoch zu vermeiden, daß stabile Salben mit schlechten Abgabeeigenschaften oder instabile Produkte mit guten Penetrationseigenschaften konzipiert werden.

Durch die weitverbreitete Sitte der Dermatologen, Fertigprodukte in der Apotheke beliebig mischen zu lassen, können beispielsweise Externa, für die bei geringster Wirkstoffkonzentration optimale Penetrationseigenschaften erarbeitet wurden, wertlos werden. Ähnliches gilt beim falschen therapeutischen Einsatz von für einen bestimmten Erkrankungszustand der Haut optimal konzipierten Externa.

Nebenwirkungen an der Haut

Bei der Arzneimittelpenetration durch die Haut handelt es sich stets nur um eine im Gegensatz zur oralen Resorption sehr langsame und geringe systemische Aufnahme von Substanzen. Es sind deswegen auch keine Nebenwirkungen zu erwarten, die sich als akute, schnell einsetzende Zustandsveränderungen bemerkbar machen. Bei der externen Therapie werden Nebenwirkungen überwiegend gleich als chronische Veränderungen auftreten, deren Ursache häufig nicht mehr zu erkennen sind und in der Regel bei der Verwendung von Externa nicht erwartet werden.

Nebenwirkungen direkt an der Haut konnten früher für Lokaltherapeutika fast vernachlässigt werden bzw. sind dem Therapeuten nicht aufgefallen. Seitdem stark wirksame Arzneimittel, also Substanzen mit starker pharmakologischer Aktivität, auch lokal eingesetzt werden, treten solche Nebenwirkungen häufiger auf. Diese Nebenwirkungen sind vielleicht in Langzeitversuchen klinisch erfaßbar, aber nur pharmakokinetische Untersuchungen können über Anreicherung im Gewebe, Verweildauer und Abtransport genaue Auskunft über die eventuelle Möglichkeit lokaler Nebenwirkungen bei erhaltener therapeutischer Effizienz geben.

Arzneistoffgruppen, die bei lokaler Anwendung ähnliche pharmakologische Wirkung haben

Adstringierende Stoffe

Solche Stoffe bewirken eine oberflächliche Proteindenaturierung (Gerinnung). Dadurch entsteht auf Schleimhäuten oder geschädigter (hornschichtfreier) Haut eine oberflächliche Schutzschicht im Sinne einer künstlichen Kruste. Exsudation und Sickerblutungen werden gestoppt, die Schweißdrüsenproduktion herabgesetzt. Diese Stoffe werden nur geringfügig perkutan resorbiert, da sie sich den Weg selbst blockieren. Zu dieser Gruppe gehören Aluminiumsalze, Phenolkondensationsprodukte (künstliche Gerbstoffe), Naturstoffe, aber auch gerbstoffhaltige Drogen (Tabelle 32).

Alumen (Alaun, Kaliumaluminiumsulfat)

Farblose, durchsichtige, kristalline Masse.

Löslichkeit: 1 Teil in 7,5 Teilen Wasser, in 3 Teilen Glycerol. Unlöslich in Alkohol. Eine 6,53% wäßrige Lösung ist isoosmotisch mit Serum.

Anwendung und Anwendungsbeispiele von Alumen

1. Als Badelösung bei Hyperhidrosis oder Schweißfüßen:
   Rp. Alumen 20,0
   Ger. Wasser ad 100,0
2. Zur „Härtung" der Epidermis, z. B. zur Erhöhung der Lichtschwiele oder bei Hühneraugen oder wunden Füßen.
   Rp. Alumen 5,0–10,0
   Ger. Wasser ad 100,0
3. Zur Wundbehandlung (isoosmotisch), bei gereinigten, gut granulierenden Ulcera, bei Erosionen.
   Rp. Alumen 6,53
   Ger. Wasser ad 100,0

Galenische Unverträglichkeiten: Nicht zusammen mit Tanninen, Alkalihydroxiden, Blei-, Quecksilber- und Calciumsalzen.

Wirkungsweise: Starkes Adstringens. Alaunstifte dienen der Wundstillung, besonders bei oberflächlichen Erosionen, verdünnte wäßrige Lösungen sind als Gurgellösungen im Gebrauch.

Nebenwirkung: Hochkonzentriert kann Alaun Haut und Schleimhaut irritieren, auch geringgradig Nekrosen verursachen (z.B. am Gaumen).

Aluminiumsulfat

Farblose, geruchlose Masse.

Löslichkeit: Leicht wasserlöslich (1:1), dabei schwach opaleszierend. Eine 2%ige Lösung hat einen pH von 3-4. Unlöslich in Alkohol.

Galenische Unverträglichkeiten: Wie Alumen.

Wirkungsweise: Ähnlich wie Alumen, jedoch noch stärker adstringierend.

Nebenwirkungen: Ähnlich wie Alumen.

Anwendung und Anwendungsbeispiele

1. Wäßrige Lösungen von 5–10% bei Ulcerationen.
2. Gesättigte, also ca. 50%ige Lösung dient als mildes Kaustikum.

Aluminiumchlorid

Gelblichweißes, fast geruchloses kristallines Pulver.

Löslichkeit: Gut wasserlöslich (1:1), löslich in Alkohol (1:4), auch in Glyzerin und Ether.

Wirkungsweise: Die Substanz wirkt stark austrocknend aufgrund seiner adstringierenden Effekte auf die Schweißdrüsen. Hinzu kommt die hier mögliche Herstellung auch alkoholischer Lösungen (Antiperspirantien).

Nebenwirkungen: Irritationen können auftreten, eher bei alkoholischen Lösungen.

> **Anwendung und Anwendungsbeispiele von Aluminiumchlorid**
>
> a) Bei Hyperhidrosis (z. B. Axillae)
>   Meist 20% (auch 6–20%) Aluminiumchlorid in alkoholischer, wasserfreier Lösung. Mit gleichem Erfolg werden 20%ige wäßrige Lösungen oder Lösungen mit 20–50% Alkohol eingesetzt.
>   Rp. Aluminiumchlorid   20,0
>   Ethanol 96%   ad 100,0
>   S. über Nacht auf die vorher getrocknete Achselhöhle auftragen. Morgens mit Wasser und Seife waschen.
> b) Bei Tinea pedis:
>   10–20% Aluminiumchlorid in einer 30%igen alkoholischen Lösung (wirkt aufgrund des austrocknenden Effektes).

Tannin (Acidum tannicum)

Aus den Gallen verschiedener Eichenarten gewonnene gelblichweiße bis hellbraune Masse oder Pulver.

Löslichkeit: Gut wasser- und alkohollöslich (etwa 1 : 1). Löslich in Glyzerin (1 : 1), Chloroform, Ölen und Paraffinen. Sehr gut löslich in Aceton.

Galenische Unverträglichkeiten: Säuren, Basen, Metallsalze (Eisen, Blei, Antimon, Silber). Tanninlösungen fällen Alkaloide und Glycoside. Tannine sind lichtempfindlich. Manche Tenside (nichtionische Tenside sind inkompatibel.

Wirkungsweise: Adstringierend besonders auf Schleimhäuten und Haut-/Schleimhautgrenzepithel. Lösliche oder quellbare Proteine werden im sauren Milieu auf Schleimhäuten und entzündeter Haut in unlösliche, nichtquellbare Proteine umgewandelt. Intakte Haut bleibt unverändert.

Nebenwirkungen: Tannin kann toxisch wirken, da es auf der Haut leicht in Gallsäure und Glucose gespalten wird. Gallsäure wirkt nicht adstringierend und wird perkutan (geschädigte Haut, Schleimhaut) resorbiert. Es soll nach lokaler Anwendung bei Verbrennungen (Gerbbehandlung) zu Leber- und Nierenschäden kommen, doch sind diese wohl eher auf die Verbrennungstoxine selbst zurückzuführen. Die orale Aufnahme großer Dosen führt zu Nausea und Erbrechen. Subcutan injizierte Tannine bewirken bei Ratten Lebertumorbildung.

> **Anwendungsgebiete und Anwendungsbeispiele von Tannin**
>
> 1. Auf Schleimhäuten nicht über 1,5%.
>   Als Sitzbäder (0,5–1,5%) bei Erosionen, Fissuren (Anogenital) oder bei Hämorrhoiden:
>   Rp. Acid. tannic.   5,0
>   Glycerol   ad 100,0
>   S. Bis 1:10 zu verdünnen.
> 2. Zur Erhöhung der Lichtschwiele auf gesunder Haut in Salben und Cremes um 1%.
> 3. Als „Schutzsalben" um die perkutane Resorption anderer Stoffe (radioaktiv, toxisch, arzneilich) prophylaktisch herabzusetzen.

Gegenanzeigen: Ausgedehnte Verbrennungen der Haut. Große Schleimhautflächen mit Konzentrationen über 1,5%.

Tabelle 32. Adstringierende und gerbstoffhaltige Drogen

Droge	Inhaltsstoffe	Erfahrungsmedizinische Anwendung
Radix Ratanhiae (Ratanhiawurzel)	Ratanhia-Gerbsäure (über 10%) Catechingerbstoffe, durch Kondensation und Oxydation in Phlobaphene (Ratanhiarot) übergehend	Als wäßriger Drogenauszug: Als *Dekokt* bei Schwellung, Rötung und vermehrter Sekretion entzündeter Schleimhäute. Als *Dekokt* auch als Zusatz zu Mitteln gegen Hämorrhoiden und Frostbeulen. Als alkoholischer Drogenauszug: *Tinct. Ratanhiae* als Zusatz zu Mundwässern und Zahnfleischpinselungen
Rhizoma Tormentillae (Tormentillwurzel)	Kondensierter Gerbstoff vom Typ der Catechingerbstoffe (17–22%), 1,2-Dihydroxybenzolderivate, d-Catechin, Chinovasäure, Ellagsäure, o-Phenoloxydase, Tormentol (Triterpensäureester (?), Glykosid, Tormentillin (?), äther. Öl, Harz, Gummi als Spuren	*Tinktur* und *Dekokte* zu Pinselungen und als Gurgelmittel bei Schleimhauterkrankungen des Mundes und Rachens. Ferner bei Cystitis, Fluor albus, Kolpitis, lokalen kleinen Blutungen, banalen oberflächlichen Wunden, kleinflächigen Verbrennungen, Frostbeulen, Dermatitis, Hautjucken, Hämorrhoiden, Hyperhidrosis
Folia Juglandis (Walnußblätter)	Gerbstoffe, die bei der Hydrolyse Ellag- und Gallussäure ergeben, ca. 3% Inosit, geringe Mengen ätherisches Öl, etwas Bitterstoff; l-Ascorbinsäure (0,3–0,4%) in frischen Walnußblättern	*Wäßrige Drogenauszüge* wirken adstringierend und werden z. B. als Zusatz zu Fußbädern verwendet
Aloeextrakt (Aloe)	Anthracenderivat Aloin (=Barbaloin =Cap-Aloin) 22–34%, Aloe-Emodin 0,05–0,5%. (Wenig erwünscht: 10% Harz.) Bei der Hydrolyse entsteht ein „Tannol-Aglukon" von phenolischem Charakter und Arabinose	Zur äußerlichen Behandlung von Ulcus cruris, Ekzemen und Verbrennungen
Catechuextrakt (Katechu)	Catechine (2–12%), Catechingerbstoffe (25–60%), das Pentahydroxyflavon Quercetin und sein Rhamnosid, das Quercitrin. Farbstoff = Catechurot, Schleimsubstanzen (20–30%)	*Alkoholische Lösungen* mit einem Zusatz von Glycerin zu Pinselungen der Mundhöhle bei Schleimhauterkrankungen. In Mund-, Zahn- und Gurgelwässern
Myrrha (Myrrhe)	Harzsubstanzen (25–40%), das Harzphenol Myrrhol, Commiphorasäure, äther. Öl (2–10%), die Phenole Eugenol und m-Kresol, Cumin- und Zimtaldehyd, Myrrholsäure, Bitterstoffe, alkoholunlösliche Gummiverbindungen (50–60%)	*Tinktur* bei Entzündungen im Mund- und Rachenraum zum Pinseln. Als keimtötender und desodorierender Bestandteil von Mundwässern und Zahnpflegepräparaten
Folia Hamamelidis (Hamamelisblätter)	Ca. 3% Gerbstoffe (β-Hamamelitannin, aus Gallussäure und Hamamelose aufgebaut). Außerdem Ellagtannin, Proanthocyanidine, Flavonglykoside, Saponine, ~ 0,5% äther. Öl	Alkoholische und wäßrige Auszüge. Als relativ mildes Adstringens und Antiseptikum bei oberflächlichen Venenentzündungen, Ulcus cruris, Hämorrhoiden, venösen Blutungen, Nasenblutungen, Durchblutungsstörungen, blutstillendes „Wundheilmittel"

Tabelle 32 (Fortsetzung)

Droge	Inhaltsstoffe	Erfahrungsmedizinische Anwendung
Cortex Quercus (Eichenrinde)	8–20% Catechin-Gerbstoffe, Tannine	*Decoct,* mit adstringierender und blutstillender Wirkung. Krustenbildend und indirekt (Krusten) heilungsfördernd. Bei nässenden Dermatitiden, Pruritus (anogenital), Hyperhidrosis, Hämorrhoiden, Analfissuren; zum Gurgeln bei leicht blutendem Zahnfleisch, Stomatitis
Folia Salviae (Salbeiblätter)	Äther. Öl (mindestens 1,5%) mit 35–60% Thujon und etwa 15% 1,8-Cineol. Diterpenoider Bitterstoff Carnosol (= Pikrosalvin), Gerbstoffe, lipophile Flavonoide	Meist wäßrige Auszüge zum Spülen, Gurgeln und Pinselungen bei Entzündungen der Mundhöhle und des Zahnfleisches. Bei entzündlichen Affektionen der Lippen, Dentitionsbeschwerden. Das äther. Öl hat spasmolytische, das Pikrosalvin eine antiseptische (schwach bakterizide) und die Gerbstoffe eine adstringierende Wirkung
Gallae (Galläpfel)	Tannin (25–45%, Gallussäure (3%), m-Digallussäure, Ellagsäure (2%), etwas Glucose, Stärke und lipidartige Verbindungen	Die alkoholischen Drogenauszüge (*Tinctura* gallarum) werden aufgrund ihres hohen Gerbstoffgehaltes äußerlich als Adstringens verwendet
Herba Cardui benedicti (Kardobenediktenkraut)	8% Gerbstoffe, Bitterstoff (~0,2%) = Cnicin, Flavone (?), Harze, wenig ätherisches Öl, relativ viel Schleimstoffe	Abkochungen (Decoct) äußerlich zur Behandlung schlecht heilender Wunden
Herba Grindeliae (Grindeliakraut)	3–5% Gerbstoffe, 0,5% äther. Öl, 10–15% Harz, 0,7% Flavone und Phytosterine, Saponine (?) alkaloidartige Stoffe (?) (= Grindeline)	Wäßriger Auszug bei entzündlichen Erkrankungen der Schleimhaut (anogenital)
Herba Hyperici (Johanniskraut)	Farbstoffe, Hypericin, Pseudohypericin und die in Spuren vorhandenen Vorstufen, 0,2% äther. Öl, 3–6% Catechin-Gerbstoffe, 0,5–0,7% Hyperosid (= Hyperin), ein Quercetin-D-galactosid-(3) und Quercetin; Glycerin- und Cholesterinester; Kohlenhydrate; Cholin. Der Acetonextrakt der Droge wirkt antibakteriell	Als Johanniskrautöl. Wundheilend und entzündungswidrig bei äußerlicher Anwendung. Volksmedizinisch bei Ekzem, Neurodermitis und Psoriasis (Eluat des Krautes in Erdnuß oder Olivenöl)
Herba Millefolii (Schafgarbenkraut)	Äther. Öl, als Hauptalkaloid das Bentonicin, Spuren stickstoff- und z.T. schwefelhaltiger Verbindungen, Flavone, Gerbstoffe, Cumarine (?)	Die Droge hat als Dekokt hämostyptische und entzündungswidrige Wirkung (z. B. feuchte Umschläge)

Tabelle 32 (Fortsetzung)

Droge	Inhaltsstoffe	Erfahrungsmedizinische Anwendung
Herba Serpylii (Quendelkraut)	0,1–0,9% äther. Öl, Hauptbestandteil p-Cymen (=p-Cymol) und geringe Mengen von Phenolen; 3,5–7% Gerbstoffe und Flavone, ein Bitterstoff (Serpyllin), Oleanolsäure (0,5%) und Ursolsäure (0,75%)	Äußerlich werden alkoholische Auszüge zum Kühlen und Abschwellung bei „Rheuma", Quetschungen u. ä. angewendet
Herba Thymi (Thymiankraut)	Das an Phenolen reiche äther. Öl (0,75–2,6% Ausbeute) enthält je nach Herkunft zwischen 20% und 60% Thymol und Carvacrol; außerdem p-Cymen (=Cymol), Pinene, Borneol, l-Linaleol und die entsprechenden Ester; daneben Gerbstoffe, Kaffeesäure, Flavone und die Hydroxytriterpenderivate Oleanolsäure (0,63%) und Urolsäure (1,7%)	Äußerlich: aetherisches Thymianöl als Hautreizmittel (z. B. in Linimenten). Thymol wirkt stärker antiseptisch und ist weniger toxisch als Phenol oder Kresol. Bereits in einer Verdünnung von 1:3000 werden die üblichen Eitererreger in ihrer Entwicklung gehemmt; daneben wird eine desodorierende und schwach anästhesierende Wirkung angegeben

Anesthetika

Die üblichen Anesthetika aus der Procainreihe wie Benzocain (Anesthesin) sollten nicht lokal auf der entzündeten Haut und auf der Haut im Urogenitalbereich angewendet werden. Hier ist die Gefahr einer Kontaktsensibilisierung gegen die gesamte Gruppe bis hin zu sämtlichen „Parastoffen" (chemische Verbindungen mit am Benzolring paraständige Gruppen, wie Sulfonamide, Konservierungsmittel und Antidiabetika) sehr groß, so daß kaum ein Nutzen übrig bleibt.
Eine „Ausweichsubstanz" ist Lidocain, welches zur Lokalanesthesie der oberen Hautschichten und gegen Symptome einsetzbar ist, die häufig mit innerlich applizierten Antihistaminika therapierbar sind. Solche symptomatisch wirkenden, beginnende lokale Verschlechterungen und Kontaktirritationen (toxisch und/oder allergisch) möglicherweise verschleiernde Externa gehören nur in die Hand des voll aufgeklärten mündigen Patienten. Lidocain wird hier als Einzelwirkstoff beschrieben.

Antibiotika

Eine lokale Antibiotikabehandlung von Hautinfektionen ist sinnvoll, wenn es sich um oberflächliche Prozesse handelt, d. h., Applikationsort und Wirkort sollten identisch sein. In diesem Falle werden ausreichend hohe Konzentrationen erreichbar sein, falls nicht aufgrund hoher Eiweißmengen (Eiter, Blut, seröse Flüssigkeit) oder Exsudation, (Säftestrom von innen nach außen oder in den Verband) das Antibiotikum unwirksam bzw. „weggeschwemmt" wird. Bei kleinen oberflächlichen Infektionen wird eine Wirksamkeit durch eiweißgerinnende Effekte mancher Antiseptika (Schwermetallsalze) oder Adstringentien aufgrund der Bildung eines künstlichen Schorfes oft eher erzeugt als durch ein lokal appliziertes Antibiotikum. Da vorherige Umfeldmaßnahmen wie Reinigung einer Wunde, Pyodermie oder sekundär infizierten Dermatose für das Gelingen einer effektiven Antibiotikatherapie bei gleichzeitig austrocknenden Maßnahmen (feuchte Umschläge) oder Wahl des „richtigen" Vehikels (feucht oder fett) oft einen gleich hohen Stellenwert haben, wie die Wahl des richtigen Antibiotikums, sollte der lokale Einsatz von Antibiotika immer wieder überdacht werden. Oft sind es die Umfeldmaßnahmen und nicht

Tabelle 33. Anforderungen an ein Chemotherapeutikum zur lokalen Therapie bakterieller Infektionen.

1. Lückenlose und uneingeschränkte bakterizide Aktivität
2. Sofortige biologische Verfügbarkeit
3. Direkte bakterizide Wirkung
4. Remanenzwirkung
5. Fehlende Antigenität
6. Kompatibilität mit anderen Medikamenten oder endogenen Substanzen
7. Zell-Gewebskompatibel
8. Kalkulierbare systemische Wirkung und Nebenwirkung

Tabelle 34. Keimspektrum verschiedener allgemein üblicher extern angewandter Antibiotika

Ausreichende lokale Wirksamkeit	Lokal einsetzbare Antibiotika
Grampositive Keime (bes. Kokken/Bakterien)	Gramicidin, Tyrothricin, Bacitracin, Erythromycin, Mupirocin, Polymyxin B, Chloramphenicol, Tetracyclin
Gramnegative Keime (bes. Kokken/Bakterien)	Neomycin/Framycetin, Gentamycin, Tetracyclin, (Erythromycin), Chloramphenicol, Tetracyclin
Pseudomonas aeruginosa	Gentamycin, Polymyxin B
Anaerobier	Clindamycin, Metronidazol, Colistin Polymyxin E

das Antibiotika, welche die natürliche Heilungstendenz fördern. Auf offenen Wunden oder Ulcera sollte stets eine oft mögliche Granulationshemmung bedacht werden.
Nur wenige Antibiotika werden in der Lokaltherapie eingesetzt (Tabelle 33). Manche sollten aus Gründen von Resistenzentwicklungen möglichst nicht oder nicht mehr auch innerlich verwendet werden (Chloramphenicol, Neomycin/Framycetin, Bacitracin, Gramicidin, Tyrothricin), andere wenig sensibilisieren und gut penetrieren, wie Erythromycin/Tetracyclin oder Mupirocin (Tabelle 34 und 35). Aufgrund der noch häufigen lokalen Anwendung von Erythromycin wird dieses auch als Einzelstoff dargestellt. Gelegentlich ist der mäßige antibiotische Effekt der meisten fast nicht sensibilisierenden Imidazol-Antimykotika bei

Tabelle 35. Einschränkung der Wirksamkeit üblicher Lokalantibiotika

Lokal-Antibiotikum	Schlecht- oder unwirksames Keimspektrum	Inaktivierung durch Eiweiß (Blut, Serum, Eiter, Gewebebestandteile)	Resistente Keime
Erythromycin	Pseudomonas Nocardia	gering	selten
Clindamycin	Enterokokken gramneg. Bakterien	gering	selten
Neomycin/Framycetin	Streptokokken	mäßig	häufig
Gentamycin	Streptokokken A	mäßig	gelegentlich
Bacitracin	gramnegative Bakterien	keine	selten
Gramicidin	gramnegative Bakterien	deutlich	selten
Tyrothricin	gramnegative Bakterien	stark	selten
Tetracycline	Proteus, Pseudomonas aeruginosa, Enterokokken	mäßig	vereinzelt
Chloramphenicol	Proteus Pseudomonas aeruginosa	mäßig	vereinzelt
Colistin	Proteus, grampositive Keime	deutlich	gelegentlich
Poymyxin B	Proteus grampositive Keime	deutlich	gelegentlich
Mupirocin	Gramnegative Keime Pseudomonas aeruginosa	gering	kaum

Besiedlung mit Staphylococcen, Streptokokken oder Propionibakterien ausnutzbar. Metronidazol gehört nicht in diese Gruppe, ist im Falle einer systemischen Aufnahme toxikologisch belastet (potentielles carcinogenes Potential) und sollte nur gezielt für etwa 10 Tage eingesetzt werden.
Immer sollte bedacht werden, daß auch eine gezielte erfolgreiche Bekämpfung einer Keimbesiedlung nicht zur klinischen Heilung führen kann, wenn eine multifaktorielle Ätiologie vorliegt (Ulcus cruris, Decubitus, Follikulitiden, Akne).

Zur lokalen Anwendung von Aminoglycosidantibiotika

Zu dieser noch häufig verwendeten chemisch und allergologisch zusammengehörenden Gruppe ist Neomycin, Framycetin, Kanamycin und Gentamycin zu rechnen.

Anwendung: Lokale Antibiotikatherapie bei Infektionen mit Staphylococcus albus/epidermidis, aureus; Streptococcus viridans, faecalis; E. coli; Enterobacter aerogenes; Klebsiella-, Clostridium- und Bacillus-Arten.

Gegenanzeigen: Infektionen mit Proteus Arten, Pseudomonas aeruginosa, Protozoen, Viren, Pilze. Kontaktallergie gegen einen der Wirkstoffe (Kreuzallergien). Großflächige Anwendung (über 20% der Hautoberfläche) oder häufige Anwendung auf geschädigter Haut bei Herzmuskelschwäche, Nierenfunktionsstörung, Schwangerschaft, Innenohrvorschädigung.
Nicht im Bereich der Ohren anwenden.

Nebenwirkungen: Bei großflächigen Hauterkrankungen, Verbrennungen und nach Applikation auf Wunden können Hörschäden, Nierenschäden, neuromuskuläre Blockaden (z. B. Atemdepression), lokales Taubheitsgefühl im behandelten Bereich auftreten (Tabelle 36).

Tabelle 36. Nebenwirkungen von Antibiotika nach parenteraler Verabreichung

---

Neomycin
  Ototoxizität (Taubheit, Schwindel)
  Nierenschädigung
  Neuromuskuläre Blockade (Paralyse)
Polymyxin
  Nierenschädigung
  Neurotoxizität
  Parästhesie
  Neuromuskuläre Blockade (Paralyse)
  Anaphylaxie (Histamin-Freisetzung)
Bacitracin
  Nierenschädigung
  Anaphylaxie (Histamin-Freisetzung)
Gramicidin
  Hämolytische Anämie (Hämolyse)
  Nierenschädigung
  Hepatotoxizität

Wie die meisten lokal applizierten Antibiotika (außer Bacitracin) treten auf offenen Wunden und Ulcera Wundheilungsstörungen (Granulations-, Epitheliationsstörungen) auf (Tabelle 79a).

Wechselwirkung: Eine perkutane Resorption kann bei häufiger Anwendung und/oder bei Anwendung auf großflächigen Wunden, Verbrennungen oder impetigenisierter Haut zur Verstärkung von nephro- und ototoxischer Wirkung gleichzeitig applizierter Cephalosporine und Diuretika (Furosemid, Etacrynsäure) führen. Die neuromuskuläre Blockade von Inhalationsnarkotika oder curareartigen Muskelrelaxantien kann verstärkt werden.

Antihistaminika

Sämtliche H_1-Rezeptor Antagonisten (Antihistaminika) sind wenig für eine lokale Anwendung geeignet, insbesonders wenn keine völlig intakte Haut vorhanden ist. Das Risiko einer Kontaktsensibilisierung ist dann im Verhältnis zu dem geringen Nutzen hoch. Auch auf intakter Haut (Pruritus sine materia) ist eine systemische Anwendung deutlich erfolgreicher als eine lokale. Ein sehr schmales Anwendungsgebiet bleibt bei gelegentlicher prophylaktischer Anwendung und einer kurz nach dem Stich einsetzenden frühen lokalen Behandlung eines Insektenstichs. Hier ist allerdings eine schnelle und hohe Hautpenetration des Wirkstoffes erforderlich. Bei Nichtansprechen oder zu einem späteren Zeitpunkt sind bei ausgeprägten Stichen nur noch Corticosteroidexterna sinnvoll.

Antimykotika

Neben den hier aufgeführten Wirkstoffgruppen gibt es eine Fülle von Substanzen, die gegen Pilze (Dermatophyten) und Hefen unterschiedlich stark wirksam sind. In der Tabelle 37 wird eine Auswahl vieler noch üblicher Substanzen dargestellt, einschließlich der neuen Antimykotika. Eine „Tiefenwirkung" dieser Stoffe ist nur bei Candida-Infektionen erforderlich. Die Tabelle 38 gibt einen kurzen Überblick über die meist noch ungenügend systemischen Therapiemöglichkeiten, insbesonders von Organmykosen.

Tabelle 37. Auswahl verschiedenster Substanzen, mit denen eine (unterschiedlich) wirksame antimykotische Lokaltherapie betrieben werden kann

Substanz	Gruppe	Konzentration	Hefen	Dermatophyten	Fungi- -statisch	Fungi- -cid	Sporocid	Mikrobicid
Bifonazol	I	1%	+	+	+	+	+/?	(+)
Chlormidazol	I		+	+	+	+		
Clotrimazol	I	1–2%	+	+	+	+	–	(+)
Econazol	I	1%	+	+	+	+	?	(+)
Isoconazol	I	2%	+	+	+	+	–	(+)
Ketoconazol	I	2%	+	+	+	+		(+)
Miconazol	I	2%	+	+	+	+	–/?	(+)
Oxiconazol	I	2%	+	+	+	+	–	(+)
Terconazol	(I)	0,8%			+	+		(+)
Tioconazol	I	1%	+	+				(+)
Amphotericin B	A	3%	+		+			
Nystatin	A	2%	+		+	+		
Pimaricin (Natamycin)	A	2%	+	(+)	+	+		(+)
Tyrothricin	A	0,1%	+		(+)	(+)		
Chlorquinaldol	C	5%	(+)	(+)	+			
Clioquinol	C	2–3%	(+)	(+)	+			+
Cloxiquin	C	1%	(+)	(+)	(+)	(+)		
Dequaliniumsalze	C	0,4%	+	+	(+)	(+)		+
8-Hydroxychinolin	C	0,1–0,5%	(+)	(+)	(+)	(+)		
Benzalkoniumchlorid	Q	0,5–2%	(+)	(+)	+			
Cetylpyridiniumchlorid	Q	0,05%	(+)	(+)	+			
Caprylsäure	CS		+	+	(+)	(+)		
Propionsäure	CS			+	(+)	(+)		(+)
Undecylensäure	CS	2–10%	(+)	(+)	+			
Zinkundecylat	CS	Bis 20%	(+)	(+)	+			
Benzosäure	AC				(+)	(+)		+
5-Bromsalicyl-4-chloronilid	AC	2%	(+)	(+)	(+)	(+)		
p-Hydroxybenzoesäure-ethyl/propylester	AC	0,1–0,2%	+	Schimmelpilze +	(+)	(+)		(+)
Salicylsäure + Derivate	AC (P)	1–5%	(+)	(+)		+		(+)
Dichlorophen	P		(+)	(+)	+			+
Hexachlorophen	P	0,25–3%						+
p-Chlor-m-xylenol	P	0,5–5%					–	+
Phenol	P		(+)	(+)		(+)	+	+
Tetrabrom-o-kresol	P	1%						+
Thymol	P		(+)	+		+		+
Brillantgrün	T	Wunde: 0,05–0,1% Haut: 0,5%	(+)	(+)	(+)		–	+
Gentianaviolett (Pyoktanin)	T	0,5%	+	(+)			–	(+)
Malachitgrün	T	0,05–0,1%	(+)	(+)			–	+

Tabelle 37 (Fortsetzung)

Substanz	Gruppe	Konzentration	Hefen	Dermatophyten	Fungi--statisch	Fungi--cid	Sporocid	Mikrobicid
Merbromin	OQ	2%	(+)	(+)				(+)
Phenylmercuriacetat	OQ	0,05–0,1%	(+)	(+)				+
Haloprogin	J	1% (setzt Phenol frei)	+	+	+			
Jod-PVP	J	Meist 10% verfügb. Jod	(+)	(+)	(+)	(+)	+	+
Jodtinktur	J	2%	(+)	(+)	(+)	(+)	+	+
Lugol'sche Lösung	J	1%	(+)	(+)	(+)	(+)	+	+
Chlorbutanol	Al		(+)	(+)	(+)	(+)		+
3-(4-Chlorphenoxy)-1,2-propandiol	Al	0,5–1%	+	+	(+)	(+)		+
Formaldehyd	Al	1%	(+)	(+)	(+)	(+)	+	+
Methenamin (Hexamethylentetramin)	Al	13%						+
Schwefel	–	3%	(+)	(+)	(+)	(+)		(+)
Clodantoin	OS	1%	+		(+)	(+)		
Fenticlor	OS	5%	+	+	+			+
Sulbentin	OS	3%	+	+	(+)	(+)		+
Pyrithion-Zink	OS	1,5%	(+)	(+)	+			(+)
Tolciclat	OS	1%		+	+	+		
Tolnaftat	OS	1%		+		+		
Chlorhexidin	–	0,05% (Wunde) bis 0,5% (Haut)	–	–	–	–		+
Cyclopiroxolamin	–	1%	+	+	+	(+)		
Dithranol	–	0,1–1%	(+)	(+)	+			
Hexamidin	–	0,1%	(+)	(+)	+			+
Hexetidin	–	0,1%	+		(+)	(+)		+
Naftifin	–	1%	+	++	+	+	Auskeim. Spor. +	(+)
Teer	–	1–20%	(+)	+		+		(+)

Erklärung: Gruppe: I = Imidazolderivate; A = Antibiotika; C = Chinolinderivate; Q = Quarternäre Verbindungen; CS = Carbonsäuren; AC = aromatische Säuren; P = Phenolabkömmlinge; T = Triphenylmethanfarbstoffe; OQ = organische Hg-Verbindungen; J = jodhaltige Verbindungen; Al = Aldehyde und Alkohole; OS = organische Schwefelverbindungen

Tabelle 38. Antimykotika zur inneren Anwendung. (Nach W. Christ)

	Amphotericin B	Flucytosin	Griseofulvin	Ketoconazol
Antimykotisches Spektrum	Breit	Eng (Hefen)	Eng (Dermatophyten)	Breit
Resistenzentwicklung	Selten	Häufig (auch unter der Therapie)	Selten	Selten
Pharmakokinetik Halbwertszeit	Biphasische Elimination ~24–48 h 15 Tage	~5 h (3–6 h)	Biphasische Elimination ~0.7–1.7 h; ~9.5–21 h	Biphasische Elimination ~2–3.3 h und 8–12 h
Eiweißbindung	90–95%	~5%	?	~84% ~15% an Blutzellen ~1% freie Subst.
Applikationsform	Parenteral	Parenteral/oral	Oral	Oral
Gewebediffusion	Schlecht	Sehr gut (einschließlich Liquor)	Wenig bekannt	Gut (Ausnahme Liquor)
Metabolismus	Ungeklärt (wahrscheinlich sehr gering)	Extrem gering <1%	Sehr ausgeprägt (o-Demethylierung u. Glukuronidierung	Sehr ausgeprägt (Metabolite biol. inaktiv)
Exkretion	Renal	Renal (bis zu 98% einer Dosis)	Renal (~75%) (im Urin nur Spuren der Muttersubst.), biliär	Biliär und renal (ca. 13% einer oralen Dosis; als Ketoconazol 2–4%)
Besonderheiten	Intrathekale Applikation möglich	Penetriert gut in den Liquor	Hohe Affinität zu Keratin	Anreicherung im subkutanen Bindegewebe, Haar
Wirkungsmechanismus	Komplexbildung mit Ergosterol; Störung der Membranpermeabilität	Penetration von 5-FC durch die Pilzzellmembran mittels Cytosinpermease, Umwandlung in 5-Fluoruracil und Einbau in fungale RNA; Inhibierung der DNA-Synthese	Proteinsynthesestörung; Komplexbildung mit Purinkörpern; Hemmung der Chitinbildung ("curling effect")	Selektive Schädigung der Pilzzellmembran durch Hemmung der Ergosterol-Biosynthese. Hemmung der Enzyme NADH-Oxidase, Peroxidase und Katalase, daher Autodigestion der Pilzzelle
Toxizität	Nephrotoxisch Myelotoxisch Hepatotoxisch	Gut verträglich Hepatotoxisch Myelotoxisch	Gut verträglich Neurologische Symptomatik Hepatotoxisch	Gut verträglich Hepatitis/Hepatose (Inzidenz 1:10000) unter Ketoconazol
Dosierung und Anwendungsdauer bei Erwachsenen	~0,5 mg/kg/die −1 mg/kg/die 4–12 Wochen (bis zu mehreren Monaten)	100–200 mg/die 3–6 Wochen (bis zu mehreren Monaten)	500 mg/die (−1000 mg) 3–8 Wochen (bis 6 Monate und länger)	200–600 mg/die (−800 mg) 4–8 Wochen (5 Tage bis 12 Monaten)

Azole (Imidazol, Triazol)

Löslichkeit: Azole sind in Propylenglykol und Ethanol gut löslich. In PEG 200–400, also flüssigem Polyethylenglykol sind sie mäßig und in Wasser sind sie nicht löslich. Es sind jedoch wasserlösliche Derivate in der Entwicklung.

Bezeichnung und Warennamen: Die verschiedenen Azole sind unter folgenden Namen bekannt:

Clotrimazol –	Canesten, Monobaycuten und eine Fülle „neuer" Präp., da Patentschutz 1986 ablief. Rezeptierbar!
Bifonazol –	Mikrospor
Econazol –	Epi-Pepavaryl
Isoconazol –	Travogen
Ketoconazol –	Nizoral
Sulconazol –	Exelderm
Miconazol –	Daktar, Epi-Monistat
Oxyconazol –	Oceral, Myfungar
Terconazol –	Tercospor
Tioconazol –	Fungata
Fenticonazol –	Lomexin

Galenische Unverträglichkeiten: In stark sauren Lösungen setzt eine Hydrolyse ein, Azole sind jedoch zwischen pH 4 und pH 8 ausreichend stabil.

Wirkungsweise: Die Substanzen greifen über Beeinflussung von Cytochrom P 450 in die Ergosterolsynthese der Zellwand ein. Hier erfolgt eine selektive Schädigung der Zellmembran durch Blockierung der Demethylierung eines Intermediärproduktes (24-Methyldihydrolanosterol) bei der Biosynthese von Lanosterol zu Ergosterol. Es entstehen so offene Stellen in der Membran, die zum Verlust für den Pilz lebenswichtiger Elektrolyte führt. Gleichzeitig kommt es zum Anstieg von toxischen Peroxiden innerhalb der Zelle. Manche Imidazole haben in hohen Dosen (g-Bereich bei Ketoconazol) beim Menschen antiandrogene, aber auch corticosteroidsynthesehemmende Eigenschaften. Andere führen nach systemischer Gabe beim Tier (Ratte) zu peripostnatalen Schwierigkeiten (u.a. Verlängerung der Tragezeit).
Die Azole wirken nur auf proliferierende Pilze und Hefen, sind also unwirksam bei Sporen (Konidien). Sie wirken ebenfalls bei den meisten grampositiven Keimen (auch Propionibacterium acnes).
Eine Resistenzentwicklung kommt praktisch kaum vor. Die Azole wirken meist primär fungistatisch. Fungicide Wirkungen sind am ehesten bei Dermatophyten, insbesonders bei längerer Einwirkung nachweisbar.

Anwendungsgebiete: Die Substanzen sind bei sämtlichen oberflächlichen Mykosen, hervorgerufen durch Dermatophyten, Hefen und Schimmel wirksam. Daneben haben sie gewisse antibiotische Effekte. Sie sind auch wirksam beim Erythrasma. Das Vehikel hat auch hier wesentlichen Anteil am Erfolg einer antimykotischen Therapie.

Creme und Lotio

Diese sind meist propylenglykolhaltig. Sie werden bevorzugt für die Anfangsbehandlung der akuten Phase oder auch im intertrigenösen Bereich (Lotio). Die austrocknenden Effekte solcher emulgator- und wasserhaltigen Zubereitungen sind anfangs (akute Phase) erwünscht.

Rp. Clotrimazol	2,0
Propylenglykol	15,0
Ger. Wasser	40,0 (70,0)*
Hydrophile Salbe (DAB 9)	ad 100,0
S. Creme	
Rp. Clotrimazol	2,0
Span 60	2,0
Polysorbat 60	1,5
Cetylstearylalkohol	10,0
Oleum oleinicum	12,0
Cetylpalmitat	3,0
Ger. Wasser	ad 100,0
S. Vaselin- und paraffinfreie Creme	
Rp. Clotrimazol	2,0
Tween 60	7,0
Span 60	2,0
Dickflüssiges Paraffin	15,0
Vaselin. alb.	15,0
Wasser	ad 100,0
S. Propylenglykolfreie, cetylstearylalkoholfreie und abwaschbare Creme am Stamm und auf intertriginöse Bereiche.	

* S. Lotion

Spray und Lösung

Besonders für kleine intertriginöse und nur mäßig entzündete Stellen.

Rp.	Clotrimazol	1,0
	Propylenglykol	59,0
	Polyethylenglykol 400	10,0
	2-Propanol	30,0
	S. Lösung für große Flächen, behaarte Bezirke oder intertriginös.	

Paste

Pasten sind gut geeignet für Bereiche von Haut-Schleimhaut-Grenzen (Lippe, Anus, Vulva, Penis). Gewisser Schutz vor Feuchtigkeit (Urin, Speichel, Wundsekret). Nicht auf hochakute nässende Bezirke (s. auch Rezepturen für Pasten zur Aufnahme von Antimykotika auf Seite 32).

Rp.	Zinkoxid oder Titanoxid (feinkörniger)	15,0
	Talcum oder Stärke (Mais, Reis)	15,0
	Tween 80	3,0
	Aqua dest.	10,0
	Clotrimazol	2,0
	Propylenglykol	10,0
	Vasel. alb.	ad 100,0
	S. Wasserhaltige und sekretaufnehmende Paste für nässende und intertriginöse Herde (Candida, Interdigitalmykose).	

Puder

Die Wirkung des Wirkstoffes kommt kaum zum Tragen. Inerte Puder haben ähnliche Effekte (Terrain trockenhalten). Nur zur Nachbehandlung und unterstützend in bereits trockenem höchstens subakuten Bereichen (Inguinal, submammär) (s. Rezepturen für Puder zur Aufnahme von Antimykotika).

Shampoo

Als "rins-off" Produkt gelegentlich sinnvoll (Kopfbehandlung). Eine gute Ansprechbarkeit wird so nur bei hochempfindlichen Species [z. B. Pityrosporon orbiculare (Pityriasis versicolor)] erreicht.

Salbe

Als W/O-Emulsion nur zur Behandlung bereits trockener, fast abgeheilter Formen (s. Rezepturen für Salben zur Aufnahme von Antimykotika).

Gegenanzeigen: Der peri-postnatale Zeitraum wird diskutiert, doch sind die Tierbefunde beim Menschen kaum nachvollziehbar. Sensibilisierung kann bei Massenanwendung wohl eintreten (für systemische Folgetherapie mit Imidazolen wesentlich!) und sollte erfragt werden.

Nebenwirkungen: Meist vehikelbedingt (Propylenglykol). Anfängliche Reizungen (Brennen, Jucken, Rötung), die trotz Weiterbehandlung meist verschwinden (besonders Penis, Vulva, Vagina). Zu starke Austrocknung (Spannungsgefühl, Rhagaden) bei langer Behandlung (Creme, Lotio). Gelegentlich Kontaktallergien, auch Kreuzallergien bei ähnlicher Struktur (Miconazol–Econazol oder Isoconazol–Ketoconazol).

Wechselwirkungen: Die gleichzeitige Gabe anderer Antimykotika ist sinnlos. Kombination mit Corticosteroiden bringt bei richtiger Vehikelwahl (Akuität) allenfalls am 1.–2. Behandlungstag gewisse Vorteile (Cave: Schrotflintentherapie bei ungenauer Diagnose).

Art und Dauer der Anwendung: Die hohe minimale Hemmkonzentration, der Sitz der Hautpilze (in der Regel nur Hornschicht bis höchstens obere Anteile der Epidermis) bedingt meist eine nur 1mal tägl. Anwendung unterstützt durch blande austrocknende Maßnahmen (s. dort). Eine Weiterbehandlung um etwa 3 Wochen nach klinischer Abheilung erscheint erforderlich zu sein, um noch auskeimende Sporen zu erfassen.

Naftylamine

Wirkungsweise: Die neuen Naphthyl-Allylamin-Derivate (Naftifin, Terbenafin) greifen andersartig als die Azole in die Ergosterol-Biosynthese der Pilzzelle ein (Abb. 5). Bereits die Umwandlung von Squalen zu Lanosterol wird gehemmt. Bei systemischer Anwendung (Terbenafin) entfallen dadurch auch die hormonalen Effekte (antiandrogen, Corticosteroidsynthesehemmung) der oral applizierten Imidazole (Ketoconazol, Itraconazol).

Bei lokaler Anwendung (Naftifin) wird eine gewisse antientzündliche Potenz dieses Wirkstoffes, der ein ebenfalls breites Wirkspektrum bei hautpathogenen Pilzen hat, diskutiert. Allerdings scheint die Wirksamkeit bei Hefen geringer zu sein als die der Azole. Die lokale Anwendung auf Schleimhäuten (Vagina) bedarf höherer Konzentration als bei Azolen.

Terbenafin soll mehr systemisch angewendet werden. Es wirkt fungicid auf Dermatophyten und fungistatisch auf Candida-Arten und scheint so dem Griseofulvin ähnlich bis überlegen zu sein.

Makrolide (Polyene)

Zu der Klasse der Makrolid-Antimykotika gehören die Gruppen der Tetraene mit Amphotericin A, Natamycin, (Pimaricin) und Nystatin und die Gruppe der Heptaene mit Amphotericin B, Candicidin u. a. weniger gebräuchlichen Wirkstoffe. Aufgrund der chemischen Struktur eines makrozyklischen Lactons mit konjugierten Doppelbindungen sind diese Substanzen auch in die Gruppe der Polyen-Antimykotika einzuordnen. Diese sind licht- und oxydationsempfindlich.

Wirkungsweise: Die Polyene sind in der Lage, sich fest an Membransterole zu binden. Da die Zytoplasmamembranen der Pilze im Gegensatz zu den Bakterien Sterole enthalten, ist bei den Pilzen eine Komplexbildung mit Polyenen möglich. Die Zellpermeabilität wird dabei selektiv gestört, dies erklärt auch die Unwirksamkeit der Polyene bei Bakterien. Aufgrund dieser Komplexbildung entstehen Poren in den Pilzzellmembranen. Dadurch kommt es zum Verlust von lebenswichtigen Elektrolyten wie K^+ und Mg^{++} Kationen.

Anwendungsgebiete: Infektionen der Haut und Schleimhaut mit Candida-Arten sind mit den Wirkstoffen dieser Gruppen, insbesondere mit Amphotericin B, Nystatin und Natamycin gut zu behandeln. Diese Wirkstoffe werden von Haut und Schleimhaut sehr geringfügig resorbiert, so daß auch eine Sanierung der Mundhöhle und des Magen-Darm-Traktes und der Vagina gelingt, ohne daß potentielle resorptive Nebenwirkungen – insbesondere von Amphotericin-B – zu befürchten sind. Diese drei hier angeführten bei oberflächlichen

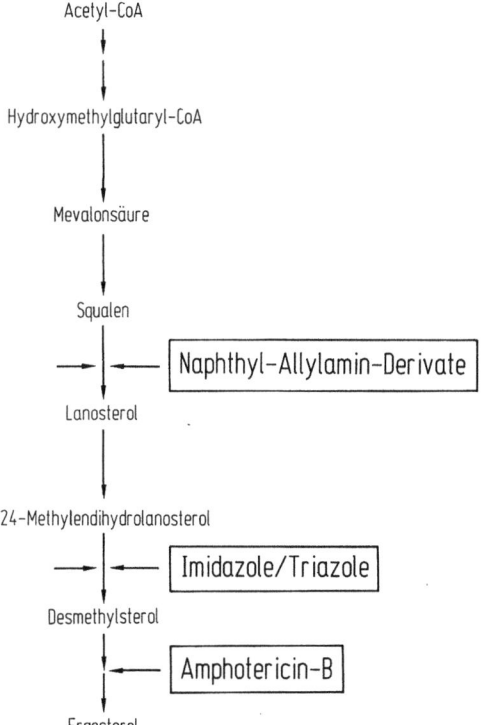

Abb. 5. Die Angriffspunkte von Naphthyl-Allylamin-Derivaten und von Imidazolen/Triazolen bei der Ergosterol Biosynthese der Pilzzelle

Candida Infektionen gut wirksamen Stoffe sind jeweils als Kurzmonographie bei den Einzelwirkstoffen dargestellt. Bei der lokalen Anwendung auf der Haut sind diese Wirkstoffe heute in vielen Fällen, insbesondere bei unklarer Ätiologie einer reinen Candida-Infektion, von den Breitbandantimykotika vorwiegend der Imidazol- bzw. Azol-Gruppe verdrängt worden. Auch sollte die vorherrschend gelbe Färbung dieser Wirkstoffe auf die „compliance" solcher Zubereitungen nicht unbeachtet bleiben.

Neue Breitband-Antimykotika

Neben dem systemisch einsetzbaren *Terbenafin* wird ein neues Azol-Antimykotikum, das *Itraconazol*, welches in relativ kurzer Zeit u. a. auch gegen Aspergillus und die Sporotrichose voll wirksam zu sein scheint, systemisch erprobt.

Ein wasserlösliches lokal applizierbares Antimykotikum stellt das *Fluconazol* dar. Möglicherweise werden aufgrund der Hydrophilie des Wirkstoffes Pilzinfektionen von Hautanhangsgebilden besser therapierbar werden.

Ein weiteres künftiges neues lokal anwendbares Breitband-Antimykotikum stellt das *Vibunazol* dar.

Eine völlig neue chemische Gruppe sind die *Phenylmorphylin Derivate*, die ohne Beeinflussung von Cytochrom P 450 in den Ergosterolstoffwechsel der Pilze eingreifen.

Inwieweit solche neuen noch nicht allgemein verfügbaren Wirkstoffe echte pharmakologische oder pharmakokinetische Fortschritte im Vergleich zu den jetzigen gut wirksamen Breitband-Antimykotika erbringen, bleibt noch offen. Jedenfalls sollte dafür nicht als Kriterium eine ein- oder zweimalige tägliche Applikation – welches allein vom vehikelabhängigen Wirkstoffreservoir in der Hornschicht bestimmt wird – herangezogen werden.

Antiseptika

Zwischen den Begriffen Desinfizientien und Antiseptika sind die Definitionen fließend und teilweise verwirrend. Beide stellen chemische Stoffe dar, die in der Lage sind Mikroorganismen zu zerstören, wobei Bakterien im Sporenstadium üblicherweise nicht erfaßt werden. Auch wird nicht eine völlige Abtötung, sondern nur eine Reduzierung der Keime auf eine für die Gesundheit harmlose Anzahl angestrebt. Antiseptika sollen auf oder in belebtem Gewebe Mikroorganismen zerstören oder im Wachstum hemmen. Schutz oder Begrenzung einer Infektion ist das Ziel. Auch wenn Desinfizientien nur an unbelebten Gegenständen und Materialien eingesetzt werden, können solche „desinfizierte" Stoffe dann an oder in Geweben oder an der Haut verwendet werden. Oft wird im Sprachgebrauch die intakte Haut als „unbelebte Fläche" betrachtet. Man spricht also fälschlich von einer Hautdesinfektion. Üblicherweise werden Antiseptika in geringen Konzentrationen auch als Konservierungsmittel in Externa und Kosmetika eingesetzt. Dadurch erklärt sich eine gelegentlich deutliche desinfizierende oder antiseptische Wirkung solcher „wirkstofffreien" kosmetischen Zubereitung. In der Tabelle 39 sind die Hauptgruppen der üblichen Antiseptika und ihre Eigenschaften kurz dargestellt.

Anwendung einiger Antiseptika

Benzalkoniumchlorid

Löslich in Wasser, Alkohol und Aceton.
0,1–0,2% wäßrige Lösung zur Anwendung gesunder Haut.
0,01% in wasserhaltiger hydrophiler Salbe (DAB 9) als mäßig antiseptische Wundcreme.

Cetylpyridiniumchlorid

1% wäßrige Lösung auf kleine Stellen geschädigter Haut und kleine Wunden.
1% wäßrige Lösung auf intakte Haut.
0,01–0,05% wäßrige Lösung auf Schleimhaut und große geschädigte Hautareale.

Chlorhexidinhydrochlorid (~ gluconat)

Dieses häufig verwendete Antiseptikum wird ausführlich als Einzelmonographie beschrieben.
Die Anwendungskonzentrationen betragen:
0,05% wäßrig zur Wunddesinfektion.
0,05% in Glyzerin zur Urethradesinfektion.

Tabelle 39. Hauptgruppen in Externa einsetzbarer Antiseptika

Chemischer Wirkstoff	Wirkungsweise	Anwendungsgebiet	Verträglichkeit
Aldehyde (Formaldehyd Glutaraldehyd)	Bactericid (auch fungi- und virucid), mäßig sporocid, mäßig bei säurefesten Stäbchen	Desinfektion (sauberer Oberflächen, Abwesenheit von Eiweiß), auch zur HIV-Desinfektion	Mäßig (hautirritierend, allergisierend)
Kationische Tenside (quarternäre Ammonium und Pyridiumverbindungen, wie Benzalkoniumchlorid, Cetylpyridiniumchlorid)	Grampositive und -negative Bakterien (mäßig wirksam)	Verschmutzte Wunden, Reinigung, Antiseptisch	Gut, mäßig austrocknend
Chlorverbindungen und chlorfreisetzende Substanzen wie Natriumhypochlorit, Chloramin	Grampositive und -negative Bakterien, einige Sporen und Viren, desoderierend, reduzierte Aktivität durch organisches Material und in alkalischem Milieu	Reinigung von putriden Wunden Desinfektion sauberer Oberflächen Auf granulierende Wunden und Ulcera	Gut, geringe Toxicität
Farbstoffe wie Acridinderivate (Acriflavin), Triphenylmethanderivate (Gentianaviolett, Brillantgrün)	Bakteriostatisch (bes. grampositive Bakt.) Hemmung von Pilz- und Hefewachstum	Antiseptisch auf Erosionen, Ulceration und nekrotischen Belägen	Gut, austrocknend, bei hoher Konzentration auf Schleimhäuten, Nekrosen möglich, starke Hemmung der Wundheilung
Quecksilberverbindungen: (Merbromin) Phenylquecksilbersalze	Antibakteriell, antimykotisch (reduzierte Wirkung durch organisches Material)	Desinfizients, auch Hautoberflächenantiseptikum (kleine Wunden) Krustenbildend	Gut (kleinflächig)
Phenol, Phenole (Thymol, Kresol, Chlorkresol)	Bactericid (schneller Wirkverlust durch Verdünnung und organisches Material)	Antiseptika und hautdesinfizierend (chlorierte Phenole)	Gut (kleinflächig), gewisse system. Toxicität
Chlorierte Phenole (Hexachlorophen, Triclosan)	Mehr bei grampositiven Keimen wirkend		Mäßig reizend
Chlorhexidin-Salze (kationisch wirksame, wie -acetat, -gluconate, -hydrochlorid)	Bactericid (grampositiv und -negativ), nicht gegen Sporen	Antiseptisch an Haut- und Schleimhäuten. Kontaktlinsen	Gut, deutliche Wundheilungshemmung
Jod	Germicid (Bakterien, Pilze, Viren)	Antiseptisch (1% in 70% Alkohol zur Hautdesinfektion)	Mäßig
Jodophore (Jod-PVP)	Wie Jod; stabiler als Jod-Zubereitungen	Antiseptisch, auch Ulcera, Vaginal- und Hautdesinfektion, auch bei Herpes simplex	Gut, zytotoxische Effekte ab 5%

Tabelle 39 (Fortsetzung)

Chemischer Wirkstoff	Wirkungsweise	Anwendungsgebiet	Verträglichkeit
Ampholytische Tenside	Wie kationisches Tensid mit zusätzlicher Detergentienwirkung (anionisch)	Antiseptisch im Auge, in Babyshampoo's	Sehr gut
Alkohole:			
1. Ethanol	Baktericid (um 70% W/W) nicht gegen Sporen	Hautdesinfektion. In „Tinkturen"	Leicht reizend
2. Benzylalkohol		Desinfizierend und anaestesierend (über 10% äußerlich) Konservierungsmittel (1%)	Gut
3. Isopropylalkohol	Wie Ethanol (um 70% bactericid)	Wie Ethanol	2mal toxischer als Ethanol
4. Propylalkohol	Wie Isopropanol	Wie Isopropanol	Etwas toxischer als Isopropanol
Peroxide			
1. Hydrogenperoxid (H_2O_2)	Antimikrobiell und desoderierend, nur solang O_2 freigesetzt wird (Effekt wird durch organisches Material reduziert)	Um 6% zur Wundreinigung. In Cavitäten nur mit freiem Luftaustritt (Gasemboliegefahr)	Kurzfristig brennend
2. Benzoylperoxid	Mäßig antimikrobiell	2–10% bei Akne vulg. Bleichmittel in Nahrungsmitteln	Reizt etwas, mäßig sensibilisierend
3. Kaliumpermanganat ($KMnO_4$)	Bactericid (durch Körperflüssigkeit herabgesetzt) adstringierend, desoderierend	0,1% zur Ulcus- und Abszeßreinigung 1% bei Mykosen 5% Blutstillung	Hoch konzentriert: ätzt und brennt

0,1% wäßrig mit 10% Alkohol zur Mundspülung bei Aphten.
0,2–1% in Cremes (wasserhaltige hydrophile Salbe DAB 9).
0,2–1% in Salben (wasserhaltige Wollwachsalkoholsalbe DAB 9).

Chloramin
(Tosylchloramid-Natrium [DAB 9])

Leicht löslich in Wasser (1:7), Glyzerin (1:7), löslich in Alkohol (Ethanol).
Die Anwendung erfolgt etwa in folgenden Konzentrationen:
1% in Rezepturen als desinfizierende Salbe oder Creme.
2% (wäßrig) zur Wundreinigung, 0,1–0,3% zur Wundspülung (4,1% ist isoosmotisch);
0,005 g/Liter Wasser zur Trinkwasserdesinfektion. Auf infizierten Wunden und Ulcera sollte längerfristig Chloramin statt Chlorhexidin, Brillantgrün oder Pyoktamin eingesetzt werden, da dabei keine Granulationshemmung eintritt.

Brillantgrün

Löslich: Wasser (1:5), Alkohol (1:12).
Inkompatibel: oxydierende und reduzierende Stoffe und anionische Substanzen.

Anwendungsgebiete und -Konzentrationen:
0,05–0,1% in Wasser kurzfristig bei infizierten Wunden und Verbrennungen.
0,5% mit 0,5% Gentianaviolett in 50% Alkohol zur Hautdesinfektion.

0,5% in Alkohol: Paronychie, kleine oberflächlich zu desinfizierende und verschorfende Stellen.

**Gentianaviolett
(Pyoktanin, Kristallviolett)**

Löslich: Wasser (1:200), Glyzerin (1:30), leicht löslich in Alkohol und Chloroform.
Achtung: Färbt stark.

Anwendung:

1% in wäßrig-alkoholischer (10%) Lösung
oder
0,5% wäßrige Lösung bei Hefepilzen im Mund oder bei chronischen Ulcerationen (kurzfristig) oder bei Hautpilzen.
Creme: 1–1,5% in Hydrophiler Salbe (DAB 9).

Salbe

Rp. Gentianaviolett 0,5–1,0
 Amylum triticae 20,0
 Calciumhydroxid Lösung
 pH 8 20,0
 Wollwachsalkoholsalbe
 (DAB 9) ad 100,0
 S. Desinfizierende Salbe
  (nicht auf offene Wunden)

Merbromin

Löslich in Wasser (1:1), unlöslich in Alkohol und Aceton. Es ist ein schwaches Desinfektionsmittel. Die Wirksamkeit wird weiter herabgesetzt durch organisches Material (Eiter, Blut), jedoch wirkt es deutlich eiweißgerinnend, schorfbildend und hat dadurch die gewünschten Effekte, beispielsweise als alkoholische, austrocknende Lösung:

Rp. Merbromin 2,0
 Isopropanol 20,0
 Aceton 10,0
 Aqua dest ad 100,0
 S. Zur Prophylaxe von
  Hautinfektion bei kleinen Verletzungen

Die rote Hautverfärbung ist mit Chloraminlösung und anderen chlorhaltigen Mitteln entfernbar.

Nebenwirkungen und Toxicität einiger Antiseptika

Quarternäre Ammonium- oder Pyridiniumverbindungen wie Benzalkoniumchlorid, Cetrimid, Cetylpyridiniumchlorid

Diese Stoffe haben im allgemeinen depolarisierende muskelrelaxierende Eigenschaften bis hin zur Paralyse der Atemmuskulatur, bedingen Nause und Erbrechen (per os), Cyanose und ZNS-Symptomatik mit Krämpfen und Excitationen. Die fatale Dosis liegt bei etwa 1–3 g per os oder z. B. intrauterin.
Lokal sind quarternäre Ammoniumbasen, insbesondere Benzalkoniumchlorid, gut verträglich, wiederholte Anwendung kann zu Sensibilisierung führen. Im intertriginösen Bereich können Nekrosen entstehen. Großflächige Anwendung bei stark geschädigter Haut sollte vermieden werden oder deutlich unter 1,0 g Wirkstoff liegen (z. B. 0,1% Creme auf die gesamte Erwachsenenhaut appliziert entspricht etwa der Wirkstoffmenge von 0,04 g).

Zur Toxicität von Benzalkoniumchlorid bei vaginaler Anwendung und auf Schleimhäuten: Benzalkoniumchlorid zählt zu den quarternären Ammoniumverbindungen. Diese sind oberflächenaktive Substanzen mit lipophilen und hydrophilen Gruppen. Ihre Wirkung beruht auf Veränderung der Permeabilität der Zellmembran und ihrer Energieverhältnisse. Ihre größte Wirksamkeit entfalten sie in wäßriger Lösung. Anwesenheit organischer Materialien vermindert ihre Wirksamkeit. Benzalkoniumchlorid besitzt eine spermizide Wirkung, ist aber nicht als sicheres Verhütungsmittel anzusehen. Daten aus retrospektiven Studien zeigen eine Schwangerschaftsrate (ungewollt) zwischen 15 und 40% innerhalb eines Jahres nach Beginn der Verwendung als Spermizid.

Systemische Toxicität

Durch die Schleimhaut ist eine Resorption für hydrophile Substanzen wie Benzalkoniumchlorid beschränkt möglich. Benzalkoniumchlorid hat eine relativ geringe systemische Toxizität. Nach oraler Aufnahme können aber Vergiftungen auftreten, die auf einer curareähnlichen Wirkung basieren. Auch die vaginale Anwendung einer benzalkoniumchloridhaltigen Lösung zum Zweck einer Abtreibung führte zu einer systemischen Vergiftung mit Todesfolge.

Bei lokaler und vaginaler Anwendung ist die zu erwartende Aufnahme von Benzalkoniumchlorid aber so gering, daß keine systemische Toxizität zu erwarten ist. So verläßt bereits ein Teil die Vagina nach Verflüssigung. Bei Konzentrationen von 1% und höher ist eine Irritation zu erwarten. Irritationsgrad und Penetrationsvorgänge können bei unterschiedlichen Spezies außerordentlich verschieden sein, so daß Daten aus Tierversuchen für die Verhältnisse beim Menschen nur bedingt verwertbar sind.

Kanzerogenes Risiko

Beim „21 Tage kumulativen Irritationstest" (unter Occlusion beim Tier) ist die Rangordnung für den Menschen 11, für das Kaninchen 5 (1 = höchste Irritation) für Benzalkoniumchlorid. Daten aus den chronischen Tierstudien sind also kaum auf die Verhältnisse beim Menschen übertragbar.

Bei Anwendung im Vaginalbereich ist mit einer Potenzierung der irritativen Wirkung (annähernd okklusive Verhältnisse, intertriginös) insbesonders da es sich um Schleimhaut handelt, die bei wiederholter Anwendung geschä-

digt sein kann, zu rechnen. Ein kanzerogenes Risiko aufgrund eines epigenetischen Mechanismus ist hier nicht völlig auszuschließen. Ein auf einer möglichen genotoxischen Wirkung beruhendes kanzerogenes Potential kann ebenfalls nicht ausgeschlossen werden, da keine brauchbaren Studien zur Genotoxizität erarbeitet wurden. Dabei ist zu beachten, daß sämtliche Antiseptika aufgrund ihres Wirkungsprinzips in einfachen Tests zur Mutagenität konzentrationsabhängig fast stets positiv reagieren (Tabelle 40).

Chlorfreisetzende Substanzen wie Natriumhypochlorit, Chloramin

Die in Gegenwart von Wasser neben hypochloriger Säure und Hypochlorit-Ionen noch verbleibende undissoziierte hypochlorige Säure bedingt eine Chlorierung der Proteine von Zellen und Enzymen. Daher ist auch die Aktivität bei pH 4–7 höher als im Alkalischen, wo allerdings die Stabilität besser ist. Die Substanzen haben eine geringe verbleibende Toxicität, z. B. nach Desinfektion von Milchflaschen. Hohe Konzentrationen in Wasser können Konjunktivitis und Atembeschwerden bedingen.

Farbstoffe wie Brillantgrün, Gentianaviolett (Kristallviolett), Acriflavin

Brillantgrün: Gelegentlich Reizungen, selten Sensibilisierung. Auf Wunsch starke bis kom-

Tabelle 40. Eigenschaften häufig eingesetzter, äußerlich anzuwendender Antiseptika mit proteindenaturierenden Effekten

Proteindenaturierende Substanzen	Blut- stillend	Anti- mikrobiell	Mikrobielle in-vitro Mutagenitäts- Tests	Schorf- bildend
Schwermetallsalze	+ +	+	−/+	+ +
Gerbstoffe	+ +	−	+	+ +
Farbstoffe	(+)	+	+ +	+
Jod	(+)	+ +	−/+	(+)
Kaliumpermanganat	(+)	+	−/+	+
Formaldehyd	−	+	+	−/+
Quartenäre Ammoniumbasen	−	(+)	+	−
Syndets	−	(+)	−	−

+ = mäßig stark; + + = stark; (+) = mild; − = unwirksam.

plette Granulations- und Epithelisationshemmung (ab 0,05%).

Gentianaviolett: Nach oraler Gabe können Nausea, Brechreiz, Diarrhoe und Kopfschmerzen auftreten. Schleimhäute können ulcerieren. Zytotoxische Wirkung (Wundheilungsstörung) und auch Interactionen mit der DNS lebender Zellen wurden in vitro beobachtet, so daß ein mögliches mutagenes Potential angedeutet wurde, Hinweise auf eine Kanzerogenität sind jedoch nicht haltbar.
An der Haut ist es gut verträglich, ähnlich wie Brillantgrün. Keine Anwendung sollte am Auge erfolgen, stets ist auf potentielle Schleimhautulcerationen bei Anwendung im Kindermund, im Lippenwinkelbereich und auch im Windelbereich zu achten.

Acriflavin, Proflavin: Diese Gruppe (Acridinabkömmlinge) können phototoxisch wirken, gelegentlich treten Sensibilisierungen auf. Mögliche Tumorpromotion im Zusammenhang mit Licht (320 nm) (Herpes Photo-Therapie mit Fluoreszenzlicht) wird diskutiert.

Phenol, Phenolabkömmlinge und chlorierte Phenole wie Kresol, Thymol, Chlorkresol, Hexachlorophen, Triclosan

Hohe Konzentration von Phenol (über 2%) praecipitiert Eiweiß der Hautoberfläche und der sensorischen Nervenenden (weißliche Verfärbung, Gefühllosigkeit) (gegen Juckreiz wirken bereits Konzentration unter 0,2%).
Lungenödem, Leber- und Nierenschäden treten nach oraler Aufnahme auf, ebenso können Nausea, Erbrechen und deutliche ZNS Depression (mit zentralen Ausfällen von Kreislauf und Atmung) auftreten (1–15 g oral). Solche Vergiftungen können auch nach perkutaner Aufnahme auftreten. Nach lokaler Anwendung von 10% wäßrige Lösung (Phenol) treten Depigmentationen und deutliche lokale Erosionen auf. Die maximal erlaubte Luftkonzentration (Phenol) beträgt 5 ppm.
Phenol kann erfolgreich mit fetten Ölen (Ricinusöl), Glycerol oder flüssigem Polyethylenglykol von der Haut wieder entfernt werden. Dieses Verfahren bietet sich auch zur Verkürzung einer lokalen Teerbehandlung an. Auch werden die antibakteriellen und kaustischen

Tabelle 41. Antiseptische Wirkung einiger aetherischer Öle. „Tiefenwirkung" durch Flüchtigkeit und Lipidlöslichkeit

Kampher	6,2 mal	
Menthol	0,9 mal	stärker
Thymol	20,0 mal	bactericid
Anisöl	0,4 mal	als
Nelkenöl	8,0 mal	Phenol
Lavendelöl	1,6 mal	

lokalen Eigenschaften von Phenol durch diese Lösungsmittel deutlich verringert.
Die Toxicität der Phenolabkömmlinge richtet sich nach der jeweiligen Abgabe von Phenol, dies gilt auch für etherische Öle. Hier ist der antiseptische Nutzen im Vergleich zum potentiellen Schaden (ähnlich wie bei anderen Phenolabkömmlingen) oft höher als bei Phenol (Tabelle 41).

Zur Toxicität und zum tumorogenen Potential von Phenolen

Aufgrund seiner starken systemischen Toxicität wird Phenol als Antisepticum und zur großflächigen lokalen Behandlung der Haut kaum noch, jedoch dann nur in Konzentrationen unter 1,5% angewendet. Als Stabilisator in Allergen-Testlösungen und in Insulinpräparaten, als Gurgellösung (1,4%iger Konzentration zur Desinfektion des Mund- und Rachenraums) wird es aber noch häufig benutzt. Auch Teere, etherische Öle u.a. Wirkstoffe enthalten Phenol.
Eingesetzt wird es außerdem zur Schmerzausschaltung bei Krebserkrankungen durch Ganglienblockade, beim Peeling der Gesichtshaut, in Wund- und Heilsalben, wie z.B. auch Lippenlichtschutzstifte und ähnliche Zubereitungen.
Der bei Anwendung als Antiseptikum durch Reaktion mit Eiter und Sekreten entstehende Protein-Phenol-Komplex, der die Phenol-Wirksamkeit deutlich abschwächt, verhindert nicht, daß Phenol ins Gewebe eindringt und weiteres Zelleiweiß denaturieren kann. Auf der Haut kann es deshalb eine Erosio bis zur Ablösung der Epidermis und bei längerer Exposition tiefe Nekrosen bewirken. Auf Schleimhäuten können erosive Schädigungen auftreten.

Die Absorptionsquote auf intakter menschlicher Haut liegt bei 2–3% der applizierten Dosis. Aufgrund seiner kaustischen, irritierenden und denaturierenden Wirkung auf Zellproteine wird immer wieder ein kanzerogenes Risiko durch einen epigenetischen Mechanismus für den Menschen theoretisch erwogen.
Phenol gilt als Cokanzerogen. Studien an der Mäusehaut zeigten aber auch eine eigenständige Promotor-Aktivität (Papillombildung) bei Anwendung relativ hoher Konzentrationen (10%) über lange Zeit (72 Wochen).
Die Fähigkeit von Phenol, bei einem empfindlichen Mäusestamm Tumore zu induzieren, ist dabei nicht abhängig von sichtbaren Gewebezerstörungen oder toxischen Auswirkungen auf Herz-Kreislauf-Systeme und ZNS. Ein spezifischer Beweis, daß Phenol eine krebsauslösende Wirkung beim Menschen zuzuschreiben ist, konnte nicht erbracht werden.
Für Externa gilt, insbesonders bei kleinen Anwendungsflächen (Lippen), ein Gehalt um 6% Phenol als Obergrenze der tolerierbaren Konzentrationen. Die lokalanaesthetische Wirkung von Phenol steht dabei im Vordergrund. Gleichzeitig wirkt es antiseptisch. Es ist zu überdenken, ob in Zukunft Phenol in dermatologischen Zubereitungen nicht durch Substanzen mit weniger zweifelhaftem toxikologischen Profil ersetzt werden sollte.

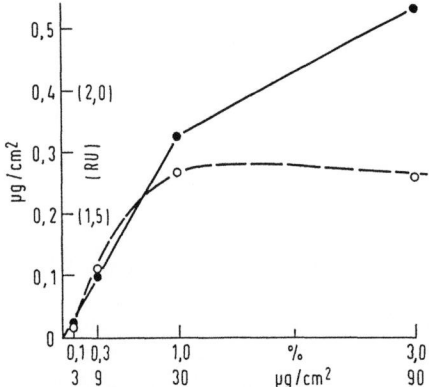

Abb. 6. Verhältnis zwischen Wirkstoffkonzentration in der Salbe, Konzentration in der gesamten Haut (——) (µg in einem Gewebeabschnitt von 1 cm² Oberfläche) und Vasokonstriktion (– – –). Gefäßverengende bzw. bleichende Wirkung des Vehikels = 1 relative Einheit (RU)

Corticosteroide

Wirkungsweise: Neben den bekannten pharmakologischen Daten (Tabelle 42) spielt die antiinflammatorische und antiproliferative Wirkung bei der Lokalbehandlung die wesentlichste Rolle. Eine grobe Einteilung hinsichtlich der Einteilung nach Wirkungsstärke ermöglicht der Mc-Kenzie-Test (Ablassungs-, Vasoconstriktionstest). Hierbei sind allerdings nur Vergleiche mit bereits bekannten Corticosteroiden möglich, eine pharmakodynamische Aktivität ist dadurch allein nicht belegbar (Tabelle 43, Abb. 6).
Liegt die Hauptwirkung des Corticoids im antiinflammatorischen Effekt, so ist das Mittel

Tabelle 42. Physiologische/therapeutische Wirkungen von Glucocorticoiden

Aktivierung der Gluconeogenese		
Glykogenanreicherung in der Leber Glykogenverminderung im Muskel Erhöhung des Blutzuckers Verminderte Glucosetoleranz Beeinflussung der ACTH-Bildung	Funktionelles Insulinmangel-Syndrom Steroid-Diabetes	Gefäßwandstabilisierung, Hemmung der Wasserrückresorption, allgemeine Zellwandstabilisierung *Stabilisierung der Lysosomen,* *Stabilisierung der Mastzellen*
Fettumverteilung Na⁺-Retention K⁺-Ausscheidung	Hyperlipidämie hypokaliämische Acidose	*Empfindlichkeitssteigerung* *für Catecholamine*
Eiweiß-kataboler Effekt *Hemmung der Bindegewebsproliferation* } Antiphlogistischer Effekt	Immunsuppression Aktivierung der Magensaftsekretion, des Gallenflusses (Cave Ulcus!)	Lymphopenie Eosinopenie Anstieg der Neutrophilen

Tabelle 43. Entzündungshemmende und gefäßverengende Wirksamkeit von Corticosteroid-Cremes (Durchschnitt ±SE). (Nach Kaidbey u. Kligman)

Zubereitungen		Blasen-unterdrückung (Kerosin-Blasen)	Pustel-unterdrückung (Krotonöl-Pusteln)	„Vasokonstriktion"
0,2%	Fluocinolon-Acetonid	0,58 ± 0,19	0,75 ± 0,21	2,61 ± 0,11
0,1%	Betamethason-17-valerat	0,83 ± 0,16	0,58 ± 0,14	2,61 ± 0,14
0,025%	Fluocinolon-Acetonid	1,00 ± 0,17	1,16 ± 0,20	2,22 ± 0,17
0,01%	Fluocinolon-Acetonid	1,00 ± 0,17	1,25 ± 0,17	2,00 ± 0,19
0,05%	Flurandrenolide	1,41 ± 0,22	2,00 ± 0,17	2,33 ± 0,17
0,5%	Triamcinolon-Acetonid	2,08 ± 0,22	1,25 ± 0,17	1,38 ± 0,23
0,1%	Triamcinolon-Acetonid	2,41 ± 0,28	1,91 ± 0,19	1,11 ± 0,24
0,1%	Dexamethasonphosphat	2,58 ± 0,25	1,33 ± 0,25	1,11 ± 0,17
0,03%	Flumethason-Pivalat	1,83 ± 0,16	3,33 ± 0,23	1,27 ± 0,15
0,05%	Desonide	2,00 ± 0,17	2,50 ± 0,23	2,16 ± 0,11
1%	Hydrocortison-Alkohol	3,75 ± 0,13	3,41 ± 0,19	0,55 ± 0,14

Kerosin- und Krotonöl-Versuche eingestuft von 0–4.
  0: vollständige Unterdrückung
  4: keine Unterdrückung.

Gefäßverengung eingestuft von 0–3.
  0: keine Blässe.
  3+: intensive Bleichung.

vorwiegend zur Behandlung entzündlicher, allergischer und prurigenöser Dermatosen geeignet. Hierher gehören schwache, mittelstarke und weniger starke Corticoide, meist nichtfluorierte Abkömmlinge vom Hydrocortison. Ist die Hauptwirkung eine antiproliferative, so wird eine Proliferationshyperkeratose und Akanthose deutlich reduziert. Die fluorierten mittelstarken bis starken Corticoide haben hauptsächlich diese Wirkung, wobei eine gute bis gleichstarke antiphlogistische Wirkung gleichzeitig vorhanden ist.

Leitindikation der mehr antiinflammatorisch betonten Corticoide ist das Ekzem bzw. das atopische Ekzem, die der antiproliferativen Corticoide die Psoriasis vulgaris. Als „Leitcorticoid" kann im ersten Fall Hydrocortison und Hydrocortison-17-butyrat und im letzteren Fall Betamethason-17-valerat gelten.

Anwendungsgebiete: Hautkrankheiten, die auf eine äußerliche Behandlung mit Corticosteroiden ansprechen und die entsprechend ihrer lokalen Wirkungsstärke zumindest bei den Indikationen Psoriasis, Neurodermitis, Dermatitiden, Ekzem und/oder seborrhoischen Ekzem erfolgreich klinisch geprüft wurden (Tabelle 44).

Tabelle 44. Hautkrankheiten, die für eine klinische Prüfung von topischen Corticosteroiden geeignet sind

Geeignete	Nichtgeeignete
Für sehr starke und starke Corticosteroide:	
Psoriasis	Granuloma anulare
Lichen planus	Diskoidaler Lupus erythematodes
Lichen sclerosus und atrophicus (genital)	Mykosis fungoides
Pustolosis palmaris und plantaris	
Lokalisierte Lichenifikation	
Für mäßig starke und schwache Corticosteroide:	
Atopische Dermatitis	Toxische und/oder allergische Kontaktdermatitis
Seborrhoische Dermatitis	Stauungsdermatitis
Nummuläre Dermatitis	Dyshidrosis
	Ano-genitaler Pruritus

Tabelle 45. Wirksamkeitsgrad bekannter Corticosteroide. (Nach J. A. Miller und D. D. Munro)

Corticosteroide	Sehr stark	Stark	Mäßig stark	Schwach
Beclomethason-Dipropionat	0,5%	0,025%	–	–
Betamethason-Benzoat	–	0,025%	–	–
Betamethason-Dipropionat	–	0,05%	–	–
Betamethason-Valerat	–	0,1%	–	–
Clobetasol-Propionat	0,05%	–	–	–
Clobetason-Butyrat	–	–	0,05%	–
Desonid	–	0,05%	–	–
Desoximethason	–	0,25%	–	–
Dexamethason	–	–	–	0,01%
Diflorason-Diacetat	–	0,05%	–	–
Diflucortolon-Valerat	0,3%	0,1%	–	–
Fluclorolon-Acetonid	–	0,025%	–	–
Fludroxycortid (Flurandrenolon)	–	0,05%	0,0125–0,025%	–
Flumethason-Pivalat	–	–	0,02%	–
Fluocinolon-Acetonid	0,2%	0,025%	0,01%	–
Fluocinonid	–	0,05%	–	–
Fluocortin-Butylester	–	–	0,75%	–
Fluocortolon	–	0,5%	0,2%	–
Fluoprednyliden-Acetat	–	0,1%	–	–
Halcinonid	–	0,1%	–	–
Hydrocortison	–	–	–	0,1–1%
Hydrocortison-Butyrat	–	0,1%	–	–
Methylprednisolon	–	–	–	0,25%
Triamcinolon-Acetonid	–	0,1%	–	–

Wirkungsstärke: Einteilungen der Corticosteroide in „sehr starke", „starke", „mäßig-starke" und „milde" werden am häufigsten gemacht (Tabelle 45). Nur Hauptvertreter, die meist auch nur in einer Konzentration in einem Bereich anzusiedeln sind, sollen hier kurz skizziert werden:

Sehr starke Aktivität:
Clobetason-Propionat 0,05%.

Starke:
Desoxymethason 0,25
Desonid 0,05
Betamethason-Valerat 0,1
Fluocinonid 0,05
Triamcinolon-Acetonid 0,1.

Mäßig starke:
Hydrocortison-Butyrat 0,1
Clobethason-Butyrat 0,05.

Milde bzw. schwache:
Fluocortin-Butylester 0,75
Dexamethason 0,01
Hydrocortison 1%.

Leitindikationen: Folgende Leitindikation mit dazugehörigen weiteren Indikationen (in Klammern) könnten für die jeweiligen Stärkegrade gelten.

Sehr stark:

Lokalisierte und resistente Herde von: Psoriasis, Ekzem-Lichenifikation, Keloide (discoider LE, Lichen hypertrophicus).

Starke:

Psoriasis, Ekzem-Lichenifikationen, Lichen ruber planus, Lichen sklerosus et atrophicus, (Granulama annulare, discoider L. E., Pustulosis palmaris et planteris, Mycosis fungoides).

Mäßig starke:

Atopische Dermatitis (Neurodermitis), allergische und toxische Kontaktdermatitis bzw. Ekzem, nummuläres Ekzem, Dyshidrosis).

Milde:

Seborrhoisches Ekzem, Stauungsekzem, anogenitaler-Pruritus.

Gegenanzeigen: Infektionen, Varicellen, syphilitische, tuberkulöse Hautveränderungen. Windpocken, Impfreaktionen, bakterielle und mykotische Hautentzündungen (hier allenfalls mit spezifischer Therapie). Schwangerschaft (Corticoide wirken im Tierversuch teratogen, trotz systemischer Gabe liegen dafür beim Menschen bis jetzt keine entsprechenden Berichte vor, allerdings kann es zu Wachstumshemmungen des Foeten kommen), Stillzeit.

Nebenwirkungen: Systemische: aufgrund möglicher Unterdrückung der körpereigenen Cortisolproduktion (Plasmacortisolspiegel) (Tabelle 38). Dies macht sich in der Regel klinisch erst nach längerer (3–4 Wochen), großflächiger (30% der Körperoberfläche) Anwendung auf irritierter Haut bemerkbar. (Verstärkt bei Okklusionsverbänden, intertriginöse Bereiche.)
Lokale: Bereits nach etwa 10 Tagen Anwendung, besonders an Augenlidern, im Gesicht und bei stark geschädigter Hornschicht (oder Okklusion): Hautatrophie, Striae cutis distensae, Follikulitis, Hypertrichosis, Hypopigmentation, periorale Dermatitis, Steroid-Akne (Tabelle 46).
Diese o. g. unerwünschten Wirkungen treten in sehr unterschiedlicher Ausprägung in Abhängigkeit von der Wirkungsstärke des Lokalcorticoids auf. Bei der antiproliferativen Wirkung auf Epidermis und Corium ist hierbei die unerwünschte Wirkung auf das Corium (z. B. Striae) bei weitem weniger reversibel als die auf die Epidermis.

Art und Dauer der Anwendung: Die Anwendung kann 1mal täglich oder besser nur jeden 2. Tag z. B. abends erfolgen, wenn mit einer reizlosen, dem Akuitätsgrad der Dermatose angepaßten corticosteroidfreien Salbengrundlage mehrmals täglich *zusätzlich* behandelt bzw. gepflegt wird. Sinnvoller und „corticoidsparender" ist ein periodischer Wechsel von 1–2mal tgl. Corticoidsalbe über einige Tage

Tabelle 46. Unerwünschte Folgen einer Corticosteroid-Therapie an der menschlichen Haut

Unerwünschte Veränderung	Applikationsform	Wirkungen	
		Morphologisch	Funktionell
Atrophie			
a) Epidermis	Lokal, syst.	Erniedrigung der Mitoserate	Hemmung der DNS-Synthese
b) Corium	Lokal, i.c., syst.	Kollagenschwund, Rarefizierung der Grundsubstanz	Hemmung der Mucopolysaccharid-Synthese
c) Gefäße	i.c., syst.	Vasculäre Purpura, perivasculärer Substanzverlust, Teleangioektasien	Katabolismus, Vasomotorik ("Vasoconstriction", blanching)
d) Fettgewebe	Intraläsional		
Striae	Lokal, syst.	Rarefizierung der Elastica	
Steroid-Akne	Lokal, syst.	Folliculitis (keine vermehrte Talgbildung)	Infektion (Candida, Bakterien)
Cutis linearis punct. colli	Syst.	Talgdrüsen ragen aus atrophischer Haut heraus	Dissoziierte Atrophie
Ödeme	Syst.	Wasserretention	Schwund saurer Mucopolysaccharide (Na-Retention)
Zunahme des subcutanen Fettgewebes	Syst.	Stammfettsucht, Cushing-Symptome	Fettsynthese, Gluconeogenese aus Proteinen etc., Einwirkung auf Hypophysen-Nebennierenrinden-Achse
Abnahme der Resistenz bei immunologischen Prozessen	Syst.	Neigung zu Infektion	Hemmung der Antikörper-Bildung und Immunzellenproliferation

mit corticoidfreier Therapie (nur Salbengrundlagen) über 3–4 Tage.
Eine kontinuierliche längere lokale Therapie mit Corticoiden sollte nicht erfolgen und falls es doch nötig erscheint, dann nur mit dem gerade noch schwach wirksamen (s. Wirkungsstärke). Für Säuglinge und Kleinkinder gilt üblicherweise ca. 1 Woche, für Erwachsene 2–3 Wochen als Höchstanwendungsgrenze. Hydrocortison allerdings erscheint für Erwachsene auch bei längerer Anwendungsdauer sicher zu sein (s. Hydrocortison-Kurzmonographie).

Insekticide/Akaricide

Diese Mittel sollten aufgrund ihres allein oberflächenwirksamen Charakters möglichst nicht perkutan resorbiert werden. Aber gerade dies ist bei den notwendigerweise membranpermeierenden Wirkstoffen kaum zu erwarten. Eine sich anbietende Lösung einer kurzen Kontaktzeit mit anschließendem Abwaschen, kann u. U. – speziell bei den lipophilen Produkten ein „Hineinwaschen" zur Folge haben, insbesonders wenn zusätzlich oberflächenaktive Zusatzstoffe (Seife, Syndets) benutzt werden.

Therapeutisch werden diese Stoffe in erster Linie zur Behandlung bei Läuse- und Milbenbefall eingesetzt. Andere Insekten wie z. B. Flöhe, Wanzen oder Kleiderläuse sollten nicht direkt am Körper behandelt werden. Es werden heute im therapeutischen Bereich meist das Lindan bzw. γ-Hexachlorcyclohexan (Gruppe der halogenierten Insektizide), das Malathion auch Bromophos (Gruppe der Organophospate), die Pyrethrumabkömmlinge (Pyrethrumextrakte, Chrysanthemenblütenextrakt, Bioallethrine) und ältere Stoffe wie Benzylbenzoat (Benzoesäurebenzylester, Perubalsam) und Schwefel neben vielen anderen möglichen Wirkstoffen (Tabelle 47) eingesetzt.

Tabelle 47. Insekticide und akaricide Eigenschaften verschiedener Wirkstoffe

Wirkstoff	Eingruppierung	Tierläuse	Krätzemilben	Kopfläuse	Filzläuse	Kleiderläuse
Benzylbenzoat	Arylkarbonsäureester	+	+	+	+	
Bioallethrine	Pyrethroide	+	(+)	+		
Bromophos	Organophosphate	+		+	+	
Kampfer	Cycl. Keton			+	+	
Carbaryl	Carbamate	+		+	+	+
Crotamiton	Org.-Säureamide	+	+			
Dekamethrin	Pyrethroide			+		
Dixanthogen	Xanthogenate	+	+			
Isobornylthiocyanoacetat	Thiocyanate	+		+	+	
Lindan	Organochlorverbindungen	+	+	+	+	+
Malathion	Organophosphate	+	+	+	+	+
Mesulphen	Sulfide	+	+			
Monosulfiram	Sulfide		+			
Disulfiram	Sulfide		+			
Permethrin	Pyrethroide			+		
Perubalsam	Arylkarbonsäureester		+			
Phenothrin	Pyrethroide			+	+	
Propoxur	Carbamate	+		+	+	+
Pyrethrum	Pyrethroide	+		+	+	+
Schwefel (kolloidal)	Schwefel		+	+	+	
SO_2	Schwefelverbindungen			+		
Temephos	Organophosphat			+		+
Tetrahydronaphthalin	Naphthene/Naphthaline			+		
Thiabendazol	Imidazolidine		+			

Pyrethrumabkömmlinge, auch Allethrien I (Bioallethrin), meist in Verbindung mit Piperonylbutoxid und/oder Benzylbenzoat wirken stark insektenvertreibend, so daß der befallene Bereich intensiv und ausreichend behandelt werden muß (insbesondere in Gemeinschaftssituationen), da die Insekten sonst auf unbehandelte Bereiche bzw. Personen „flüchten".
Das galenische Vehikel spielt bei der Wirksamkeit von Insecticiden eine erhebliche Rolle. Dies gilt ganz besonders für die Ovocidie bzw. Larvocidie beim Einsatz zur Abtötung von Läusenissen und -larven. Der Wirkstoff (z. B. Lindan oder Pyrethroide) hat in der Regel allein nicht diese Eigenschaft, kann diese jedoch in Anwesenheit von Syndets und Emulgatoren (Lindan) oder Alkoholen (Malathion, Allethrin) entwickeln. Gewisse „Hilfsstoffe" der Vehikel machen offensichtlich die Schutzmembranen von Nissen und Larven erst für das Gift durchgängig.
Die angeführten Insecticide Benzylbenzoat, Lindan, Malathion, Pyrethrum und Pyrethroide werden als Kurzmonographie bei den Einzelwirkstoffen ausführlicher besprochen.

Insekt-Repellents

Diese Substanzen werden auf der Haut, aber auch auf Kleidungsstücken angewendet. Manche Stoffe haben gleichzeitig deutliche insecticide Wirkung und sind dort aufgeführt. Dies gilt für Benzylbenzoat, welches u. a. auch schwierig abwaschbar ist, und für einige Pyrethroide, besonders Allethrin I, dessen vertreibende Wirkung nicht allgemein bekannt ist. Ein „echtes" Repellent wirkt jedoch nicht insecticid.
Ein Repellent wirkt meist nicht auf alle Insekten, sondern manchmal nur auf bestimmte Arten einer Gattung. Auch spielt die Konzentration eine wesentliche Rolle. Hohe Dosen, die deutlich vertreibend wirken, können gefolgt werden von sehr niedrigen Konzentrationen, die jetzt das ganze Gegenteil bewirken (Diethyltoluamid).
Wasserunlösliche, gut haftende Substanzen wie Benzylbenzoat oder Dibuthylphthalat sind schwieriger anzuwenden als leicht wasserlösliche oder flüchtige Stoffe. Auch ist deren Handhabbarkeit schwieriger.

Als Kurzmonographie werden Pyrethroide, Benzylbenzoat, Dimethylphtalat und Diethyltoluamid ausführlich dargestellt.

Hornschichtverändernde Mittel („Keratolytika")

Die eigentlichen Keratolytika werden in der Lokaltherapie kaum genutzt. Diese werden hauptsächlich im Bereich der Kosmetik eingesetzt. So wird z. B. die für eine Dauerwelle nötige Quellung und Lösung der Keratin-Disulfidbrücken und Sprengung der Keratinvernetzung durch Thioglykolsäure oder Alkalisulfide erreicht. Die Fixierung des gewünschten Zustandes erfolgt dann durch nachfolgende Oxydation. Durch Thioglykolsäure beispielsweise gelingt auch eine Erweichung von Körperhaaren am Follikelausgang. So wird dessen leichtes Entfernen ermöglicht (Haarentferner).
Die üblicherweise häufig als „Keratolytika" bezeichneten keratoplastischen Substanzen wie Salicylsäure und Resorcin verändern die Kittsubstanz der Keratinstränge oder die Kohäsion der Hornlamellen (Harnstoff), da sich diese Substanzen zwischen die Moleküle einschieben sollen, jedoch ohne die Hornlamelle zu verändern. Es erfolgt letztendlich eine Dispersion bzw. Erweichung des Keratins (keratoplastische Wirkung).
Eine dritte Gruppe kann ebenfalls hinzugezählt werden: Vitamin A-Säure (Tretionin) bedingt eine höhere Basalzellmitoserate und dadurch eine schnellere Hornlamellenbildung bei gleichzeitiger Verdünnung der Hornschicht. Die Kohäsion dieser Hornlamellen ist herabgesetzt, da die Kittsubstanz, die diese Lamellen aneinander bindet, entsprechend verändert ist.
Auch Benzoylperoxid wirkt auf ähnliche Weise schwach hornlamellenerweichend. Als Folge einer milden Dermatitis kommt es zu Akanthose mit nachfolgender Schuppenlösung.
Sämtliche Substanzen bewirken auf etwas unterschiedlichen Wegen eine gewisse höhere Durchlaßfähigkeit der Hornschicht bzw. eine Herabsetzung der Barrierefunktion (Tabelle 48). Auf diese Weise können gleichzeitig oder später lokal applizierte Stoffe besser eindringen. Dies gilt jedoch nicht grundsätzlich. Allerdings muß auch bedacht werden, daß die

Tabelle 48. Eigenschaften von hornschichtverändernden Wirkstoffen

Substanz	Wirkung	Nebenwirkung	Gegenanzeige	Anwendung	Konzentration
Thioglykolylsäure Alkalisulfide Erdalkalisulfide	Keratolytisch	Geruch, Penetrationsverstärkung anderer Stoffe	Kontaktallergie	Haarstruktur verändernd (rins-off) und zur Haarentfernung	Über 5%
Salicylsäure	Keratoplastisch Hornlamelle bleibt unverändert	Geringe Hautirritation gelegentlich Penetrationsförderung	Schwangerschaft und Nierenerkrankung bei >3% im Externum und große Hautflächen (über 20% des Körpers)	Abschuppung bei Psoriasis (Salbe) Kopfschuppen (rins-off) Kopfschuppen (Öl, Gel) Warzenerweichend (Pflaster) und Hyperkeratosen (Okklussion)	0,5 bis 1% 1 bis 10% ~5% über 40%
Harnstoff	Keratoplastisch Desquamation, Hydrolysierung des Hornlamellenverbandes, Membranen bleiben intakt	Längerfristig: Epidermisverdünnung Penetrationsförderung	Erosionen	Abschuppung bei Psoriasis (Salbe) Hyperkeratosen (Salbe), Ichthyosis, trockene Haut Exsikkations-Ekzem Abweichung von Nagelresten (Okklusion)	5% 10–20% 3–10% 5% über 20–40%
Resorcin	Keratoplastisch	Phenoltoxicität (Krämpfe) mit Seife (Alkali): Haarverfärbung Hautreizung	Schwangerschaft Nierenerkrankung größere Flächen (über 10% des Körpers)	Kopfschuppen (Haarwasser) seborrhoischer Formenkreis (Creme, Salbe, Lotio) Akne (Creme, Lotio)	2–3% 2–5% 1–5%
Tretionin (Vit. A. Säure)	Hornschichtverdünnung austrocknend	Anfangs rel. starke Dermatitis (Akne) Hypopigmentation teratogen	Schwangerschaft Stillzeit	Akne [Creme, Salbe, Lösung (z.B. Propylenglykol Alkohol 1:1)] Hautbleichung Keratosen, Altershaut Ichthyosis	0,05–0,1% 0,1% 0,05–1% 0,1%
Benzoylperoxid	Keratoplastisch Einwirkung auf Lipidfraktion	Anfangs milde Dermatitis Sensibilisierung (Ulc. Crur.) Haare werden gebleicht	Kontaktallergie	Akne Talgvermindernd „schälend" und desinfizierend (Gel, Lösung, Creme, Salbe)	2–10%

mit diesen keratinlösenden oder -erweichenden bzw. hornschichtverdünnenden Substanzen behandelte Haut für sämtliche Umweltschadstoffe weniger gut geschützt ist als unbehandelte normale Haut.
Da die hier angeführten Wirkstoffe Salicylsäure, Harnstoff, Resorcin, Vitamin A-Säure und Benzoylperoxid auch andere, hier nicht aufgeführte Wirkungen haben, sollten die entsprechenden Kurzmonographien dieser Einzelstoffe beachtet werden.

Lichtschutzmittel

Sinn und Zweck solcher lokal aufgetragenen Zubereitung ist es, die Absorption bzw. Permeation des Lichtes durch die Haut zu vermindern. Ultraviolettes Licht wird von der Haut in Abhängigkeit von der Wellenlänge unterschiedlich stark absorbiert. Erst ab etwa 300 nm dringt UV-Licht tiefer als bis zum oberen Stratum spinosum ein. Bei solchen höheren Wellenlängen kann es zu photochemischen Reaktionen bis in den Bereich des oberen Corium kommen.

Bei der Lichtschutztherapie ist zu bedenken, daß die trockene, möglichst dicke (Lichtschwiele!) Hornschicht bereits einen guten physiologischen Lichtschutz darstellt. Wird diese das Licht steuernde oder reflektierende Schicht physikalisch verändert (Feuchtigkeit, Schweiß), so kann dadurch eine Lichtschutzverminderung eintreten. Dies gilt besonders für Feuchthaltesubstanzen (Kochsalz, Harnstoffe, Aminosäuren), die die noch geringe Lichtabsorption durch fettartige Vehikel aufheben bzw. bereits in das Gegenteil verwandeln können. Weiterhin spielt der Melaninanteil der Haut eine wesentliche physiologische Rolle, der sich heute durch die verschiedenen

Tabelle 49. Häufig verwendete Lichtfiltersubstanzen

Chemische Gruppe	Häufig angewendete Stoffe	Wirksamer Wellenbereich
Salicylsäureverbindungen	Triethanolaminsalicylat	UVB
Benzophenone	4-Phenylbenzophenon-2'-carbonsäure-2-aethylhexylester	UVB
	Oxyphenon	UVA, UVB
Paraaminobenzoesäureabkömmlinge	p-Aminobenzoesäure	UVB
	Ethylester	UVB
Zimtsäureverbindungen	p-Methoxyzimtsäureisoamylester	UVB
	3-(4-Methylbenzyliden)-campher	UVB
	4-Isopropyl-dibenzoyl-methan	UVA

Tabelle 50. Lichtdermatosen

Lichtkrankheitsgruppe	Ätiologie	Krankheit
Lichtempfindlichkeitssteigerung	Multifaktoriell	Polymorphe Lichtdermatose, Lichturtikaria, Hydroa vacciniformia
Dermatosen, die durch Licht verschlimmert oder ausgelöst werden	Die der Grundkrankheit (meist UVB)	Erythematodes (E. c. t.), Rosacea
Photoallergische Reaktionen	Photochemische Umsetzung meist UVA (Hapten-Protein-Komplex)	Ekzemartige Veränderung (kontaktekzemartig)
Phototoxische Reaktionen	Photosensibilisierende Fremdsubstanz	Verbrennungsartiges rotes Infiltrat der Haut
Porphyrien	Endogene Sensibilisierung, z. B. über Leberschäden entstehende mit UVA lichttoxische Stoffe	Erythropoetische Protoporphyrie (EPP), Porphyria cut. tarda

Hauttypen abgestuft darstellt (rothaarige irische Typen bis schwarze Rasse).

Lichtschutz ist in erster Linie im Freizeitbereich (Meer, Hochgebirge) aus prophylaktischen Gründen wichtig, zumindest solange bei der weißen Rasse eine gebräunte Haut als besonders erstrebenswert gilt. Therapeutischer Lichtschutz führt kommerziell dagegen zwar ein Schattendasein, ist aber ebenso wichtig wie kosmetischer (Tabelle 49). Lichtdermatosen (Tabelle 50, Tabelle 52) sind am Anwachsen, insbesondere die Hautschäden durch phototoxische und photoallergische Reaktionen auf Fremdstoffe (Arzneimittel, Nahrungsmittelzusatzstoffe, desinfizierende bzw. konservierende Bestandteile von Kosmetika und Externa).

Beim therapeutischen Lichtschutz (Photodermatosen, Photoallergien) wird in erster Linie ein Schutz vor UVA benötigt, der kosmetische beschränkt sich häufig auf einen Schutz vor UVB, um den Zeitpunkt bis zum Auftreten eines Erythems hinauszuschieben. Neben diesem hierbei meist eingesetzten chemischen

Tabelle 51. Wirkungsprinzipien gegen die Einwirkung von UV-Licht auf die Haut

Physikalischer Lichtschutz	Chemischer Lichtschutz	Pharmakologischer Lichtschutz	Verstärkung der Lichttoleranz
Lichtreflexion: weiße Substanzen (Titanoxid, Zinkoxid, Talcum), Bolus rubra, make up. Längere, aber unsichere Haftung als lichtdichte Schicht.	Photoadsorption: UV-Licht wird vom Molekül aufgenommen (Benzophenon). Steigerung durch höhere Lichtabsorption oder Bindung in der Hornschicht	Schutz durch Photoprodukte im Ablauf oder bei der Folgereaktion an der DNS (möglicherweise UV-Absorption durch gebildete Zellbestandteile)	Entwicklung einer Lichtschwiele (gegen UVB oder UVA) durch entspr. Bestrahlung (PUVA, SUP) vor Sonnenexposition

Tabelle 52a. Einteilung der Lichtdermatosen (L.D.). (Nach Tronnier)

Art der Reaktion	Auslösender Wellenlängenbereich	Notwendige Dosis	Klinische Bilder
A. Photo-traumatisch			
1. akut	UV-B	Erhöht	Erythema solare
2. chronisch	UV-B (UV-A?)	Erhöht	Cheilitis actinica, Leukomelanoderm (entzündliche Atrophie), senile Elastose, aktinische Keratose,
		Licht-Ca	
		Normal	Xeroderma pigmentosum Pigmentiertes Xerodermoid
B. Photodynamisch			
1. photo-toxisch	Vorwiegend UV-A	Normal	Wiesengräser-Dermatitis, Berlock-Dermatitis, Melanodermitis (durch Teer, Furocumarine, Phenothiazine, Tetracycline), Porphyrien, Tryptophan-Malabsorption, Pellagra
2. photo-allergisch	Vorwiegend UV-A	Normal	Durch Sulfonamide, Antidiabetika, Phenothiazin, Tuberkulostatika, Antibiotika u. a.
3. photo-dynamisch unbekannter Mechanismus	UV-B und A	Normal	Polymorphe LD, Hidroa vacciniformia, Licht-Urticaria, Licht-Ekzem, Sommer-Prurigo

Tabelle 52b. Kriterien zur Differenzierung von phototoxischen und photoallergischen Hautreaktionen

Kriterien	Phototoxisch	Photoallergisch
Häufigkeit des Auftretens	bei fast allen exponierten Personen	nur bei vereinzelten Personen
Reaktion bei Erstkontakt	Ja	Nein
Inkubationsmethode nach Erstkontakt	nein	ja
Morphologie	monomorph, ähnlich wie Sonnenbrand	polymorph, ekzemähnlich
Lokalisation	scharf auf exponierte Areale begrenzt	unscharfe Begrenzung, Streuung und Aufflammphänomene
Aktionsspektrum	entsprechend scharf dem Absorptionsspektrum der Substanz (meist UV-A)	breit, UV-B, UV-A, evtl. auch sichtbares Licht
Experimentelle Auslösung im Test	nach 8 bis 24 Stunden	erst nach 24 bis 96 Stunden
Verlauf	rasche Abheilung, oft mit Hyperpigmentierung	oft wellenförmig, langsames Abklingen

Lichtschutz durch Filtersubstanzen sind auch andere Lichtschutzprinzipien möglich (Tabelle 51).

Anwendung und Anwendungsbeispiele von pigmenthaltigen Lichtschutzmitteln:

Rp. Zinkoxid 10,0
(kosmetisch feiner: Titanoxid 10,0)
Eisen(III)oxid rot 3,0
Tween 80 5,0
Paraffin. subliquid. ad 100,0
S. Abwaschbares Lichtschutzöl (hellrot)

Rp. Zinkoxid 10,0
Adeps Lanae 10,0
Paraffin-perliquid. 10,0
Vasel. flav. ad 100,0
S. Fettende Lichtschutzsalbe (weißlich)

Rp. Eisen(III)oxid (rotgelb) 2,0
Acid. tannic. 1,0
Zinc. oxyd. 10,0
Talcum 10,0
Paraffin perliquid 20,0
Hydrophile Salbe (DAB 9) ad 100,0
S. Leicht entzündungswidrige Lichtschutzsalbe bei beginnendem Sonnenbrand (hellrot).

Da die sog. Lichtfiltersubstanzen (Tabelle 49) nicht ohne weiteres rezeptiert werden können, sollte man stets bedenken, daß Pigmente wie Zinkoxid, Talcum, Bolus rubra, Titanoxid, Eisenoxid oder Farbstoffe häufig in Verbindung mit fettartigen Vehikeln (Vaselin, Paraffin, Bienenwachs, Wollfett) einen guten Lichtschutz z. B. als Pasten gegen UVB und UVA bewirken können. Wasserhaltige Emulsionsgrundlagen sind hierzu als deutlich ungünstiger einzustufen.

Metallsalze

Im Zeitalter der vielseitigen lokalen Corticosteroidtherapie sind viele Wirkstoffe der „Vor-Corticoid"-Ära zunehmend in Vergessenheit geraten.
Schwermetalle, insbesonders Quecksilber, Blei und Cadmium gelten als toxische Umweltschadstoffe. Zu leicht wird übersehen, daß deren Salze – insbesondere die Sulfide oder auch Oxide – oft ganz andere chemischphysikalische und toxikologische Eigenschaften haben.
Hier sollen nur tabellarisch (Tabelle 53) einige Metallsalze und deren Anwendung, Wirkung und potentielle Nebenwirkung vorgestellt werden. Am häufigsten werden noch die Wismutsalze benutzt, aber auch Silber- und Kupfersalze (Tabelle 54) sind im therapeutischen

Tabelle 53. Therapeutische Eigenschaften einiger Metallsalze

Metallsalz	Wirkungsweise	Anwendung	Nebenwirkung
Kupfersalze	Adstringierend, besonders über pH 7	Wie Silbersalze, über 2% als Ätzmittel (s. Tabelle 54)	
Silbersalze	Stark bactericid durch Eiweißfällung adstringierend		Argyrose (selten nach lokaler Anwendung)
Silbernitrat	Ätzend, granulationsanregend, schorfbildend (je nach Konzentration). Antimikrobiell (gramneg., auch grampos. ab 0,2%)	Unverdünnt: Hollensteinstift Ätzung: 5–10% wäßrige Lösung Spülungen: 0,1–0,5% „Wundsalben" 1–2% in Vaselin, Perubalsam u. ä. Auf heilende Wunden (0,2%)	Kaum perkutane Resorption
Silbereiweiß-Acetyltannat	Keine starke Reizwirkung an Haut und Schleimhaut (viel milder als Silbernitrat)	Antiseptisch und Adstringens bis zu 5% in Salben, in Spülungen 0,2%	Argyrose nach oraler Aufnahme
Bleisalze	Stärkste adstringierende Wirkung aller Metallsalze ohne lokale Reizwirkung	Obsolet, da Toxicität nicht abschätzbar, evtl. als Bleiacetatlösung	Nach lokaler Bildung von unlöslichen Bleialbuminaten, nur geringe perkutane Resorption zu erwarten
Bleipflastersalbe (NRF)	Salbe des DAB 6, wirkt als ölsaures Blei; sollte frisch hergestellt sein (auch als salicylsäurehaltige Bleipflastersalbe, NRF)	Adstringierend, desinfizierend (kleinflächig, tylotische Ekzeme, Lichen ruber planus)	
Wismutsalze	Intensiv adstringierend (zwischen Blei und Hg) Fällung von Wundsekreten Schorfbildung	Adstringierend bes. auf Haut/Schleimhaut Grenzepithel und Erosionen	Puder an Wundrändern: „Wismutsaum". Ulceröse Stomatitis bei Schleimhautanwendung. Perkutane Resorption selten, aber möglich
Basisches Wismutgallat (Bismutum subgallicum)	Adstringens (kaum löslich in H_2O oder Alkohol)	Adstringierend,, künstliche Schorfbildung, keine Reizwirkung. In Salben bis 10%; unverdünnt als Puder (Dermatol®), gelblich	Gelegentlich Verfärbungen s. ob.
Basisches Wismutnitrat (Bismutum subnitricum)	Ähnlich wie Wismutsubgallat, weniger adstringierend	Ähnlich wie Wismutsubgallat. Beliebt bei Hämorrhoidalsalben und Zäpfchen, weißlich	s. ob.
Eisensalze (Fe(III)chlorid) 10%	Eisen(III)salze werden adsorptiv gebunden. Es entsteht Ausflockung	Liquor Ferri sesquichlorati (10% Fe(III)Chlorid). Adstringierend. Künstliche Krustenbildung, blutgerinnungsfördernd (Blutstillung) (sauer reagierend)	Gelb verfärbend, lang haftende Krusten

Tabelle 54. Kupfersalze

	Wirkung	Galenik	Anwendung
a) Wasserlösliche Kupfersalze:			
Kupferacetat	Ätzend	1. Salben	2% als Ätzmittel
Kupfersulfat	Ätzend, unter 2% granulationsanregend	2. 0,2–2% als wäßrige Lösungen	Lösung auf Schleimhäute
b) Öllösliche Kupfersalze	Gut penetrierend (auch gesunde Haut)	Als Cuprum oxyoleinicum	Ektoparasiten und deren Eier, dyshidrotisches Ekzem
Kupferchlorid	Absorbiert Sonnenstrahlen (3000–3400 Å)	Wasser/Wollfett/ Vaselin-Salbe	Urticaria solaris (Sonnenschutz)

Gebrauch. Die Wismutsalze sind neben Quecksilber(II)chlorid und den Quecksilbersalzsalben (gelbe Quecksilberoxidsalbe und Quecksilberpräzipitatsalbe) auch im DAB 9 von 1987 aufgeführt. Ausführungen zu Quecksilbersalzen wurden hier bewußt weggelassen, da in der Regel – außer bei sehr kleinflächiger kurzfristiger Anwendung – das potentielle Risiko (chronische perkutane Quecksilberintoxikation z. B. durch Quecksilberpraecipitatsalbe als Bleichsalbe) deutlich jeden erkennbaren Nutzen übertrifft.
Bei der Lokaltherapie mit solchen Metallsalzen ist zu beachten, daß aufgrund der meist stark ausgeprägten Eiweißfällung (u. a. künstliche Krustenbildung) eine perkutane Resorption von solchen Schwermetallsalzen mit zunehmender lokaler Konzentration eher geringer als größer wird.

Seifen

Seifen wurden ursprünglich als Natrium- oder Kaliumsalze von Fettsäuren definiert. Heute werden sämtliche Produkte, die nach Verseifung bzw. Neutralisation von Fetten oder Ölen jeder Herkunft durch organische oder anorganische Laugen entstehen, unter dem Begriff Seife subsummiert.

Anwendung: Bei der Anwendung von Natrium-, Kalium- oder Ammoniumseifen entstehen O/W Emulsionen, die ab etwa pH 10 stabil sind. In Gegenwart von Säuren oder Erdalkalisalzen brechen diese Emulsionen. Salze bzw. Seifen von Aminen (z. B. Triethanolamin) mit Fettsäuren bilden mit Wasser eine deutlich stabilere O/W Emulsion. Salze höherer Fettsäuren mit Calcium-, Zink-, Magnesium- oder Aluminium-Ionen bilden mit Wasser dagegen eine W/O Emulsion, die ebenfalls bei Gegenwart von Säuren bricht.

Medizinische Seife (Natronseife) (DAB 6) (sapo medicatus)

Durch Verseifung von pflanzlichen oder tierischen Ölen mit Natronlauge entsteht Natronseife.

Eigenschaften: Die grauweiße oder gelbweiße, geruchlose feste oder pulvrige Masse ist in heißem Wasser und in Alkohol gut, in kaltem Wasser aber nur mäßig (1 auf 20) löslich. Natronseife ist galenisch unverträglich mit löslichen Erdalkali-Schwermetallsalzen und starken Säuren.

Anwendung: Gelegentlich als Emulgator, zur Pflasterherstellung, als festes Reinigungsmittel (Seife!).

Nebenwirkung: Geringe Toxizität (0,1–1 g/kg oral bei Kindern gilt noch als ungefährlich). Hautirritation (Rötung, Schuppung, Austrocknung, Dermatitis) aufgrund der Abemulgierung des natürlichen Hautfettes.

Kaliseife (sapo kalinus)

Bei Verseifung von Leinöl und Kalilauge entsteht eine gelbbraune, durchsichtige und halbfeste Masse (Schmierseife), die in 4 Teilen Wasser oder 1 Teil Alkohol löslich ist.

Nebenwirkung: Bei längerer Anwendung durch zu starke Entfettung kann es zur Austrocknung, Reizung, Rötung und Entzündung der Haut kommen.

Anwendungsgebiete: Zur Herstellung flüssiger Seifen. Als sog. Schmierseifenbäder z. B. bei Psoriasis vulg. zur „Abschuppung". Zur Ablösung schmieriger Beläge oder Krusten bei chronischen Ulcera.

Anwendung: Verschiedene Zubereitungen sind in älteren Rezeptsammlungen und Pharmacopöen aufgeführt, die wohl wieder mehr an Bedeutung gewinnen werden.

Anwendungsbeispiele von Seifenspiritus

Rp. Kaliseife   65,0
     Lavendelöl   0,3
     Ethanol 90%   ad 100,0
     S. Hornschichterweichend

Rp. Seifenliniment DRF   100,0

Rp. Spir. Saponato-camphoratus (DAB 6)   100,0

Rp. Spir. Saponis Kalini
     (DAB 6)   100,0

Kaliseife bzw. Spir. Saponis Kalini (DAB 6) ist im Spiritus Lithanthracis compositum enthalten. Dieser hat folgende Bestandteile bzw. kann wie folgt rezeptiert werden:

Rp. Acid. salicyl.   0,2
     Feinverteilter Schwefel   0,5
     Liqu. Carb. deterg.   10,0
     Spir. Saponis Kalini
     (DAB 6)   ad 100,0
     S. Kleine chronische Ekzemherde, Hautjucken, Zoonosen.

Grüne Seife (sapo mollis)

Diese wird aus verschiedenen, meist pflanzlichen Ölen mit Kalilauge ähnlich wie Kaliseife gewonnen. Häufig wird sie mit Chlorophyll (um 0,01%) grün nachgefärbt. Sie ist gut löslich in kochendem Wasser (1:1) oder Alkohol (1:1), auch in Wasser (1:4).

Nebenwirkung: Durch zu starke Hautentfettung bei längerer Anwendung kann es zur Austrocknung, Schuppung, Rötung und Reizung der Haut kommen.

Anwendungsgebiete: Zur Entschuppung bei schuppenbildenden Dermatosen (Psoriasis, Kopfschuppen), insbesonders vor Bädern oder vor weiterer Lokaltherapie. Sie wird aber auch nur zur Hautreinigung verwendet.

Anwendung: Eine grüne Seife enthaltende Lösung, die grüne Seifen-Tinktur (USP) hat einen pH 9,5–11,0 und kann wie folgt rezeptiert werden:

Rp. Grüne Seife   65,0
     Lavendelöl   2,0
     Ethanol 90%   ad 100,0
     S. Schuppenerweichend bei z. B. starken Kopfschuppen. Versuch bei „Tinea amiantacea".

Seifenfreie Hautwaschmittel (Anionische Surfactans)

Solche „Alkylsulfate oder sulfatierte Fettkohole" (fälschlich bekannt als sulfonierte Fettkohole) enthalten Natrium-, Triethanolamin- oder andere Salze des Schwefelsäureesters höherer Fettkohole.

Diese Alkylsulfate haben emulgierende Eigenschaften über einen großen pH-Bereich und werden gern als sog. seifenfreie Waschmittel (Shampoo, Ölbäder, flüssige Waschmittel u. ä.) verwendet.

Unempfindlicher als Alkylsulfate sollen in hartem Wasser Alkylethersulfate (unter Zusatz von kurzen Polyethylenglykolketten in Alkylsulfaten) sein. Am bekanntesten ist Natriumlaurylsulfat, das auch als mäßiger Emulgator verwendet wird.

Aufgrund eines möglichen geringen herstellungsbedingten Anteils von cancerogenen Ethylenoxid müssen hohe Reinheitsanforderungen gestellt werden. Dies gilt auch für potentielle Dioxan-Spuren. Der Triethanolamingehalt sollte unter 2,5 Gew. % liegen. Alle drei Substanzen gelten als toxikologisch bedenklich.

Kurzmonographien einzelner lokal angewendeter Wirkstoffe

Acyclovir

[9-(2 Hydroxyethoxymethyl)-guanin]
Weißes Pulver, welches in Wasser mäßig (ca. 1 mg/ml), jedoch in alkalischem Milieu (0,1 n-NaOH) gut löslich ist (ca. 23 mg/ml).

Wirkungsweise: Acyclovir greift in das Enzymmuster zur Virusvermehrung ein. Die spezifische Herpesvirus-Thymidinkinase wird als Substrat für Acyclovir angesehen. So wird die Thymidinkinase des HSV-Stammes selektiv durch Acyclovir ca. 100mal schneller phosphoryliert als üblicherweise die zelluläre Thymidinkinase. Das über mehrere Schritte nun entstehende Acyclovir-Triphosphat hemmt die Virus DNS Polymerase und wirkt virucid durch Einbau in die Virus-DNS.
Acyclovir ist demnach Substrat für Herpes simplex-Viren (HSV), aber auch für Zoster/Varicellen Viren, allerdings nur bei höherer Konzentration.

Anwendungsgebiete: Lokal zur Linderung von Schmerzen und Juckreiz bei rezidivierendem Herpes simplex.

Anwendung: Aufgrund des Wirkungsmechanismus ist eine lokale Anwendung problematisch, da möglicherweise größere Virusreservoire in der Tiefe nicht erreicht werden. Als Augensalbe (30 mg Acyclovir in 1 g Vaselin) bei der Herpes Keratitis wirksam, könnte diese Salbe am Haut-/Schleimhautgrenzepithel (Lippe, Penis, Vulva) möglicherweise die notwendige Penetration für eine Wirkung erbringen. Die handelsübliche propylenglykolhaltige Creme für die Haut enthält 50 mg in 1 g O/W Emulsion.
Eine Polyethylenglykolsalbe bedingt möglicherweise an der Haut eine bessere Wirkung. Sichere Therapieerfolge nach systemischer Anwendung von Acyclovir beim Herpes simplex und Zoster sollten nicht grundsätzlich auf die Lokaltherapie übertragen werden.

Gegenanzeigen: Eine Mutagenität konnte für höhere Konzentrationen nicht völlig ausgeschlossen werden, deshalb nicht bei Schwangeren, Stillenden und Säuglingen. Dies gilt nicht für den systemischen Einsatz bei schweren Fällen. Keine Anwendung der Creme auf Schleimhäuten (Mund/Vagina).

Nebenwirkungen: Gelegentliche lokale Reizungen, je nach Art der Salbengrundlage (z. B. Propylenglykol), darauf oder auf Acyclovir selbst allergische Reaktionen.

Anwendungsart: Mehrmals täglich auftragen.

Amphotericin B

Die gelbe amorphe Substanz ist unlöslich in Wasser, Alkohol und Aceton. Sie ist löslich in Propylenglykol, auch in DMSO oder Dimethylformamid (1:20). 940 Internationale Einheiten (I. E.) enthalten 1 mg Amphotericin B.

Galenische Unverträglichkeiten: Amphotericin B wird unstabil und weniger wirksam bei Zugabe einer Unzahl anderer Wirkstoffe, wie z. B. Polyenantibiotika, Corticosteroide, Lokalanesthetika oder Vitamine. Es sollte daher grundsätzlich nur als Monosubstanz rezeptiert werden.

Wirksamkeit: Die Substanz interferriert mit der Zellmembran der Pilze bzw. Hefen und verändert deren Permeabilität. Es ist wirksam gegen Aspergillus-, Blastomyces- und Candida-Arten. Die minimale Hemmkonzentration beträgt hierbei 0,03–1 mg/ml. Bis 7,5 mg/ml sind notwendig zur Hemmung von Mikrosporum- und Trichophytonarten. Weiterhin ist es wirksam gegen Leishmanien und Trypanosomen. Die Wirksamkeit von Tetracyclinen wird in vitro durch A. verstärkt.

Anwendungsgebiete: Lokale Candidainfektionen.

Anwendungsbeispiele von Amphotericin B	
Rp. Amphotericin B	3,0
Propylenglykol	10,0
Zinc. oxyd.	15,0
Vasel. alb.	ad 100,0
S. Paste zur Candidatherapie intertriginöser Räume.	
Rp. Amphotericin B	3,0
Propylenglykol	5,0
Wasserhaltige hydrophile Salbe (DAB 9)	ad 100,0
S. Creme bei akuten lokalen Candidainfekten (deutlich gelblich gefärbt).	

Nebenwirkungen: Amphotericin B ist zwar eine ziemliche toxische Substanz, dies gilt jedoch nicht aufgrund der fast fehlenden Resorption nach lokaler Applikation. Bei lokaler Anwendung können Juckreiz, Hautirritationen und Rötungen allein durch den Wirkstoff auftreten, jedoch keine systemischen Nebenwirkungen wie Kopfschmerzen, Schwindel, Erbrechen, Durchfälle, Arrythmien, Krämpfe u. a. allgemeintoxische Symptome, die nach parenteraler Gabe auftreten können.

Benzoylperoxid

Die Substanz ist in Benzol, Chloroform und Ether gut löslich, jedoch wenig löslich in Wasser und Alkohol.

Galenische Unverträglichkeiten: Das Peroxid ist relativ unstabil, bleicht gefärbtes Material (auch Haare).

Wirkungsweise: Verminderung der Zellproliferation in der Talgdrüse (nicht Infundibulum und Epidermis) mit Verkleinerung der Talgdrüse. Dabei tritt jedoch keine gesicherte Verminderung der Hautoberflächenlipide ein. Benzoylperoxid hat eine mäßige antimikrobielle Wirkung und eine indirekte metabolische keratoplastische Wirkung [im Prinzip ähnlich wie Vitamin A-Säure (Tretinoin)]. Es vermag Komedonen zu reduzieren.

Anwendungsgebiete: Akne vulgaris in mittelstarker bis schwacher Ausprägung (Gesicht und Rücken). Es gibt Fertigpräparate zu 2,5% bzw. 3%, 5% und 10%, die als Gel, welches auch alkoholhaltig sein kann (z. T. höhere Wirkung, geringere Verträglichkeitstoleranz), meist als Creme, aber auch als Waschlotio im Handel sind. Die Eigenrezeptur ist ebenfalls möglich:

Anwendungsbeispiel von Benzoylperoxid *als halbfeste Zubereitungen:*	
Rp. Benzoylperoxid	3, 5, 10%
Propylenglykol	5, 10, 20%
Cremegrundlage [z. B. Nichtionische Hydrophile Creme (DAB 9) oder Wasserhaltige Hydrophile Salbe (DAB 9)] bzw. „fettfreie" Gelgrundlage [z. B. wasserhaltiges Polyacrylatgel (DAB 9) oder alkoholhaltige Gelgrundlage (z. B. Isopropylalkoholhaltiges Polyacrylatgel (DAB 9)]	ad 100,0
als Waschlotio:	
Rp. Benzoylperoxid	3 oder 5%
Propylenglykol	20%
handelsübl. Shampoo	ad 100%

Gegenanzeigen: Anwendung auf Schleimhäuten. Möglichst nicht auf stark sonnenexponierte Haut [Schutz durch pigmentierte (gefärbte) Präparate].
Wegen zu starker Sensibilisierung zur Ulcus cruris-Therapie ungeeignet.

Nebenwirkung: Hautrötung und Brennen am Anfang der Therapie (wenige Tage). Hautschälung, mäßige Schuppung. Geringe bis starke Austrocknung und Spannung der Haut (besonders bei längerer Therapie). Kontaktallergische Reaktionen sind möglich (Absetzen!), auch eine Sensibilisierung kann eintreten (wohl unter 2%).

Wechselwirkungen: Nicht mit anderen „hautschälenden" Substanzen (Vitamin A-Säure, Salicylsäure, Resorcin) auftragen. Da eine kontrovers diskutierte fragliche Tumor-promotion möglicherweise bei starker Sonnenexposition unnötig verstärkt werden könnte, ist diese zu vermeiden.

Art und Dauer der Anwendung: Möglichst nur 1mal tägl. am Abend, je nach anfänglicher Reizung auch seltener oder häufiger (Rükken). Dies gilt auch für die Wahl der Konzentration (3, 5 oder 10%), wobei u. U. – aufgrund unterschiedlicher galenischer Formulierungen – eine 5% Creme die gleiche Wirkung wie eine andere 10% Creme haben kann. Üblicherweise wird eine 10%ige Zubereitung für eine Aknetherapie nicht benötigt. Nach 8–10 Wochen führt eine 2–3%ige Zubereitung bei weniger Reizungen zum gleichen Ergebnis.
Für ein schnelles Ansprechen am besten Konzentrations- und/oder Häufigkeitssteigerung bis zur deutlicher Besserung (2–3 Wochen), danach weniger häufig bzw. schwach konzentriert bis etwa 4–12 Wochen.

Benzylbenzoat (Benzoesäurebenzylester)

Farblose Kristalle oder ölige Flüssigkeit, die in Wasser und Glycerol unlöslich ist.
Mischbar mit Alkohol, Aceton, Fetten und etherischen Ölen.

Anwendungsgebiete: Wirksam bei Scabies, bei Läusen und als effektives lange haftendes Insect-Repellent.

Gegenanzeigen: Säuglinge und Kleinkinder können durch Ingestion Krämpfe und ZNS-Alterationen zeigen.
Nicht auf Schleimhäute und stark irritierte Haut auftragen. Der ADI-Wert (akzeptierbare tägliche orale Aufnahmemenge) beträgt 5 mg/kg Körpergewicht pro Tag.

Nebenwirkungen: Haut-, Schleimhaut- und Augenirritationen und Sensibilisierung sind möglich, ebenso Kontaktallergien.

Wechselwirkung: Die Substanz wird gern zusammen mit Lindan verwendet. Möglicherweise hat die Repellentwirkung einen zusätzlichen additiven Effekt.

Anwendung: Bei Scabies nach einem Reinigungsbad:

Rp. Benzylbenzoat	25,0
Hydrophile Salbe (DAB 9)	50,0
Ger. Wasser	ad 100,0

Als Repellent:

Rp. Benzylbenzoat	5,0
Ethanol 96%	ad 100,0
oder	
Rp. Benzylbenzoat	5,0
Isopropylalkoholhaltiges Polyacrylatgel (DAB 9)	ad 100,0
S. Als Lösung oder Gel zum Benetzen der Kleidung bzw. des Körpers. Einmalige Anwendung in 24 Std.	

Art und Dauer der Anwendung: Bei Scabies sollte nach einem Bad die Anwendung am abgetrockneten gesamten Körper an zwei aufeinanderfolgenden Tagen erfolgen.
Als Repellent reicht eine Behandlung pro Tag aus. Kleider geben selbst nach einmaligem Waschen noch genügend wirksame Substanz ab.

Bufexamac

Farbloses in Methanol und Ethanol lösliches, jedoch wasserunlösliches Arylessigsäurederivat.

Wirkung: Bufexamac gehört zu den nichtsteroidalen entzündungshemmenden Substanzen. Die Wirkung kommt durch eine über mehrere Ketten ablaufende Hemmung der Prostaglandin-Biosynthese zustande. Solche Substanzen können auch zu den die Eicosanoiden (20er Derivate), (bekannt auch als Arachidonsäure, Prostaglandine und Leukotriene) beeinflussenden Stoffen (wie Indometacin,

Benoxaprofen, Steroiden, Retinoiden) gezählt werden (deshalb gilt das letzte Drittel der Schwangerschaft bei großflächiger Anwendung als Gegenanzeige).
Inwieweit diese Effekte auch bei lokaler Anwendung zum Tragen kommen, ist nicht geklärt.
Obwohl die Penetration in die Haut bei Verwendung bestimmter Vehikel günstig zu sein scheint, konnte trotz hoher Konzentration (5%) eine deutliche lokale antientzündliche Wirksamkeit nicht eindeutig gezeigt werden.

Anwendungsgebiete: Oberflächliche mit Schmerzen einhergehende Prozesse (Analfissuren, Rhagaden). Unterstützend oder mildernd bei gering ausgeprägten Dermatitiden unterschiedlicher Genese. Versuch bei Juckreiz.

Anwendungen: Zu 5% in Cremes, Salben und Fettsalben. Bei einer langfristigen Anwendung sollten Vergleiche mit wirkstofffreien Salbengrundlagen durchgeführt werden, da deren Effekt der überwiegende sein kann.

Rp. Bufexamac 5,0
    Propylenglykol 5,0
    Wasserhaltige Wollwachs-
    alkoholsalbe (DAB 9) ad 100,0
    S. Zur Nachbehandlung
      von mit Steroiden be-
      handelten Ekzemen.

Rp. Bufexamac 5,0
    Ethanol 96% 25,0
    Polyacrylsäure 0,5
    NaOH Lösung 5% 1,0
    Ger. Wasser ad 100,0
    S. Gel bei Juckreiz auf in-
      takter Haut.

Nebenwirkungen: Aufgrund großer Verbreitung zunehmende Kontaktallergien. Die Substanz soll gelegentlich auf der Haut brennen, ist aber in der Regel gut verträglich.

Cadexomer-Jod

Es handelt sich im Prinzip um eine dem Dextranomer sehr ähnliche Substanz. Der Jodanteil von ca. 1% sorgt für eine gewisse zusätzliche antimikrobielle Wirkung. Dieser antimikrobielle Anteil ist als relativ anzusehen, da der Flüssigkeitsstrom von der Wunde zum Saugmittel strömt. Allerdings ist die zu entfernende mit Exsudat gesättigte Masse dann bereits keimarm.

Anwendungsgebiete: Zur Sekretaufnahme bzw. physikalischen Reinigung von nässenden infizierten oberflächlichen Wunden und Ulcera.

Anwendung und Anwendungsbeispiele

Rp. Cadexomer-Jod Puder

Rp. Cadexomer-Jod Pads
    S. Auftragen des Puders
      auf den mit Wasser oder
      Kochsalzlösung gerei-
      nigten Wundgrund in ei-
      ner Stärke von ca.
      3 mm. Entfernung des
      entsprechenden Gels an-
      fangs etwa 1mal täglich
      mit Wasser oder physio-
      logischer Kochsalzlö-
      sung.

Gegenanzeigen: Augen, Augennähe, fistelnde und enge tiefe Ulcerationen bzw. Wunden. Schädigungsmöglichkeit durch Jodaufnahme (cave: Knotenstrumen, Hyperthyreose, Jodallergie).

Nebenwirkung: Brennen während der 1. Stunde nach Applikation und leichte Hautrötungen sind möglich. Nach einiger Zeit zunehmende Hemmung der Zellproliferation (Wundheilungsstörung).

Wechselwirkung: Jede weitere Lokaltherapie wird wirkungslos (Sekretstrom nach außen).

Art und Dauer der Anwendung: Das infizierte Ulcus wird mit Flüssigkeit (Wasser, Koch-

salzlösung) gereinigt, der Puder etwa 3 mm dick aufgetragen. Der sekretgesättigte Puder (jetzt gelförmig) wird später erneut mit Flüssigkeit entfernt.
Häufigkeit: anfangs ist eine meist einmal tägliche Anwendung ausreichend, jedoch ist der Befund für die Häufigkeit der Anwendung bestimmend.

Chlorhexidin (Hydrochlorid, Glukonat)

Das Hydrochlorid ist gut in Wasser (1:55), Alkohol (1:15) und gering in Glycerol oder Propylenglykol löslich. Das Glukonat ist zu ca. 20% in Wasser löslich und mit Alkohol (1:5) oder Aceton (1:3) mischbar.

Galenische Unverträglichkeiten: Diese entstehen mit Seifen und anderen anionischen Substanzen, ebenso mit Boraten, Bicarbonaten, Chloriden, Citraten, Phosphaten und Sulfaten. Auch wird der Wirkstoff durch Kork, Traganth, Talcum, Stärke und unlösliche Zinkverbindungen inaktiviert. Auch von Polyethylenglykol, quarternären Ammoniumbasen, Nonoxinol und Tween 80 (Polysorbat 80) kann die Verfügbarkeit insbesonders höher konzentriertem Chlorhexidin (um 1%) herabgesetzt werden.

Anwendungsgebiete: Antiseptisch einsetzbare Substanz für Haut und oberflächliche Schleimhaut bei Infektion oder Infektionsgefahr mit grampositiven und einigen gramnegativen Bakterien.

Anwendung: Chlorhexidin stellt die beliebteste Austauschsubstanz für Hexachlorophen dar. Die Konzentration von 3% Hexachlorophen entspricht etwa 4% Chlorhexidin-Glukonat. Die Konzentrationsbereiche für Externa liegen zwischen 0,01% und maximal 0,5–1%. Die höchste Aktivität liegt im neutralen bis leicht alkalischen Milieu.

Gegenanzeigen: Nicht wirksam bei säurefesten Bakterien, Bakteriensporen, Pilzen und Viren. Nur mäßig wirksam bei Pseudomonas und Proteus. Nicht wirksam bei Anwesenheit von Blut, Eiter u.a. organischem Material. Nicht

---

Anwendungsbeispiele von Chlorhexidin

Rp. Chlorhexidinglukonat	0,5
70% Isopropanol	ad 100,0
S. Zur Hautdesinfektion	
Rp. Chlorhexidinglukonat	0,2
Nichtionische hydrophile	
Creme (DAB 9)	ad 100,0
S. Desinfizierende abwaschbare Creme	
Rp. Chlorhexidinglukonat/chlorid	0,1
Menthol. synth.	0,2
Ger. Wasser	ad 100,0
S. Gurgellösung zur Munddesinfektion bei Aphten, 3- bis 4mal täglich	
Rp. Chlorhexidinglukonat	0,2
Glycerol	ad 100,0
S. Zur Mundpinselung oder „Mundpflege" bei Mundschleimhautläsionen	
Rp. Chlorhexidinglukonat	0,2–0,4
Ger. Wasser	30,0
Wollwachsalkoholsalbe (DAB 9)	ad 100,0
S. Antiseptische farblose Hautsalbe zur Behandlung und Nachbehandlung von Impetigo contagiosa, Zoster und Pyodermien	

---

auf Hirnhäute, in das Innenohr u.ä. von außen bei Traumen erreichbare ZNS-Bereiche.

Nebenwirkung: Gelegentlich Schleimhautirritationen (Mund, Auge), jedoch geringe gastrointestinale Absorption. Verfärbung von Zähnen, Plomben, Zunge und Nägeln. Die Substanz ist ototoxisch. Höher konzentrierte Lösungen können nach Instillation in der Harnblase Hämaturie bewirken. Wundheilungsverzögerung und deutliche Granulationshemmung, bereits ab 0,05% beginnend (Ulcera, tiefe Wunden). Gelegentlich Kontaktallergien, Photosensibilisierung.

Wechselwirkungen: Albustix u. ä. Urintest-stäbchen werden mit Chlorhexidin blau verfärbt bei Anwendung im Urogenitaltrakt.

Art der Anwendung: Gurgellösungen häufiger (3- bis 4mal täglich), Cremes 1- bis 2mal täglich, Lösungen 2mal täglich und Salben meist nur 1mal täglich anwenden.

Crotamiton

Farblose Flüssigkeit, die in Wasser (1:400) löslich und mit Alkohol mischbar ist. Die Substanz wird in den britischen und den US-Arzneibüchern aufgeführt.

Wirkungsweise: Die Substanz ist je nach Vehikel ab ca. 5% mäßig akaricid, d.h, antimilbenwirksam. Daneben ist sie deutlich juckreizstillend. Die Juckreizstillung kann nach einer einmaligen Applikation 6–10 Std andauern. Weiterhin scheint ein gewisser hornschichtirritierender Effekt vorhanden zu sein, so daß eine Penetrationsförderung anderer Stoffe zu erwarten ist.

Anwendung und Anwendungsbeispiele

Rp. Crotamiton   10,0
    Hydrophile Salbe (DAB 9)   20,0
    Aqua dest.   ad 100,0
    S. Lotio zur Ganzkörperbehandlung bei Scabies und/oder Juckreiz. Zweimalig intermitierend im Abstand von 24 Std. Cave: stark excoriierte Haut

Rp. Crotamiton   10,0
    Nichtionische hydrophile
    Creme (DAB 9)   ad 100,0
    S. Bei Scabies nach einem Reinigungsbad auf die getrocknete Haut im Abstand von 24 Std. auftragen; evtl. fünf Tage lang. (Auf lokale Verträglichkeit achten.)

Anwendungsgebiete: Bei kaum excoriierter Scabies, insbesonders zur gleichzeitigen Juckreizstillung.
Bei Pruritus bei weitgehend intakter Haut (P. sine materia. P. senilis und im Anogenitalbereich).

Gegenanzeiten: Nicht auf akut veränderte Haut bzw. nicht bei akuter Dermatitis mit Bläschen und Exsudation. Nicht in Augennähe, nicht mehr als 10% der Körperoberfläche bei Säuglingen und Kleinkindern.

Nebenwirkungen: Die Substanz bewirkt gelegentlich Rötung bzw. Erythembildung mit Entwicklung eines lokalen Wärmegefühls. Sensibilisierung und Kontaktallergien werden gelegentlich beobachtet.

Art und Dauer der Anwendung: Bei Scabies wird nach einem Reinigungsbad zweimal (bis maximal fünfmal) im Abstand von je 24 Std auf die trockene Haut die Lotio oder Creme aufgetragen. Die Haut darf nicht zu stark zerkratzt sein. Zur Juckreizstillung jeder Genese bei intakter Haut reicht eine abendliche Anwendung.

Dextranomer

Die Substanz ist praktisch wasserunlöslich und kann etwa das vierfache ihres Gewichtes an Flüssigkeit und darin gelösten oder suspendierten Stoffen bis zum Molekulargewicht von ca. 5000 aufnehmen.

Wirkungsweise: Aufgrund des hohen Flüssigkeitsaufnahmevermögens werden Wundsekrete aufgenommen. Es kommt zur schnelleren Wundreinigung und dadurch indirekt zur jedoch nur anfänglichen Granulationsanregung. Die noch nicht völlig gesättigte Schicht muß häufig weggespült werden.

Anwendungsgebiete: Zur physikalischen Reinigung von oberflächlichen nässenden und infizierten Wunden (chirurgisch, posttraumatisch) und oberflächlicher Ulcera.

Anwendung und Anwendungsbeispiele

Rp. Dextranomer Puder bzw.
Wundpads
(pudergefüllte „Tupfer"
etwa 1 × 3 cm groß)

Rp. Dextranome Paste (mit etwa 65% Dextranomer in fettfreier Polyethylenglykolgrundlage)
S. Etwa 1mal tgl. (anfangs, später seltener) nach Entfernung (Abwaschen, abspülen) der Reste etwa 3 mm dick auftragen

Gegenanzeigen: Augen und Augennähe, alle Fisteln bzw. Körperhöhlen, wo eine Materialentfernung schwierig ist.

Nebenwirkung: Gelegentlich, meist während der ersten Stunde – Schmerzen und Brennen im Wundgrund, wohl aufgrund der Hygroskopie. Zeitlich zunehmende Granulationshemmung.

Wechselwirkungen: Eine zusätzliche Lokaltherapie wird wirkungslos, da der Sekretstrom physikalisch vom Wundgrund nach außen gelenkt wird.

Art der Anwendung: Die Substanz ist ausreichend dick (etwa 3 mm) aufzutragen. Nach fast völliger Sättigung (etwa 1mal täglich) mit Wasser oder physiologischer Kochsalzlösung entfernen (z. B. Spülen im Strahl aus einer Spritze), erneut auftragen.

Diethyltoluamid

Fast farblose und fast geruchlose wasserunlösliche Flüssigkeit. Mischbar mit Alkohol, Isopropanol, Ether und Propylenglykol.

Anwendungsgebiete: Repellent gegen Mücken und Fliegen.

Anwendung: In einer Mischung von 50–75% in Alkohol oder Isopropanol nur auf intakte Haut. (Die 15- bis 30%igen Zubereitungen sind weniger wirksam, aber verträglicher.)

Anwendungsbeispiele von Diethyltoluamid

Rp. Diethyltoluamid   20,0–60,0
     Alcohol. isopropylicus   ad 100,0
     S. Als Repellent auf die Haut auftragen. Alle 3 Std. wiederholen
oder

Rp. Diethyltoluamid   40,0–60,0
     Propylenglykol   ad 100,0
     S. Weniger schnell verdunstende glyzerinartige Lösung

Cave: Behandlung von Säuglingen und Kleinkindern

Gegenanzeigen: Nicht anwenden um das Auge herum, auf Schleimhäuten und Haut/Schleimhaut Grenzepithelien, auf geschädigter Haut, in Gelenkbeugen und auf intertrigeniösen Bereichen (ab 40%) wegen der Möglichkeit von Irritationen bis Blasenbildung.

Nebenwirkungen: Sensibilisierung und allergische Reaktionen (Kontakturtikaria) können vorkommen. Gelegentlich Hautreizungen. Mit einer perkutanen Resorption (toxische Encephalopathie) muß gerechnet werden (Säuglinge!).

Wechselwirkungen: Vanillin verlängert die Wirkungszeit erheblich (für Mücken bis zu 24 Std).

Art und Dauer der Anwendung: Alle 3–4 Std erneut applizieren. (Beachten, daß sehr geringe Restmengen auf Haut oder Kleidern insektenanziehend wirken können.)

Dimethylphthalat

Fast farblose und geruchlose Flüssigkeit. Löslich in Wasser (2:250). Mischbar mit Alkohol und anderen organischen Lösungsmitteln.

Anwendungsgebiete: Repellent gegen Mücken und Fliegen.

Anwendung: Nur wirksam in Konzentrationen über 40%. Es ist wirksam über 3–5 Std. (Weniger flüchtig und weniger leicht abwaschbar ist Dibutylphthalat, welches jedoch etwas geringer wirksam ist.)

Anwendungsbeispiele

Rp. Dimethylphthalat 40,0
Hydrophile Salbe (DAB 9) 30,0
Ger. Wasser ad 100,0
S. Repellent Creme
Nicht mit Plastik in Berührung kommen (dieses kann erweicht werden)

Gegenanzeigen: Säuglinge und Kleinkinder. Orale Aufnahme bedingt ZNS-Irritationen. Keine Anwendung auf mehr als 20% der Körperoberfläche.

Nebenwirkungen: Nicht in Augennähe, Schleimhäute und an Haut-/Schleimhautgrenzbereiche (Lippe, Anogenitalbereich).

Art und Dauer der Anwendung: Etwa alle 4 Std erneut applizieren. Auch die Kleidung kann aufgrund der guten Wasserlöslichkeit behandelt werden.

Dithranol (Cignolin, Anthralin)

Dithranol ist wasserunlöslich, jedoch sehr gut löslich in Ether, Benzol, Chloroform u. a. organischen Lösungsmitteln.

Galenische Unverträglichkeiten: Dithranol ist sehr instabil, es wird leicht oxydiert (u. a. durch Wärme, Zn^{++}, alkalisches Milieu, Licht) zu Cignolinbraun, Dihydroxyanthrachinon u. a.
Die Verwendung von z. B. wasserhaltigen O/W Emulsionen (Lanette) und Polyethylenglykolsalben führt innerhalb von Tagen zu Verfärbung, d. h. zur Wirkungslosigkeit dieser Zubereitungen (Verzögerung durch Salicylsäurezusatz, 0,5–2%).

Wirkungsweise: Die proliferationshemmende Substanz bewirkt eine Reduktion der epidermalen DNS-Synthese, eine Hemmung der bei der Psoriasis vermehrten Enzymsynthese in der Epidermis (Pentosephosphatzyklus) und eine Hemmung der cGMP-Bildung. Es kommt wie beim Teer – im Gegensatz zu den Corticoiden – zu einer Akanthose, die sonst nur bei Proliferationssteigerungen beobachtet wird.
Klinisch hat Cignolin cytotoxische Eigenschaften (Hautreizung). Die nur in speziellen Tierexperimenten beobachteten tumorpromovierenden Effekte sind umstritten. Aufgrund der Umwandlung zum wenig toxischen unwirksamen Cignolinbraun (Danthron u. a. Produkte) bereits weitgehend in der Epidermis, erfolgt keine potentielle systemische Belastung wie bei anderen z. B. cytotoxisch bzw. cytostatisch wirkenden Substanzen (z. B. Schwefel-Lost). Danthron wirkt jedoch nach hoher oraler Dosis mutagen und kanzerogen, eine erhöhte Tumorincidens wurde bei der Lokaltherapie mit Cignolin bisher nicht beobachtet. Dithranol sollte aus den o. g. Gründen nicht chronisch angewendet werden. Dithranol penetriert sehr gut in die Epidermis. Alle penetrationsfördernde Zusätze sind eher von Nachteil (zu kurze Verweildauer in der Epidermis). Dithranol hat als unveränderte Substanz ein mutagenes Potential, das bei der schnellen Umwandlung in der Haut wohl nicht zum Tragen kommt.

Anwendungsgebiete: Psoriasis vulgaris.

Anwendung: Allgemein gilt für die Cignolin-Anwendung: Eine gewisse Reizung (Rötung, mäßiges Brennen) der gesunden, den Psoriasis-Herden benachbarten Haut zeigt die Ansprechbarkeit der gewählten Konzentration an. Ohne diese Reizung tritt der therapeutische Effekt erst viel später (2–3 Wochen) ein.

Gegenanzeigen: Ausgedehnte erythrodermische Psoriasis. Pustulöse Psoriasis, nässende Herde. Intertrigenöse Räume, Augenbereich, Schleimhäute. Großflächige Anwendung bei Schwangerschaft und Stillzeit.

Nebenwirkungen: Je nach Konzentration sind Rötung, Reizung, Brennen der Haut (besonders um den behandelten Herd herum) möglich. Kurze Behandlungspause (1–2 Tage) ermöglicht Weiterbehandlung [evtl. niedriger konzentriert oder ohne Salicylsäure (Stabilität)]. Verfärbung der Haut (reversibel) und Wäsche (besonders über 0,1%).

Wechselwirkungen: Gleichzeitige Anwendung von Teer erhöht die Bildung von unwirksamen Danthron. Ein Zusatz von Salicylsäure bedingt eine Stabilisierung des Wirkstoffes, neben dem keratoplastischen Effekt zur Schuppenlösung. [cave: eine hohe perkutane Resorption der Salicylsäure ist möglich, Cignolin kann diese verstärken. (Perkutan resorbierte Salicylsäure ist toxischer als oral zugeführte Salicylate)]. Ein Harnstoffzusatz hat ebenfalls keratoplastische Effekte ohne potentielle Nebenwirkungen, aber auch ohne Stabilisierung. Zinkoxid oder Stärke schwächen die Reizung, aber auch die Wirksamkeit ab.
Andere gleichzeitig oder danach applizierte Wirkstoffe, Kosmetika oder Fremdstoffe können u. U. leichter resorbiert werden (Irritation der Hornschichtbarriere durch Cignolin und leichte Dermatitis).

Art und Dauer der Anwendung

Schnellbehandlung: Die Konzentration wird so gewählt, daß stets eine mäßige Reizung vorhanden ist. Etwa jeden 3. Tag wird die Konzentration verdoppelt, bei 0,1% beginnend und bei 2% endend. Häufige Verfärbungen sind möglich. Die Therapieart ist mehr für die Klinik geeignet.

Normale ambulante Behandlung: Entschuppung mit Harnstoffsalben oder Salicylsäuresalben und/oder Schmierseifenbädern. Abends einreiben. Die mittlere Konzentration beträgt 0,1% oder 0,05% mit 1% Salicylsäure. Kleine Einzelplaques sollten mit Collodium elasticum, große mit Salicyl-Zinkpaste (Reste können nach 2 Tagen mit Ether bzw. Öl entfernt werden) als Cignolin-Vehikel behandelt werden.

„Kurzzeitbehandlung": Einreiben am Abend mit Dithranol-Vaselin (1–2% Salicylsäure und Dithranol um 0,5–1% in Vaselin) oder 0,1–0,5% Dithranol in *wasserfreier* emulgatorhaltiger (O/W) Vaselin (schlechtere chemische Haltbarkeit). Die Einwirkungszeit beträgt 5–30 min, dann Abbaden oder -duschen mit Shampoo. (Eventuell Hände mit Einweghandschuh schützen.)

Langsam-Behandlung ohne Reizung: Konzentration um oder unter 0,1% in Wollwachsalkoholsalbe oder in Eucerin anhydricum ohne Salicylsäurezusatz. Die Wirkung setzt erst nach frühestens 10 Tagen ein. Behandlung 1mal tgl. (abends).

Anwendungsbeispiele von Dithranol (Anthralin, Cignolin):

Rp. Dithranol   0,05–2,0
Vasel. alb.   ad 100,0
S. Über 0,1% färbend (Haut und Wäsche), fettende Salbe (bis 10 Wochen stabil), klebend, Wärmestau ist möglich, schlecht verteilbar

Rp. Dithranol (Cignolin)   0,1
Wollwachsalkohol Salbe
DAB 9 (oder Eucerin anhydricum)   ad 100,0
S. Stark fettend, kaum färbend, besser verteilbar als Vaselin. Gewisse Stabilisierung bzw. Wirkungsverstärkung mit Zusatz von Salicylsäure (1–2%) oder Harnstoff (5%)

Rp. Dithranol   0,1–0,5
Acid. salicyl.   1,0
Polysorbat 80   20,0
Vasel. alb.   ad 100,0

Als „abwaschbare" Salbe für Kurzzeittherapie, 5–20 min Einwirkung, dann mit Shampoo abduschen. Individuelle Reizung z. B. am Arm bei mittlerer Konzentration ausprobieren. Salbe ist zeitlich beschränkt haltbar bzw. wirksam. Braun verfärbte Produkte sind unwirksam.

Weitere Anwendungsbeispiele von Dithranol:

Rp. Dithranol 1,0
Salicylsäure 0,5
Dickflüssiges Paraffin 75,0
Natr. laurylsulfat 2,5
Cetylalkohol ad 100,0
S. 1–2 Std auf dem behaarten Kopf belassen, dann mit Shampoo abduschen

Rp. Dithranol 0,05
Ol. Ricini 10,0
Collodium elasticum ad 100,0
S. Kann gezielt auf Einzelherde aufgetragen werden. Filmbildung. Nachbehandlung erst nach einigen Tagen

Rp. Dithranol 0,5
Gehärtetes Erdnußöl 20,0
Cera alba 20,0
Hartparaffin 20,0
Dickflüssiges Paraffin ad 100,0
S. Für Einzelherde, stark fettend, pastenartig

Rp. Cignolin 0,1–0,2
Acid. salic. 2,0
Pasta Zinci (DAB 9) ad 100,0
S. Als Paste auf Einzelherde (Cignolin bleibt bei Anwesenheit von Zn^{++} nur mit Salicylsäure stabil. Ein potentieller Wirkungsverlust bei besserer Verträglichkeit durch Zinkoxid und alkalischem Milieu ist stets zu beachten.)

Anwendungsdauer für alle Behandlungsarten: Solange bis die Herde keine tastbare Papeln mehr zeigen. Dies dauert je nach Konzentration, Art der Behandlung und tolerierbarer Reizung ca. 3–8 Wochen. Eine Langzeitbehandlung sollte nicht erfolgen (s. Wirkungsweise).

Erythromycin

Erythromycin ist nur wenig löslich in Wasser (1:1000), jedoch löslich in Alkohol (1:5), Ether (1:5) und Aceton. Die Haltbarkeit in Cremes, besonders in alkoholischen Lösungen ist gering (ca. 4–6 Wochen). Das Ausgleich erfolgt durch höhere Konzentration.

Wirkungsweise bei Akne vulgaris: Die Wirkung wird beim äußerlichen Einsatz bei Akne vulgaris in erster Linie auf eine Hemmung des Wachstums lipasebildender und überwiegend grampositiver Bakterien zurückgeführt. Das Makrolidantibiotikum – gewonnen aus Streptomyces erythreus – soll bei Proprionibakterien kaum, dagegen bei Staphylokokken nach einigen Wochen lokaler Anwendung fast obligat zu erheblichen Resistenzinduktionen führen.
Dieses Antibiotikum penetriert ähnlich wie Tetracyclin und Clindamycin gut in das Talgdrüseninfundibulum, wobei allerdings als Nachteil dort auch eine Follikulitis aufgrund Überwucherung durch gramnegative Keime entstehen kann.
Eine perkutane Aufnahme scheint gering zu sein. Es werden auch nach 8 Wochen 2mal täglicher lokaler Therapie keine Serumkonzentrationen über 0,03 µg/ml gefunden (Tabelle 55).

Tabelle 55. Erythromycin-Therapie bei Akne vulgaris. Vergleich der lokalen und systemischen Behandlung

Art der Anwendung	Lokal	Systemisch
Dosierung	Creme, Lösung (2 bis 4%)	1,5–2,0 g/die
Anwendungsdauer (in Wochen)	4 bis 12	4 bis 12
Serumspiegel (µg/ml)	0,030	1,8–3,0
Klinisch wirksam	+ +	+ + +

Anwendungsgebiete: Zur lokalen antibiotischen Aknebehandlung.
Bei Follikulitiden durch grampositive Erreger.

Harnstoff

Harnstoff ist sehr gut in Wasser löslich und unlöslich in Chloroform oder Ether.

Galenische Unverträglichkeiten: Aufgrund der meist hohen Konzentrationen (um 10%) kann bei unzureichender Verarbeitung (Erwärmung, fehlendes Wasser) in der Grundlage eine zeitlich zunehmende Auskristallisation (Sandpapiereffekt) erfolgen.

Wirkungsweise: Harnstoff wirkt keratoplastisch, d. h. Keratin wird nicht gelöst, sondern dispergiert und so erweicht. Als physiologischer Hornschichtbestandteil (1 420 mg-%) wirkt er deutlich feuchtigkeitsbindend (moisturizer), ohne die Barrierefunktion der Hornschicht direkt zu schädigen. Die hydratisierte (macerierte?) Hornschicht erlaubt im Zusammenhang mit der keratoplastischen Wirkung dennoch für manche Wirkstoffe und Fremdstoffe eine verbesserte Penetration.

Nebenwirkungen: Gelegentlich treten Reizungen der behandelten Haut aufgrund zu hoher Konzentration und unzureichender Verarbeitung („Sandpapier") auf.

Wechselwirkungen: Verstärkung des Feuchthalteeffektes durch Kochsalz, optimal 6–10% Kochsalz mit 6–10% Harnstoff. Die Hornschicht kann für toxische Umweltschadstoffe „durchlässiger" werden.
Gelegentlich Penetrationsverbesserung für andere lokal applizierte Wirkstoffe.

Anwendung und Anwendungsbeispiele

Rp. Erythromycin 3,0
   Aceton 15,0
   Propylenglykol 10,0
   Spir. dilut. ad 100,0
   S. Alkoholische austrocknende Lösung, kann brennen

Rp. Erythromycin 2,0
   Propanol 45,0
   Isopropylpalmitat ad 100,0
   S. Alkoholische, mäßig austrocknende Lösung

Rp. Erythromycin 4,0
   Polyethylenglykol 400 15,0
   Hydrophile Salbe (DAB 9) 60,0
   Ger. Wasser ad 100,0
   S. Abwaschbare, leicht austrocknende Creme

Gegenanzeigen: Begleitentzündung oder Follikulitis, bedingt durch gramnegative Keime. Bekannte Allergien gegen Erythromycin.

Nebenwirkungen: Entwicklung resistenter Keime nach mehrwöchiger Therapie bedingt eine Verschlechterung des Befundes bzw. Ausbildung einer gramnegativen Follikulitis. Lokale Reizungen (Austrocknung, Rötungen u. ä.) meist bedingt durch das Vehikel.

Wechselwirkungen: Keine anderen Lokalantibiotika gleichzeitig anwenden. Wechselseitiger Wirkungsverlust und partielle Kreuzresistenz mit Clindamycin.
Zur Verminderung der Resistenzproblematik Intervallbehandlung mit Antiseptika (z. B. Chlorhexidin) oder Benzoylperoxid.

Art und Dauer der Anwendung: Etwa 1- bis 2mal täglich auftragen, je nach Verträglichkeit des Vehikels. Das Vehikel (z. B. alkoholische Lösung) bei zu starker Reizung wechseln; auf z. B. Creme übergehen. Die Dauer dieser Lokaltherapie ist meist mehrwöchig, der Versuch eines Wechsels auf desinfizierende Wirkstoffe (s. Wechselwirkung) nach 2–3 Wochen ist sinnvoll.

Anwendungsgebiete

1. Zur Schuppenlösung bei Psoriasis (insbesondere bei ausgedehnten und/oder erythrodermischen Formen).

   Rp. Harnstoff (Urea pura) 10,0
      Aqua dest. 15,0–25,0
      Wollwachsalkoholsalbe (DAB 9)
      oder Eucerin anhydric ad 100,0
   Rp. Harnstoff 7,0–15,0
      Ger. Wasser 15,0–30,0
      Polysorbat 80 10,0–20,0
      Vaselin alb. ad 100,0
      S. Als O/W Emulsion bessere Verteilung des Harnstoffes. Die Salben sollten kalt verrieben werden und nicht wasserfrei hergestellt werden.

Anwendungsgebiete

2. Als Feuchthaltesalben bei seborrhoischer Dermatitis, trockener Haut mit Schuppung und beim Formenkreis der Ichthyosis vulgaris

Rp. Harnstoff 10,0
 Natriumchlorid 5,0
 Ger. Wasser 40,0
 Hydrophile Salbe
 (DAB 9) ad 100,0
 S. Abwaschbar (O/W Emulsion), wenig fettend, mäßig haltbar

Rp. Harnstoff 5,0–10,0
 Natriumchlorid 3,0–10,0
 Tween 80 20,0
 Ger. Wasser 20–40,0
 (Ol. Arachidis 10,0–20,0
 Vaselin album ad 100,0
 S. O/W Emulsion, stärker fettend. Ein Zusatz um 20% fettem Öl oder Flüssigem Paraffin statt Vaselin ist zur weiteren Fettung möglich.

3. Zur Feuchtung der Hornschicht und Penetrationsbeeinflussung:

Rp. Harnstoff 10,0
 Maisstärke 9,0
 Reisstärke 4,0
 Wasserhaltige hydrophile Salbe (DAB 9) ad 100,0
 S. Zum schnellen Feuchten der Hornschicht (nur mäßige Penetrationsförderung anderer Wirkstoffe)

Rp. Harnstoff 10,0
 Stärke (Mais:Reis 2:1) 13,0
 Wasserhaltige Wollwachsalkoholsalbe
 (DAB 9) ad 100,0
 S. Zum langsamen nachhaltigen Feuchten der tiefen Hornschicht (zur Penetrationsförderung anderer Wirkstoffe)

4. Zur besseren Entfernung krankhaft veränderter Nägel bei Nagelmykosen und Psoriasis

Rp. Harnstoff 20,0
 Polysorbat 80 10,0
 Vaselin. alb. ad 100,0
 S. Über Nacht dick auftragen und mit Gummifingerlingen okkludieren.

Rp. Harnstoff 40,0
 Cetylpalmitat 5,0
 Wollwachs 25,0
 Vasel. alb. ad 100,0
 S. Mehrmals auf die bröckeligen Nägel auftragen. Anfangs Okklusion.

Weitere Anwendungsgebiete: Permeationsfördernd bzw. wirkungsverstärkend in einer Konzentration von 6–10% z.B. für Hydrocortison-Salben (statt 1% nur 0,1% Hydrocortison) bei Ekzemen oder Dithranol-Salben (statt 0,5% nur 0,1% Ditranol) bei Psoriasis. Granulationsanregend bei Wunden und Ulcera aufgrund der hygroskopischen Wirkung wie z.B. auch bei hypertonischen Kochsalzlösungen („osmotisches Gefälle" vom Wundgrund zur Salbe).

Anwendungsbeispiele

Rp. Harnstoff 10,0–15,0
 Ger. Wasser 5,0–10,0
 Polyethylenglykol-Salbe ad 100,0
 S. Salbe ist meist „sandig", dies trägt auch zum z.B. granulationsfördernden Effekt bei.

Rp. Harnstoff (Urea pura)
 Zucker (Saccharum) ad 100,0
 S. Reinigend, sekretaufnehmend und anfangs granulationsanregend in chronische Ulcera. (Anwendung wie Dextranomer/Cadexomer-Jod)

Dosierung und Art der Anwendung: Zur Entschuppung möglichst nach einem Schmierseifenbad auftragen. Zur Feuchthaltung nach

Waschen, Duschen oder Baden auf noch nicht ganz trockene Haut auftragen. Anwendung 1- bis 2mal täglich, bei längerer Anwendung jeden 2.–3. Tag 2mal täglich. Bei längerer Anwendung stets die Haltbarkeit (Auskristallisation) der Salben überprüfen.

Hexamidinisetionat

Es handelt sich meist um Hexamidindiisetionat, diese Substanz gehört in die Reihe der Diamidine, deren antimikrobielle Wirkung bei sechs CH_2-Gruppen (Hexa) am höchsten ist.

Wirkung: Das Antiseptikum ist wirksam bei grampositiven Keimen und Pseudomonas aeruginosa. Eine Verstärkung der Wirkung in Richtung Fungicide von Imidazol-Antimykotika wird diskutiert.

Anwendungsgebiete: Antiseptische Lösung zur Anwendung an Augen und Ohren.
Oberflächliche grampositive Hautinfektionen wie Impetigo contagiosa, Follikulitis.
Unterstützende desinfizierende Behandlung infizierter Ekzeme und Wunden.

Anwendung: 0,1% wäßrige Lösung. Auch zur antimikrobiellen Wirkungsverstärkung in Clotrimazolzubereitungen.

```
Rp. Hexamidinisothionat         0,1
    Clotrimazol                 2,0
    Propylenglykol             10,0
    Hydrophile Salbe (DAB 9)   70,0
    Ger. Wasser             ad 100,0
    S. Interdigitalmykose mit Hinweisen
       auf bakterielle Superinfektion
```

Nebenwirkungen und Gegenanzeigen: Die Substanz hat nur geringe irritierende oder sensibilisierende Eigenschaften. Allerdings wird sie auch relativ wenig eingesetzt. Kontaktallergien und Kreuzallergien mit Pentamidin sind beobachtet worden.
Nach möglicher percutaner Resorption muß eine monatelange Speicherung in der Leber und Niere angenommen werden (Pentamidin/Tier).

Hydrochinon

Weißes sich an Licht und Luft dunkel verfärbendes Pulver. Es ist löslich in Wasser (1:17), jedoch besser löslich in Alkohol (1:4) oder Glyzerin (1:1).

Anwendungsgebiete: Zur Depigmentierung von pathologischen Hautüberpigmentierungen wie Chloasma oder bedingt durch Störungen des Tyrosin-Tyrosinase-Melanin Systems. Auch zum Ausgleich von Vitilgokontrasten.

```
Anwendungsbeispiele

Rp. Hydrochinon                  3,0
    Nichtionische hydrophile
    Creme (DAB 9)            ad 100,0
    Dosis: 30,0 (kurze Haltbarkeit!)
    S. Zur Bleichung auf intakte Haut
       2mal tägl. auftragen über
       2–4 Monate. (Verstärkung des
       Effektes bei wechselseitiger
       Tretoninanwendung.)

Rp. Hydrochinon                  2,0
    Dickflüssiges Paraffin      20,0
    Vasel. alb.             ad 100,0
    S. Lichtstabile Zubereitung zur
       längeren Aufbewahrung. Fettig!

Rp. Hydrochinon                  5,0
    Tretonin (Vitamin A-Säure) 0,05–0,1
    Hydrocortison                0,5
    Glycerol                    10,0
    Hydrophile Salbe (DAB 9) ad 100,0
    S. Einmal abends auftra-
       gen (Potentielle Reizun-
       gen durch Hydrocorti-
       son vermindert)

Rp. Hydrochinon                  5,0
    Glycerol                    10,0
    x-y Vitamin A-Säure
    Creme (0,05%)           ad 100,0
    (entspr. Vitamin A-Säure    0,04)
    S. 1- bis 2mal täglich auf-
       tragen. Bei Reizung: 1
       Tag Pause.
```

Anwendung: Nur auf intakter Haut als 2–(5)%ige Zubereitung. Da Hydrochinon wenig stabil ist, nicht mehr als 30,0 g rezeptieren und lichtgeschützt aufbewahren. Wasserfreie Zubereitungen sind stabiler.

Gegenanzeigen: Hydrochinon sollte wie Phenol nicht auf geschädigte Haut, auch nicht auf Schleimhäute (Auge) oder Haut/Schleimhaut Grenzepithelien (irritierende Substanz) aufgetragen werden. Nicht bei Nierenkranken und Schwangeren (potentielle Phenolresorption). Bei Tretioninzusatz: Nicht bei Schwangerschaft. Keine Anwendung zum Vitiligoausgleich bei dunklen Rassen (irreversible Bleichung).

Nebenwirkung: Die Substanz kann irritierend wirken. Es können auch verzögerte Hyperpigmentationen, bleibende zu starke Hypopigmentationen und allergische Kontaktreaktionen auftreten. Die maximal zulässige Luftkonzentration beträgt 2 mg/m^3 Luft (großflächige Applikation!). Wegen der Möglichkeit „irreversibler Hautschädigung" sollte eine Anwendung von mehr als 2% Hydrochinon in kosmetischen Bleichcremes unterbleiben.

Art und Dauer der Anwendung: Meist 2mal täglich, mit Vitamin A-Säure reicht oft 1mal täglich. Die Dauer der Anwendung beträgt meist 1–4 Monate, der Erfolg muß häufiger kontrolliert werden, um zu starke Farbkontraste zu vermeiden.

Hydrocortison (Cortisol)

Die Löslichkeit ist in Wasser, Chloroform und Ether sehr gering. In Alkohol ist Hydrocortison gut löslich.

Anwendungsgebiete: Unter 1% (meist 0,1–0,25%) Konzentration bei *intakter* Haut bei Juckreiz und mäßig entzündeter, geröteter Haut (irritative Hautreizungen, Insektenstiche u. ä.). Um 1% (oder 0,1% bis 0,3% mit Propylenglykol, Kochsalz, Natriumlaurylsulfat oder Harnstoff) bei Ekzem, Dermatitis und atopischem Ekzem.

Anwendungsbeispiele

Rp. Hydrocortison	0,1
Propylenglykol	15,0
Dickflüssiges Paraffin	15,0
Vaselin	20,0
Emulgierender Cetylstearylalkohol (DAB 9)	20,0
Ger. Wasser	ad 100,0
S. Nur kurzfristig anzuwenden, aufgrund des Propylenglykolanteils ähnliche Wirksamkeit wie 1%ige Hydrocortisonsalbe	
Rp. Hydrocortison	1,0
Isopropylpalmitat	5,0
Wasserhaltige Wollwachsalkoholsalbe (DAB 9)	ad 100,0
S. W/O Emulsion bei subchronischen Zuständen	
Rp. Hydrocortison	1,0 oder 0,1
Harnstoff	10,0
Titanoxid oder Zinkoxid	15,0
Vaselin	25,0
Isopropylpalmitat oder -myristat	10,0
Tween 80	5,0
Gehärtetes Erdnußöl	10,0
Ger. Wasser	ad 100,0
S. Abwaschbare wollwachsalkoholfreie Creme bei subakuten Zuständen	

Gegenanzeigen: Die bei Corticosteroiden angeführten Gegenanzeigen sind auch hier (insbesondere innerhalb der ersten zwei Tage bei den dort genannten viral oder mikrobiell bedingten Erkrankungen) zu beachten.

Nebenwirkungen: Von den üblichen lokalen Nebenwirkungen an der Haut (s. Corticosteroide) bleibt beim Hydrocortison 1% nur noch in geringer Ausprägung eine Atrophie der Haut nachweisbar. Hierbei ist der periorbitale- bzw. Lidbereich besonders betroffen. Systemische Nebenwirkungen sind bei Anwendung von 0,1% Hydrocortison Salben auf intakter Haut zu vernachlässigen. Bei Säuglingen und Kleinkindern, großflächig (ab 20% Körperoberfläche), irritierter Haut und um 1% Hydrocortison ist an eine geringe möglicherweise den Plasmacortisolspiegel verändernde Aufnahme zu denken.

Wechselwirkungen: Wirksamkeit und Verträglichkeit kann durch andere z. B. die Hornschicht beeinflussende Wirk- und Hilfsstoffe (Harnstoff, Propylenglykol) verändert werden.

Art und Dauer der Anwendung:

Unter 1%iger Konzentration von Hydrocortison (meist 0,1%): Bei akuten Bagatellreizungen und bei mäßiger Entzündung bei weitgehend intakter Hautoberfläche: 1- bis 2malige Anwendung mit nachfolgender Beendigung der Therapie.
Zur Juckreizstillung bei intakter Haut: 1- bis 2mal tägl., maximal 1 Woche lang.

Um 1% Hydrocortison: 1- bis 2mal täglich. Beim Ekzem wird die Dauer der Behandlung vom Hautzustand abhängig sein und sollte möglichst nicht länger als 4 Wochen dauern. Bei atopischem Ekzem (Neurodermitis) erfolgt auch längere (bis zu 3 Monaten) Anwendung, aber im Wechsel mit wirkstofffreien Grundlagen oder im Wechsel mit kurzfristiger (ca. 5 Tage) Gabe mittelstarker Corticosteroide zur schnellen Wiederherstellung der Hornschichtbarriere (Resorptions-, Infektions- und Schmerzschutz).

Ichthyol-Ammonium (Ammoniumbituminosulfonat)

Auch als Schieferöl bezeichnetes Destillat aus z. B. Seefelder Schiefer unter Zusatz von etwa 6% Ammoniumsulfat. Es enthält etwa 10% organisch gebundenen Schwefel, höchstens 1,5% Schwefel als Sulfate und mindestens 5% als Sulfide.
Die Substanz ist wasserlöslich, teilweise löslich in Alkohol und Glycerol (1:9). Es ist mischbar mit Vaselin, Lanolin, Wollfett und echten Fetten, jedoch *nicht* mit fetten Ölen und flüssigem Paraffin.

Galenische Unverträglichkeiten: Eisen- und Bleisalze, Säuren, Basen, Alkaloide und Jodverbindungen.

Wirkungsweise: Ichthyol ist gering bakteriostatisch wirksam. Aufgrund des Schwefelanteils gilt es als antiphlogistisch wirksam, obwohl in erster Linie andere Stoffe wie z. B. Sulfonate vorliegen. Abgeschwächte Teerwirkungen (Mitosehemmung, antiproliferative und juckreizstillende Wirkung) werden angenommen. Aufgrund der Sulfatierung und der dadurch bedingten Wasserlöslichkeit ist Ichthyol-Ammonium frei von cancerogenen Destillationsprodukten, die speziell beim Steinkohlenteer in größeren Mengen vorliegen können.

Anwendungsgebiete: Unterstützend bei leicht infizierten, juckenden chronischen Dermatitiden. Auch zur unspezifischen „Hautreizung".

Anwendungsbeispiele

Rp.	Ichthyol-Ammonium	10,0
	Maisstärke	5,0
	Wollwachs	45,0
	Vaselin	ad 100,0

S. Fettige Ichthyolammoniumsalbe bei subchronischen oder chronischen Herden

Rp.	Ichthyolammonium	2,0
	Glycerol	20,0
	Lotio alba aquosa	ad 100,0

S. Zinkschüttelmixtur mit Ichthyol

Rp.	Ichthyol-Ammonium	20,0–50,0
	Wollwachsalkoholsalbe (DAB 9) oder Unguentum molle (DAB 6)	ad 100,0

S. Als sog. „Zugsalbe"

Zur okkludierenden, desinfizierenden „Reifung" von z. B. Furunkeln „Zugsalbe" (50% Ichthyol oder „pur" mit aufgelegter Watte).

Anwendung: Ichthyol-Ammonium wird zu 2–10% in Externa rezeptiert.

Gegenanzeigen: Irritierte Haut. Akute flächige Entzündungen der Haut (Dermatitis, Ekzem).

Nebenwirkung: Lokale Irritationen und Reizungen der Haut (wie nach Schwefelapplikationen) können vorkommen.

Anwendungsdauer: Teilweise mehrmals, sonst 1- bis 2mal täglich anzuwenden über längere Zeit.

Idoxuridin (IDU)

Geruch-, geschmack- und farblose Substanz, die beim Erhitzen nach Jod riecht. Idoxuridin ist in Wasser (1:500) und Alkohol (1:400) leicht löslich, aber unlöslich in Ether und Chloroform.
Eine wäßrige Lösung von 0,1% hat einen pH um 6, die wäßrige Lösung ist bei pH 2–6 stabil, sollte aber kühl aufbewahrt werden. Zerfallsprodukte wie z. B. Idouracil können toxisch wirken und hemmen die antivirale Aktivität von IDU.

Wirkungsweise: Der Einbau von Thymidin in die DNS wird blockiert und dadurch die in-vitro-Virusreduplikation von Herpes simplex Viren, Herpes-zoster/Varicellen-Viren, Cytomegalovirus und Adenoviren gehemmt. Ruhende, latente Virusformen dieser Arten werden nicht erfaßt.
Die Übertragbarkeit der Wirkungsweise auf die Klinik gelingt beim Herpes simplex an der Cornea des Auges. Beim Herpes simplex der Haut und beim Zoster bringen DMSO-Zubereitungen eine gewisse Schmerzherabsetzung (Brennen, Juckreiz) und eine unklare mäßige Heilungsbeschleunigung, wobei eine Heilungsbeschleunigung mit einer Schmerzverlängerungsphase verbunden sein kann. Die Rezidivierungsrate vom Herpes simplex recid. wird nicht verändert.

Anwendungsgebiete: Versuch zur Linderung von Schmerzen und Verkürzung der akuten Krankheitsphase bei Herpes simplex und beim Zoster. Oberflächige Herpes simplex-Keratitis des Auges.

Anwendung und Anwendungsbeispiele

Rp. Idoxurudin 5,0
(aber auch bis 40,0)
DMSO ad 100,0
S. 2- bis 3mal tägl. anwenden. Nicht länger als 4–5 Tage (Hautmaceratin durch DMSO). Bei Herpes simplex recidivans bei den ersten Symptomen bzw. in den allerersten Tagen

Rp. Fertigpräparate (Idoxuridin-Lösungen in DMSO) 1 OP
S. Bei Herpes simplex oder bei Zoster

Gegenanzeigen: IDU gilt als teratogen, mutagen und carcinogen. Die Substanz wird im Körper jedoch sehr schnell in (antiviral) unwirksame Stoffe wie Idouracil, Uracil und Jodid metabolisiert.
Mindestens Schwangerschaft, Stillzeit und Säuglings-/Kleinkindesalter gelten als Gegenanzeige.
Die Substanz wird mit DMSO perkutan resorbiert. Große Flächen (z. B. Zoster thorakalis) und Veränderungen in Augennähe sollten möglichst anders behandelt werden.
Da i. v. Gaben hepatotoxisch wirken, gelten auch Lebererkrankungen als Gegenanzeige.

Nebenwirkung: Lokale Reizungen, Kontaktallergien und Sensibilisierungen sind möglich und sollten nicht als Krankheitsverschlimmerung mißdeutet werden. Systemische Nebenwirkungen (nur bei großflächigem Einsatz über 1 000 cm^2) sind theoretisch möglich: Leberstörung (Gelbsucht), Glossitis, Stomatitis, Alopecie.

Anwendungsart und -dauer: Mehrmals täglich, besonders in ganz frühem Anfangsstadium.

Sinnvoll mit DMSO-Zusatz (s. Anwendung), wobei auf die kurzfristige Dauer (5 Tage, dann Hautmaceration möglich) Wert gelegt werden muß.
Alternativen, die bei ähnlichen Effekten keine potentiellen Risiken (s. Gegenanzeigen) haben, sind zu erwägen. Bei (s. Lokale Herpestherapie-Problematik) ausgedehntem Herpes-Zoster oder Herpes simplex sollte keine lokale, sondern eine *systemische* Therapie (z. B. mit Acyclovir) erfolgen.

Lidocain

Lidocainhydrochlorid ist als weißes, leicht bitteres geruchloses Pulver in Wasser (1:0,7) und Alkohol (1:1,5) gut löslich. Eine 0,5% wäßrige Lösung hat einen pH von 4–5,5 und eine 4,42% Lösung ist isoosmotisch mit Blutserum.

Wirkung: Im Gegensatz zum Procain ist die Amidverbindung Lidocain als freie Base auch als Oberflächenanesthetikum geeignet und kann z. B. als Gel, Creme, Lösung oder Salbe erfolgreich verwendet werden. Dies gilt in erster Linie für Schleimhäute (z. B. bei Endoskopien) mit schneller Wirkung. Bei deutlich verzögerter abgeschwächter Wirkung ist auch auf normaler Haut mit einem Effekt zu rechnen (besser mit Okklusion).

Gegenanzeigen: Die oberflächliche Anwendung auf der Haut bzw. kleinflächig auf der Schleimhaut bedingt kaum die für Lidocain üblichen Gegenanzeigen (Herz, Tachyarrhythmie, Leberfunktionsstörungen, Hypotonie). Nicht auf entzündlich veränderter Haut anwenden.

Nebenwirkungen: Gelegentlich treten kontaktallergische Dermatitiden auf. Auch lokale Reizungen können vorkommen. Auf solche oberflächlich toxische Veränderungen muß besonders bei Analbehandlungen und chronischen Pruritus geachtet werden, da die Symptome hier anfangs nicht bemerkt werden. Sy-

Anwendungsgebiete und Anwendungsbeispiele von Lidocain auf Haut und Schleimhaut

1. Schleimhautanesthesie, schnell einsetzend und lange anhaltend

   Rp. Lidocain 2,0–5,0
   Nichtionische hydrophile Creme (DAB 9) oder Hydroxyethylcellulosegel (DAB 9) (fettfrei) ad 100,0
   S. Zur Schleimhautanesthesie

   Rp. Lidocain hydrochlorid 0,3
   Propylenglykol 0,3
   Ger. Wasser ad 100,0
   S. Mundlösung bei zahnenden Kindern

2. Zur Anesthesie vor kleinen chirurgischen Eingriffen
   Rp. Lidocain 5,0–15,0
   Wasserhaltige hydrophile Salbe (DAB 9) ad 100,0
   S. Unter Okklusion zur Lokalanesthesie

3. Bei Juckreiz auf intakter Haut
   Rp. Lidocain hydrochlorid 2,0–4,0
   Ger. Wasser 20,0
   Hydrophile Salbe (DAB 9) ad 100,0
   Rp. Lidocain 2,0–4,0
   Ger. Wasser 20,0
   Wollwachsalkoholsalbe (DAB 9) ad 100,0
   S. Bei längerer großflächiger Anwendung auf potentielle systemische Nebenwirkungen achten

4. Bei Analjuckreiz (z. B. bei Hämorrhoiden)
   Lidocainhydrochlorid 2,0
   Zinkoxid 10,0
   Bismutum subnitricum 10,0
   Flüssiges Paraffin 20,0
   Vasel. alb. ad 100,0
   S. Weiche Paste gegen Juckreiz, zur kurzfristigen Anwendung.

stemische Nebenwirkungen sind bei großflächiger Applikation, insbesonders auf geschädigter Haut zu erwarten. Hierbei ist zu beachten, daß toxikologische Daten nach oraler Applikation für die perkutane Resorption nicht voll gültig sind (hoher first-pass-Metabolismus). Lidocain überwindet sofort die Placentaschranke.

Wechselwirkung: Bei großflächiger Anwendung oder bei Anwendung auf geschädigter Haut sind Interaktionen mit Anticholinergika, Antiarrhythmika, Antikonvulsiva, Muskelrelaxantien, Betarezeptorenblocker und Antihypertensiva möglich.

Art und Dauer der Anwendung: Stets sollte eine kurzfristige Anwendung im Vordergrund stehen. Patientenaufklärung (symptomatische Therapie von Juckreiz und Hämorrhoiden) ist wichtig.
Anfangs mehrmals täglich bei Juckreiz. Zur Hautanesthesie: Einwirkung unter Okklusion (selbstklebende Folie) für ca. 30 min.

Lindan (γ-Hexachlorcyclohexan)

Geschmackloses weißes Pulver, unlöslich in Wasser, löslich in Aceton (1 in 2 Teilen), in absolutem Alkohol (1 in 19 T.) und in Ether (1 in 5,5 T.).

Wirkungsweise: Die Substanz wirkt als Kontaktgift insecticid und larvicid. Eine Ovocidie kann bei Kopfläusen mit verschiedenen Vehikeln erreicht werden, ist jedoch nicht obligat. Lindan ist wirksam bei Kopf- und Filzläusen und bei Scabies. Lindanresistente Kopflausstämme existieren in Holland und Großbritannien.

Toxikologie: Die Substanz gehört zur Gruppe der chlorierten Insecticide und Pesticide, die auch beispielsweise Aldrien, Captan, Heptachlor oder DDT miteinschließt. Frühe Zeichen einer beginnenden chronischen Vergiftung durch solche Stoffe sind Kopfschmerzen, Appetitverlust, Muskelschwäche und Tremor. Lindan beschleunigt u.a. die mikrosomale Enzymaktivität der Leber und wird am ehesten oral oder über die Atmung aufgenommen (maximale duldbare Luftkonzentration beträgt 500 µg/m^3 Luft).
Die maximale tägliche orale Aufnahme wird mit 10 µg/kg KG angegeben (WHO/FAO).
Eine Einlagerung im Körperfett erfolgt erst bei Gabe größerer Mengen quasi zur zusätzlichen Entgiftung. Die lokal applizierte Substanz wird perkutan relativ gut resorbiert, von Frauen besser als von Männern, verstärkt durch excoriierte Haut und lipophile emulgatorreiche Vehikel. Es wurden unter heutigen Anwendungsbedingungen (s. Scabiestherapie) keine Vergiftungssymptome beobachtet. Kleine Kinder, Säuglinge (große Oberfläche bei relativ kleinem Körpervolumen) und Schwangere (Leberenzymaktivität) sollten nur beim Fehlen von Alternativmöglichkeiten (wie z. B. Pyrethroide oder Malathion) mit Lindan behandelt werden.
Eine Vermeidung von heißen Bädern (Verdampfen von Lindan), Seife, Syndets (in die Haut hineinemulgieren) und fetten Ölen oder fetten Salben (Penetrationsverstärkung) im Zusammenhang mit einer lokalen Lindanbehandlung ist angebracht.

Anwendungsgebiete: Kopfläuse, Milben (Scabies), Filz- und Kleiderläuse (Pediculosis).

Gegenanzeigen: Schwangerschaft, Stillzeit. Als relative Gegenanzeige ist die Therapie von Säuglingen und Kleinkindern anzusehen (beim Fehlen von Alternativen nur unter Aufsicht).

Nebenwirkungen: Von der Substanz kaum, gelegentlich Irritationen auf der zerkratzten Scabieshaut. Vehikel beachten. (Keine höher konzentrierte alkoholische Lösungen auf Scabieshaut.)

Wechselwirkungen: Verstärkung der Aufnahme (oral und lokal) durch Fette, Öle und Emulsionen (Milch). Verstärkung der möglichen Einatmung durch Wärme (heiße Bäder, Fönen der Haare, sehr warme Räume u.ä.). Lindan setzt die Wirkung von Malathion herab.

Anwendung und Anwendungsbeispiele

1. Kopfläuse
Alkoholische Lösungen von 0,1–1%, wobei die Fertigprodukte um 1% überdosiert erscheinen.

Rp.	Lindan	0,1
	Ethanol 96%	ad 100,0

Rp.	Lindan	0,2
	Aceton	10,0
	Spir. isoprop.	ad 100,0

Rp. Jacutin Gel (0,3%)
S. Eine Nissenwirksamkeit durch den Vehikeleffekt wurde belegt.   1 OP

Rp. Quellada Shampoo (1%)
S. Als "rins off" Präparat.   1 OP

2. Scabies
Die sicher wirksame Lindankonzentration beträgt hier 0,3%, geringere sind wohl auch wirksam. Emulgatorfreie, möglichst nicht lipophile Vehikel sollten bevorzugt werden (s. Toxikologie)

Rp.	Lindan	0,3
	Polyethylenglykolsalbe	ad 100,0

Rp.	Lindan	0,3
	Ethanol 96%	10,0
	Polyacrylsäure	0,5
	NaOH Lös. 5%	2,0
	Ger. Wasser	80,0
	Propylenglykol	ad 100,0
	S. Lindan-Gel	

Rp. Jacutin Gel (0,3%)   1 OP

Rp. Quellada Shampoo (1%)   1 OP

Art und Dauer der Anwendung: In der Regel nach Kopfwäsche (Läuse) oder nach einem Körperbad ohne Seife (Scabies) als einmalige Anwendung. Nach 6–8 Std (Scabies) oder 1–3 Tagen (Läuse) waschen, besser ohne Seife, um ein mögliches „Hineinwaschen" zu vermeiden. Später nochmals mit Seife waschen.

Lindanhaltige Shampoos werden bereits nach ca. 5 min ausgewaschen; jedoch 2mal nach je 5 Tagen wiederholen.
Nach ca. 8 Tagen wird, falls eine Nachschau nicht möglich ist, noch eine – oft unnötige – Sicherheitsbehandlung obiger Art empfohlen.

Malathion

Fast farblose, leicht wasserlösliche spezifisch riechende Substanz, die auch in vielen organischen Lösungsmitteln löslich ist.

Wirkung: Malathion wirkt als Kontaktgift bei sehr vielen Insekten und Spinnentieren. Es wird als Spray gegen Fliegen und Mücken eingesetzt. Es wirkt in Konzentration von 0,5–1% bei Läusen und Nissen (in alkoholischer Lösung). Lindanresistente Läusestämme (England, Holland) sprechen gut an.

Toxikologie: Malathion gehört zwar zur Gruppe der Organophosphate, ist aber deutlich geringer toxisch als Parathion (E 605) und gilt als sicheres Insektizid, die in Räumen maximal duldbare Konzentration beträgt 10 mg/m^3 Luft.
Die Substanz ist ein Cholinesterasehemmer und zeigt ein entsprechendes Vergiftungsbild (Miosis, Hypersekretion, Hyperämie der Conjunctiva, Frontalkopfschmerz, Nausea, Erbrechen und Cyanose). Es erfolgt keine Speicherung im Organismus, die Substanz wird schnell metabolisiert und ausgeschieden.
Bei lokaler Anwendung deuten vermehrter Speichelfluß und Cyanose auf Vergiftungserscheinungen, die jedoch nur bei Sprayanwendung (Einatmung?) beobachtet wurden. Die zulässige Menge in Nahrungsmitteln (ADI-Wert der WHO und FAO) beträgt täglich 20 µg/kg Körpergewicht. Als Antidot (auch bei Mißbrauch) wird Atropin i. v. oder zusätzlich Toxogonin Merck gegeben.

Anwendungsgebiete: Als alkoholische Lösung bei Kopflausbefall (Pediculosis capitis). Auch bei Milbenbefall (Scabies) und Filzläusen einsetzbar. Jedoch ist hier ein alkoholfreies Vehikel besser geeignet (häufig excoriierte Haut bei Scabies).

Anwendung und Anwendungsbeispiele

Rp. Organoderm® Lösung   1   OP
S. Diese Lösung enthält über
70% Alkohol und wirkt
gegen Läuse und Nissen
bei Kopflausbefall

Rp. Malathion   0,5
Hydroxyethylcellulosegel
DAB 9   ad 100
S. Gel bei gereizter Scabies

Rp. Malathion (Carbafos)   0,5
Ol. Aurantii florib.   0,5
Spir. isopropyl.   40,0
Ger. Wasser   ad 100,0
S. Einmalig über Nacht bzw.
12 Std. bei Kopflausbefall einwirken lassen. (Einmalige Nachbehandlung nach ca.
1 Woche nur bei fehlender Kontrollmöglichkeit)

Gegenanzeigen: Um eine potentielle perkutane Resorption einzuschränken nicht bei Säuglingen und entzündeter Kopfhaut bzw. Haut anwenden. Keine gleichzeitige Anwendung mit Insekticiden auf der Basis von Organophosphaten oder chlorierten Kohlenwasserstoffen (s. Wechselwirkungen).

Nebenwirkungen: Meist nur vehikelbedingt (Austrocknung, Reizung, Brennen), potentielle Vergiftungen sind kaum zu erwarten (s. unter Toxikologie).

Wechselwirkungen: Malathion kann durch andere Insekticide in der Wirkung deutlich verändert werden. Andere Organophosphate (Alkylphosphate werden verstärkt) oder chlorierte Kohlenwasserstoffe (Lindan) führen zur Wirkungsverminderung, auch Pyrethroide vermindern die Wirkung von Malathion.
Weiterhin kann Malathion nach perkutaner Resorption die Wirkung von Neostigmin, Physostigmin, Mebrobamat und anderer Carbamate verstärken.

Art und Dauer der Anwendung: Üblicherweise ist eine einmalige „sättigende" Behandlung des befallenen Areals (z. B. Haare, Kopfhaut) ausreichend.
Die Einwirkungsdauer beträgt 12 Std. Dabei ist eine Wärmeanwendung (Zersetzung, Einatmung) und der Kontakt mit Chlor-Ionen, z. B. in Schwimmbädern (Inaktivierung) zu vermeiden. Kein intensives Abwaschen mit Syndets oder Seife nach 12 Std (Resorptionsverstärkung) (Abb. 7).

Menthol

Das natürliche Menthol aus den etherischen Ölen verschiedener Minze-Arten (Mentha) ist fast völlig vom synthetischen Menthol verdrängt worden. Dieses ist leicht löslich in Wasser und Glyzerin, löslich in Alkohol (1:0,2), Olivenöl (1:4) oder flüssigem Paraffin (1:6).

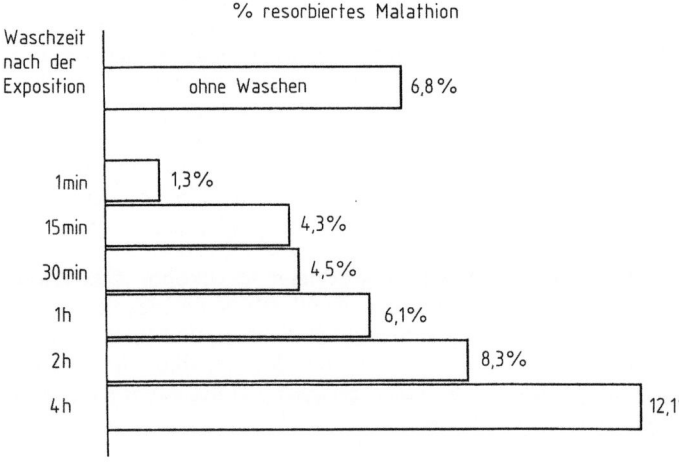

Abb. 7. Perkutane Resorption von Malathion in vivo in Abhängigkeit von Anwendungszeitpunkt und Abwaschen des Anwendungsbereiches mit Seife. (Maibach)

Galenische Unverträglichkeiten: Eine flüssige oder weiche Masse entsteht bei der Mischung mit Kampfer, Phenol, Resorcin oder Thymol. Es ist galenisch inkompatibel mit oxidierenden Stoffen.

Wirkungsweise: Auf der Haut und Schleimhaut werden die Blutgefäße erweitert (anfängliches Wärmegefühl, z. B. auf der Zunge). Aufgrund von Reizungen von Kälterezeptoren kommt es dann zu einem Kältegefühl, gefolgt von einem analgetischen Effekt. Der ADI-Wert für die tägliche orale Aufnahme beträgt 200 µg/kg Körpergewicht.

Anwendungsgebiete: Als Wirkstoff in symptomatisch wirkenden juckreizstillenden Cremes, Lotiones oder Lösungen (0,25–2%) z. B. bei Pruritus oder Urticaria. Auch in Nasentropfen zum Inhalieren und in einzuatmenden „Erkältungssalben" (Nasenbereich, Brustbereich).

Anwendung und Anwendungsbeispiele	
Rp. Synth. Menthol	1,5
Bienenwachs, weiß	10,0
Vasel. alb.	ad 100,0
S. Fettsalbe bei Juckreiz	
Rp. Synth. Menthol	1,0
Eucalyptus-Öl	4,0
Vasel. alb.	ad 100,0
S. Brustsalbe bei Erkältung	
Rp. Synth. Menthol	0,5
(Thymol	0,2)
Flüssiges Paraffin	ad 100,0
S. Nasentropfen	
Rp. Natriumchlorid	5,0
Synth. Menthol	1,0
Ol. oliv.	5,0
Nichtionische hydrophile Creme	ad 100,0
S. Abwaschbare, juckreizstillende Feuchthaltesalbe	

Gegenanzeigen: Keine Anwendung bei Kleinkindern (Epiglottisspasmen, Kollaps).

Nebenwirkung: Hautreizungen und Kontaktallergisierung sind möglich. (Auf unbewußte wiederholte Anwendung zur Anesthesie einer solchen Reizung (Juckreiz) sollte geachtet werden bzw. vermieden werden.)

Art und Dauer der Anwendung: Mehrmalig tägliche Anwendung (symptomatische Therapie). Daueranwendung vermeiden, Patientenaufklärung.

Milchsäure

Farblose oder leicht gelbliche hygroskopische wasserlösliche und alkolollösliche visköse Flüssigkeit. Als wäßrige Lösung von geringem sauren Geschmack.
Eine 2,3% wäßrige Lösung ist mit Blutserum isoosmolar.
Milchsäure ist galenisch inkompatibel mit oxidierenden Substanzen.

Wirkungsweise: Die hygroskopische Substanz kann leicht ätzend wirken und hat gewisse feuchtigkeitsbindende Eigenschaften in der Hornschicht, ähnlich Kochsalz oder Harnstoff. Dadurch kann die Penetration anderer Wirkstoffe u. U. verstärkt werden.
Sie soll – wie andere Hydroxysäuren (Weinsäure, Citronensäure) – die Keratinisierung beeinflussen und die Hornlamellen leichter ablösbar machen. Milchsäure dient auch als Konservierungsmittel (Lebensmittel). Salze der Milchsäure haben lokal nicht mehr deren volle Wirkung, nur die Feuchtigkeitsbindung bleibt meist erhalten.

Anwendungsgebiete: Trockene Hautzustände (um 10% in wasserhaltigen Emulsionen), Warzen (15–20%) mit 15–20% Salicylsäure, zur Wundheilungsanregung (0,5–1% wäßrige Lösung).

Nebenwirkungen/Gegenanzeigen: Milchsäurezubereitungen können die Haut irritieren. Anwendungen im Gesicht und intertrigenösen Räumen können Reizungen bedingen. Die Anwendung der Milchsäure, z. B. als Ammoniumsalz bringt für die Verträglichkeit kaum Vorteile, zumal die pharmakologischen Daten der Milchsäure nicht auf das Salz übertragen werden können.

Anwendung und Anwendungsbeispiele	
Rp. Acid. lactic.	15,0
Acid. salicyl.	15,0
Colod. elastic.	ad 100,0
S. Zur Warzentherapie	
Rp. Acid. lactic.	7,0
Ammoniumlactat	5,0
Propylenglykol	5,0
Glycerol	4,0
Cetylalkohol	0,5
Glycerolmonostearat	10,0
Zinkoxid	2,0
Dünnflüssiges Paraffin	15,0
Ger. Wasser	ad 100,0
S. „Feuchthaltelösung" bei trockener Haut	
Rp. Acid. lactic.	10,0
Gereinigtes Wasser	30,0
Isopropylmyristat	15,0
Hydrophile Salbe (DAB 9)	ad 100,0
S. „Feuchthaltecreme" bei trockener Haut	

Art und Dauer der Anwendung: 1–2mal täglich auftragen. Eine längerfristige Behandlung ist möglich (Feuchthaltecremes). Bei Warzentherapie je nach Erfolg etwa 1–3 Wochen lang.

Nystatin

Gelbes bis hellbraunes Pulver, das aus Streptomyces noursei oder anderen Streptomyces-Arten gewonnen wird. 1 mg Nystatin enthält 3000 Internationale Einheiten (I.E.).
Nystatin ist kaum löslich in Wasser, gering löslich in Alkohol oder Propylalkohol und ist gut löslich in Dimethylformamid.

Wirkung: Es wirkt fungistatisch bis fungicid bei Candida-Arten und anderen Hefen. Der Zellmetabolismus der Hefen wird durch Permeabilitätsänderungen der Zellmembran für Elektrolyte gestört.

Anwendungsgebiete: Oberflächliche Candidainfektion der Haut und Schleimhaut, insbesondere durch Candida albicans. Zur lokalen Sanierung des Magen-Darm-Traktes nach oraler Gabe.

Anwendung: Lokale Anwendung als Creme mit 100 000 I.E./g. Bei Vaginalinfektionen als Globuli mit 100 000 I.E./g. Bei intestinaler oberflächlicher Candidiasis 500 000 bis 1 Mill. I.E.

Anwendungsbeispiele	
Rp. Nystatin 10 Mill. I.E bzw.	3,3
Zinkoxid.	20,0
Talcum oder Maisstärke	20,0
Dickflüssiges Paraffin	10,0
Vasel. alb.	ad 100,0
S. Paste bei Candidainfektionen der Mundwinkel und für intertriginöse Räume	
Rp. Nystatin 10 Mill. I.E bzw.	3,3
Wasserhaltige hydrophile Salbe (DAB 9)	ad 100,0
S. Gelbliche Creme bei ausgedehnten akuten Candida-Infektionen der Haut	
Rp. Nystatin 10 Mill. I.E. bzw.	3,3
Polyethylenglykol Salbe (DAB 8)	ad 100,0
S. Abwaschbare, gelbliche, emulgatorfreie Salbe	
Rp. Nystatin 10 Mill. I.E. bzw.	3,3
Polyethylglykol 400	20,0
Vasel. alb.	ad 100,0
S. Fettende, gelbliche Salbe bei subchronischen Formen mit gewisser Hydrophilie	

Gegenanzeigen/Nebenwirkungen: Selten können Überempfindlichkeitsreaktionen oder Sensibilisierungen durch Nystatin auftreten. Gelbverfärbung der Haut oder der Wäsche können lästig sein.

Art und Dauer der Anwendung: Lokale Anwendung (dermal, vaginal) 1–2mal täglich. Zur Darmsanierung (Analcandida) 3–4mal täglich 0,5 bis 1 Mill. I. E. Die Anwendungsdauer richtet sich nach dem Befund, etwa 5–10 Tage lang.

Pimaricin (Natamycin)

Aus Streptomyces natalensis gewonnenes weißes farbloses und geruchloses Pulver. Dieses ist leicht löslich in Wasser und Alkohol und unlöslich in Aceton. Die 1% wäßrige Lösung hat einen pH 5–7,5 und bleibt lichtgeschützt längere Zeit stabil, auch nach Erhitzen bis zu 100 °C.

Wirkung: Pimaricin gehört wie Nystatin zu den Polyenantimykotika und wirkt ähnlich, d. h. fungistatisch und fungicid bei Candidaarten, jedoch nicht antibakteriell. Zusätzlich ist die Substanz noch gegen Trichomonas vaginalis wirksam (MHK 1–12 µg/ml). Die minimale Hemmkonzentration (MHK) für Candica albicans (Hefen) liegt zwischen 3 und 12 µg/ml. Für die Trichophytonarten (Dermatophyten) dagegen bei 250–500 µg/ml, diese ist für eine Therapie nicht ausreichend. Eine „innerliche" lokale Anwendung ist möglich, da nur eine geringe gastrointestinale Resorption erfolgt. In der Regel ist jedoch nur noch eine lokale Anwendung üblich, insbesondere bei Candidosen und entsprechender Vaginalerkrankung, wobei eine gleichzeitig mögliche Trichomonadentherapie vorteilhaft ist.

Anwendungsgebiete: Vaginalcandidiasis, Hefepilzerkrankung der Haut, Candidakeratitis des Auges.

Anwendung: Als Creme, Salbe oder Paste 2%ig und als Vaginaltabletten oder Globuli um 25 mg pro Stück. Häufig wird eine desinfizierende antibakterielle Komponente (Benzalkoniumchlorid, Chlorhexidin) hinzugefügt. Zur Schleimhauttherapie (Mundhöhle) als 1% Suspension.

Nebenwirkung: Gelegentlich erfolgt eine geringe lokale Irritation meist vorübergehender Art.
Bei innerlicher Anwendung gelegentlich Diarrhoe, Nausea oder Brechreiz.

Anwendungsbeispiele

Rp. Natamycin 2,0
  Zinkoxid 10,0
  Maisstärke 10,0
  Isopropylmyristat 15,0
  Wollwachsalkoholsalbe
  (DAB 9) ad 100,0
  S. Pastenartige farblose
  Salbe bei intertriginösen
  Candidainfektionen

Rp. Natamycin 2,0
  Nichtionische hydrophile
  Creme (DAB 9) ad 100,0
  S. Abwaschbare Creme bei
  akutem ausgedehnten
  Candidabefall, farblos

Art und Dauer der Anwendung: Wie bei Nystatin erfolgt eine 1–2malige tägliche Anwendung über etwa 5 (vaginal) bis 10 Tage.

Podophyllin

Dies ist ein pulverförmiges Gemisch verschiedener Stoffe aus einem alkoholischen Extrakt der Rhizome des Farnes Podophyllum peltatum (DAB 6). Der Hauptwirkstoff soll Podophyllotoxin I sein. Podophillin ist kaum wasserlöslich, jedoch gut löslich in Alkohol (1:10), Chloroform oder Aceton.

Wirkungsweise: Die Mitosen der Metaphase der Zellteilung werden wie von Colchicin blockiert. Auch die S-Phase der DNS-Synthese wird gestört.

Anwendungsgebiete: Zum Tupfen bei Condylomata acuminata.
Zur unterstützenden Behandlung von Plantarwarzen. Ätzend bzw. chemochirurgisch für nachfolgende chirurgische Eingriffe (Condylome, Warzen) einsetzbar.

Gegenanzeigen: Größere Flächen als 25 cm^2 bei einer Behandlung; Mundhöhle, Schwangerschaft, Stillzeit, Selbstbehandlung durch Patienten.

> **Anwendungsbeispiele**
>
> Rp. Podophyllin 10,0
> Spir. isoprop. ad 100,0
> S. Dos. ½ [höchstens
> 50 ml, da die Haltbarkeit
> (Ausfällungen) be-
> schränkt ist]
>
> Rp. Podophyllin 25,0
> Spir. isoprop. ad 100,0
> S. Auf diese höhere Kon-
> zentration achten (Rei-
> zung)

Nebenwirkungen: Dem Wirkprinzip entsprechend Irritationen und Dermatitis (steuerbar durch Konzentrationen und Applikationshäufigkeit). Die Substanz ist aufgrund des Wirkungsprinzips potentiell karzinogen und mutagen, obwohl bei der jahrzehntelangen üblichen lokalen Anwendungsweise am Menschen nichts bekannt wurde. Allerdings wird im Zusammenhang mit der HPV bedingten möglichen Genese von bowenoiden Papillomen am Penis ein Einfluß von Podophyllinanwendungen diskutiert.

Wechselwirkung: Systemische toxische Wirkungen zwischen Alkoholgenuß und vorangegangener großflächiger Lokalbehandlung wurden beschrieben.

Art und Dauer der Anwendung: 1- bis 2maliges Betupfen allein der Kondylome, anfangs nur mit 10%iger Lösung, besonders unter Vorhaut, Vulva und im intertriginösen Bereich. Bei Anwendung der 25%igen Lösung kann die gesunde Umgebung mit (weicher) Zinkpaste abgedeckt werden. Je nach Befund und Reizung individuell 1- bis 2mal pro Woche (10%), später 25% Lösung.
Bei Plantarwarzen 1- oder 2maliges Betupfen mit nachfolgender Verklebung mit Salicylguttaplast. Atraumatische Abtragung der erweichten Massen nach 3–4 Tagen und Weiterbehandlung nur mit Salicylvaseline (5–10%).

Polyvidon-Jod

Der Komplex von Jod und Polyvinylpyrrolidon (PVP) enthält 9–12% verfügbares Jod auf Trockenbasis. Das gelbbraune amorphe hygroskopische Pulver ist gut in Wasser und Alkohol löslich, unlöslich in Aceton. Eine übliche wäßrige Lösung von 10% Jod PVP hat einen pH von 1,5–2,5 (!). Die relativ geringe freie Jodmenge wird bei höherer Temperatur größer.

Wirkungsweise: Jod wird protrahiert als frei verfügbares Jod aus dem PVP-Jod-Komplex freigesetzt. Es wirkt stark oxydierend. Die Aminosäuren bakterieller Zellen werden durch Jodanlagerung oxidativ verändert. Keime werden so unspezifisch abgetötet. Die generelle Wirksamkeit gegen Viren – insbesondere Hepatitis B-Virus – ist umstritten. Die mikrobizide Wirkung ist direkt abhängig vom Gehalt der Präparate an freiem wirksamen Jod, d. h. verdünnte Jod PVP-Lösungen, die einen höheren Anteil an freiem Jod aufgrund der nachlassenden Komplexbildung des PVP haben, können wirksamer (!) als konzentrierte sein. Die perkutane Resorption, eine Reizung der Haut und eine potentielle Kontaktallergie ist bei Jod-PVP deutlich geringer als bei Jod in Jodtinktur (alkoholisch) oder in Lugol'scher Lösung (wäßrig). Besonders bei geschädigter Haut oder Schleimhaut ist eine geringe perkutane Resorption von Jod und PVP möglich, höher ist die PVP-Aufnahme bei niedrigerem Molekulargewicht (unter 30–40 000). Bei höherem MG ist die perkutane PVP-Aufnahme zwar niedriger, bei dann allerdings geringerer bis fehlender Nierengängigkeit des PVP-Anteiles (über 30–40 000).
Manche alkoholfreie Jod-PVP Lösungen sind nur mäßig wirksam und eignen sich weniger gut als Alkohol zur Händedesinfektion, allerdings bei besserer Verträglichkeit.
Jod-PVP wirkt beim Nichtsäuger mutagen, jedoch nicht cancerogen. Eine potentielle Speicherung von PVP im Gewebe ist möglich.

Anwendungsgebiete

I. Hautdesinfektion (Operationen, Injektionen, Biopsien).
II. Antiseptische oberflächliche Wundbehandlung (Verbrennung der Haut, Pyo-

dermien, infizierte bzw. superinfizierte Dermatosen, Ulcera (Unterschenkel), Decubitus).

Anwendung: Lösungen meist mit 10%, aber auch mit 1% und 7,5% Jod PVP und Propanolen zur Hautdesinfektionen. Salben um 10% Jod PVP.

Anwendung und Anwendungsbeispiele

Rp. PVP-Jod Komplex (MG
40 000 enthaltend 10% verfügbares Jod)   5,0
Polyethylenglykol Salbe
(DAB 8)   ad 100,0
S. Nur mäßig „desinfizierende" jedoch Epithelisierung und Granulation kaum behindernde wasserlösliche Salbe bei Ulcera oder Verbrennungen

Rp. PVP Jod Komplex
(10% verfügbares Jod)   2,6
Ethanol 96%   4,5
Saccharose   68,0
Ger. Wasser   17,0
Macrogol 4000   4,0
Glycerol 85%   ad 100,0
S. Zuckerpaste bei Ulcera und Wunden.

Rp. Polyvidon-Jod-Salbe NRF
S. Jod PVP Salbe, auf PEG-Basis

Rp. PVP Jod Komplex
(10% verfügbares Jod)   10,0
Natriumhydroxid   0,2
Ger. Wasser   ad 100,0
S. Jod-PVP Lösung, die bis 1:10 ohne größeren Wirkungsverlust mit Wasser verdünnt werden kann.

Gegenanzeigen: Bei längerer (über 1- bis 2 Wochen) großflächiger (über 20% der Körperoberfläche) Anwendung, besonders auf geschädigter Haut: Schwangere ab 3. Monat, Neugeborene, Säuglinge bis 6 Monate, Schilddrüsenkranke (blande Knotenstruma, autonome Adenome, manifeste Hyperthyreose). Zwei Wochen vor und nach einer Radio-Jod-Therapie oder einer Szintigraphie der Schilddrüse. Bei bekannter Jodüberempfindlichkeit und Dermatitis herpetiformis Duhring.

Nebenwirkungen: Passagere Jodspiegelerhöhung, selten Hautirritationen, besonders bei Jodüberempfindlichkeit. Die Produkte reagieren meist deutlich sauer (bis pH 3), was negativen Einfluß auf Heilungsvorgänge der Haut haben kann (Stagnation der spotanen Epithelisierung, Zelltoxizität auf regenerierendes Wundgewebe nach mehrwöchiger Therapie, deutlich geringgradiger bei einer Jod-PVP-Konzentration unter 5%).

Wechselwirkungen: Eine Wirksamkeitsverminderung kann durch viel Eiweiß (Eiter) und ungesättigte organische Verbindungen eintreten. Mit enzymhaltigen Wundsalben resultiert Wirkungsverlust des Enzyms. Quecksilbersalze (Phenylquecksilberacetat) nicht gleichzeitig anwenden (Wirksamkeitsverminderung).
Eine Inaktivierung des PVP-J-Komplexes wird durch Entfärbung sichtbar.

Art der Anwendung: Die Produkte werden als Originalfertigarzneimittel verwendet und aufgetragen (Wundbehandlung, Haut- und Ulcusdesinfektion).
Für Waschungen und Bäder können Lösungen (Original meist 10% Jod PVP-Komplex, der 10% verfügbares Jod enthält) verdünnt werden (1:25 bis 1:100 zur Desinfektion, 1:1000 zur Reinigung).

Pyrethrum und Pyrethroide

Die getrockneten Blüten der Korbblütlerpflanze Crysanthemum cinerariaefolium enthalten über 1% Pyrethrum. Dieses wiederum besteht zu etwa gleichen Teilen aus Pyrethrum I und Cinerin I und Pyrethrum II und Cinerin II. Diese jeweils unterschiedlichen Ester der Chrysanthemsäure, hierzu gehört auch Phenotrin, Esdepalethrin (S-Bioallethrin) und Allethrin I und II, werden auch als Pyrethroide bezeichnet. In der Regel wird das Gemisch eingesetzt und häufig wird deren Wirkung synergistisch durch Zusatz von Piperonylbutoxid verstärkt.

Wirkung: Sehr schnell auf Insekten wirkendes Kontaktgift. Es wirkt schneller als Lindan, ist aber ziemlich unstabil und persisiert kaum. Häufig erfolgt daher eine Kombination beider Stoffe, um schnelle und langandauernde Wirkungen zu erzielen.

Bei Pediculosis capitis, auch bei Scabies hat sich eine verstärkende Wirkung durch Piperonylbutoxid bewährt. Pyrethrum, besonders Allethrin I (Bioallethrin) hat eine deutliche vertreibene Wirkung auf viele Insekten.

Toxikologie: Hierüber ist relativ wenig bekannt. Pyrethroide gelten als „sicher". Der ADI-Wert beträgt 40 µg/kg Körpergewicht täglich. Die zulässige Konzentration in geschlossenen Räumen beträgt 5 mg/m^3 Luft. Phenothrin gilt vor Allethrin I bzw. Bioallethrin als die am wenigsten warmblütertoxische Substanz. Das Substanzgemisch ist deutlich schleimhautirritierend (Auge, Mund). Weiterhin sind gelegentliche Kontakt-Allergien zu beobachten.

Die synthetisch hergestellten Einzelstoffe wie Allethrin I oder Pyrethrin haben kaum ein allergisierendes Potential, es besteht auch keine Kreuzallergie bei Chrysanthem-Blüten Allergikern.

Anwendungsgebiete: Kopfläuse, Filzläuse, Kleiderläuse. Auch bei Scabies wirksam (propylenglykolhaltige Lösungen).

Anwendung: Fertigprodukte mit Pyrethrum Extrakt, Allethrin I bzw. Bioallethrin als alkoholische oder propylenglykolhaltige Lösung, Spray und Shampoo. Die Kopfhaut und das Haar sind intensiv zu durchfeuchten bzw. zu tränken, um ein Flüchten der Insekten zu unterbinden.

Anwendungsbeispiele

Rp. Pyrethrum Extrakt
(enthält ca. 20% Pyrethrum
I und II) 2,0
Isopropylmyristat 3,0
Paraffin perliquid. 14,0
Aceton 40,0
Ethanol ad 100,0
S. Kaum austrocknender
Spiritus bei Kopfläusen

Gegenanzeigen: Anwendung in Schleimhautnähe (Auge, Nase, Mund, Anogenitalbereich). Bekannte Allergien gegen Bestandteile von Pyrethroiden. Vorsicht bei Kaltblütlern, insbesondere Zierfische.

Nebenwirkungen: Reizungen und Entzündungen am Auge, an Schleimhäuten und an Nase, Lippen, Mund und Anogenitalbereich. Mäßige Sensibilisierungsgefahr.

Wechselwirkungen: Auf die Wirkungsabschwächung von Malathion durch Pyrethroide ist zu achten.

Art und Dauer der Anwendung: Bereits 30 min nach der Anwendung, die allerdings wegen der vertreibenden Wirkung massiv erfolgen sollte, kann Haut und/oder Haar gewaschen werden. Eine Kontrolle *oder* Sicherheitsbehandlung nach 8 Tagen ist erforderlich.

Die Anwendung sollte nur in gut lüftbaren Räumen erfolgen. Eine Sprayanwendung ist ungünstig (Lungen-, Auge-, Mundreizung). Eine Selbstbehandlung ist schwierig (Augen-, Mundschutz).

Resorcin

Farbloses kristallines Pulver, das an Luft und Licht sich langsam rötlich verfärbt. Sehr gut löslich in Wasser (1:0,8), Alkohol und Glyzerin. Eine 5%ige wäßrige Lösung reagiert neutral, eine 3,3% wäßrige Lösung ist mit Serum isoosmotisch.

Galenische Unverträglichkeiten: Resorcin reagiert wie Phenol mit Eisensalzen und Alkalien, aber auch mit Menthol, Kampfer und Phenol, meist mit Verfärbungen.

Wirkungsweise: Es hat „schälende" und keratoplastische Eigenschaften und wirkt daher schuppenlösend, z. B. bei Kopfschuppen. Es dient auch zur Juckreizmilderung (Phenolwirkung).

Die potentiellen Risiken sind bei großflächiger Anwendung sicher höher als der Nutzen.

Anwendung und Anwendungsbeispiele

Rp. Resorcin 3,0
(ersetzbar durch Salicylsäure 1,0
oder Harnstoff 2,0)
Ether 4,0
Ol. Ricini 3,0
Ethanol 90% ad 100,0
S. Haarspiritus bei Kopfschuppen, nicht für helles Haar (Verfärbung)

Rp. Resorcin 6,0
(ersetzbar durch Ichthyol 6,0
oder Thesit 2,0)
Zinkoxid 6,0
Bismut. subnitric. 6,0
Bienenwachs 10,0
Wollwachs 29,0
Glycerol 13,0
Vaselin ad 100,0
S. Resorcinwundsalbe für sehr kleine Wundflächen oder intakte juckende Haut

Rp. Resorcin 5,0
(kann bei großflächiger Anwendung ersatzlos entfallen)
Schwefel 5,0
Zinkoxid 40,0
Hydrophile Salbe (DAB 9) ad 100,0
S. Resorcinschwefelsalbe, die abwaschbar ist bei seborrhoischer Dermatitis

Anwendungsgebiete: Zur Schuppenlösung bei Kopfschuppen und seborrhoischer Dermatitis, gelegentlich noch bei Akne.

Nebenwirkung: Mäßig hautreizend. Gelegentlich Kontaktallergien, perkutane Resorption möglich (s. Toxicität von Phenol).

Wechselwirkung: Es können Verfärbungen besonders heller Haare bei Anwendung auf dem Kopf auftreten, wenn die Haare nicht völlig frei von Alkalien (Seife) sind.

Art und Dauer der Anwendung: Die übliche Konzentration im Externum liegt bei 2–5%. Es wird als Haar-Lotio, Tinkturen, Salben und Pasten 1- bis 2mal tägl. 2–3 Wochen lang angewendet.

Salicylsäure

Salicylsäure ist in Alkohol, Ether, Aceton gut löslich, ausreichend löslich in Ricinusöl, aber auch in flüssigem Paraffin. Sie ist schlecht löslich in Wasser, Glyzerin oder Chloroform.

Galenische Unverträglichkeiten: Eine Fällung und Färbung tritt mit Eisen-III-Salzen, Jod und Jodsalzen, Gelatine und Schleimen auf. Auch mit Lotio alba aquosa ist sie galenisch unverträglich.

Wirkungsweise: Salicylsäure bewirkt an der Haut eine Beeinflussung der Kohäsion der Hornlamellen. Es kommt zu einer Ablösung der Korneocyten ohne Veränderung des Keratins (Keratoplastische Wirkung). Die Hornschicht wird so verdünnt, die Zellproliferation bleibt jedoch unbeeinflußt. Keine weitere Wirkungssteigerung nach etwa 4 Tagen Anwendungsdauer.
Die meist reizlosen, farb- und geruchlosen Zubereitungen haben also einen langsamen Wirkungseintritt. Salicylsäure wirkt in Externa schuppen- bzw. keratinablösend bei 1–2%, stärker bei 2–5%. Eine gewisse Desinfektion gelingt ab 0,3%. Sie hat eine geringe antimykotische (1:1000 Hemmkonzentration) und antiseptische Wirkung.

Gegenanzeigen: Die relativ gute Permeation durch die Haut wird bei steigender Lipophilie der verwendeten Vehikel deutlich verstärkt.
Nicht auf größeren Flächen (mehr als 10–20% der Körperoberfläche) nicht längere Zeit oder bei Schwangerschaft, in der Stillzeit, bei Nierenerkrankung oder Kleinkindern anwenden. Erythrodermische Haut und akute Dermatitis bzw. Ekzeme. Die toxische Wirkung (ZNS) beim Menschen durch perkutane Aufnahme ist deutlich stärker als bei oraler Applikation (fehlender first-pass-Metabolismus).
Nicht auf offene Wunden und Schleimhäute auftragen. Nicht bei Magen- und Darm-Ulcera oder hämorrhagischer Diathese.

Anwendungsgebiete und Anwendungsbeispiele

1. Zur Schuppenlösung bei Psoriasis vulgaris:

   Rp. Acid salic. 2,0
   Vaselin. alb. ad 100,0
   S. Stark fettend, schmierend, schlecht verteilbar

   Rp. Acid salic. 1,0–2,0
   Wollwachsalkoholsalbe
   DAB 9 ad 100,0
   S. Verteilt sich besser, klebt weniger als nur Vaselin

   Rp. Acid salic. 1,0
   Polysorbat 80 10,0
   Vasel. alb. ad 100,0
   S. Gute Verteilbarkeit, etwas abwaschbar

2. Kopfschuppenlösend bei Seborrhoe

   Rp. Acid. salic. 1,0–3,0
   Ol. Ricini 5,0–10,0
   Ethanol 90%
   (Isopropanol) 30,0–50,0
   Ger. Wasser ad 100,0
   S. Haartinktur; mäßig austrocknend

3. Keratinablösende antiseptische, austrocknende Lösung bei Follikulitis, Milien, Akne vulgaris

   Rp. Acid. salic. 1,0
   Chlorhexidin 0,5–1,0
   (Chloramphenicol)
   Isopropanol 30,0–50,0
   Ger. Wasser ad 100,0

4. „Schälende" Zubereitung bei vermehrter Hornhaut, Clavi oder Verucae vulgares

   Rp. Acid. salic. 10,0–15,0
   Acid. lactic. 5,0–10,0
   Ol. Ricini 20,0–40,0
   (Paraff. subliquid. 10,0–30,0)
   Vaselin. alb. ad 100,0
   (Dosis ¼ als Schälsalbe)

   Rp. Acid. salic. 10,0
   Paraff. sulbliquid. (oder
   Ol. Ricini) 30,0
   Pasta Zinci ad 100,0
   (Dos. ¼ als gut haftende Schälpaste)

   Rp. Acid. salicyl. 10,0–20,0
   Acid. lactic. 3,0–7,0
   Ether 20,0–30,0
   Collodium elasticum ad 100,0
   (Dos. ¼ als Hühneraugen-, Warzentinktur)

Nebenwirkung: Schleimhautentzündung (stärker ausgeprägt als dies durch die Acidität [pH 2,4 in H_2O] bedingt ist).
Gelegentlich Schuppung, Rötung, Reizung oder Juckreiz. Selten Magen-Darm-Schleimhautreizung, Ohrensausen oder Schwindel durch perkutane Aufnahme.

Wechselwirkung: Aufgrund der Hornschichtverdünnung werden die Permeationseigenschaften gleichzeitig lokal applizierter Wirkstoffe verbessert. Dies gilt jedoch nicht grundsätzlich. (Dithranol wird z. B. nur galenisch stabilisiert und wirkt dadurch stärker bei Psoriasis.) Resorptive Nebenwirkungen gleichzeitig oder danach applizierter Externa oder Kosmetika können ebenfalls verstärkt werden. Schmierseifenbäder verstärken die Resorption von Salicylsäure.

Systemisch verfügbare Salicylsäure hat Wechselwirkung mit Methotrexat (Toxicität erhöht), Sulfonylharnstoffen (hypoglykämische Wirkung verstärkt), Furosemid (Diureseeffekt vermindert).
Ein erheblicher Wirkungsverlust (chemische Umsetzung) kann bei Verwendung von Polyethylenglykolsalbe (sog. Kopfsalben) auftreten. Die „Wirksamkeit" solcher Zubereitungen (Kopfsalben) liegt wohl in erster Linie beim Vehikel oder beim hohen Salicylsäureüberschuß.

Art und Dauer der Anwendung: In Zinkpasten, Lösungen (alkoholisch, etherisch oder acetonhaltig) ein- höchstens 2mal täglich. Der volle Wirkungseintritt ist nach ca. 4 Tagen erreicht, danach ist nur noch jeden 2. Tag zu behandeln oder eine 1mal tägliche Applikation nötig. Die

Anwendungsdauer ist abhängig vom sichtbaren Erfolg (Schuppen, Keratinerweichung), sollte aber unter Beachtung der relativen Gegenanzeigen vier Wochen nicht überschreiten.

Schwefel

Wasserunlösliches und nur gering alkohollösliches Pulver. Schwefel ist etwas löslich in Schweinefett (1%), Olivenöl (0,5%) oder in Polyethylenglykol.

Galenische Unverträglichkeiten: Auf frische Zubereitungen muß Wert gelegt werden, da es zu Rekristallisationsvorgängen bzw. zur Bildung unwirksamer Agglomerate kommen kann.

Wirkungsweise: Schwefel wirkt auf und in der Haut in Form von Sulfiden, Polysulfiden und Polythionsäuren. Diese Verbindungen reagieren mit SH-Gruppen im Gewebe unter Disulfidbildung. Im Hornschichtbereich wirkt Schwefel quellungsfördernd, keratinerweichend, antimikrobiell und antiparasitär. Sulfide (z.B. Thioglykolsäure) wirken stark keratolytisch (Spaltung von Disulfidbrücken von Keratin).
Hautgefäße werden erweitert, über Veränderung des Redox-Potentials soll die „Toxinabwehr" verbessert werden.
Der Zerteilungsgrad bestimmt die Wirkstärke: Gefällter Schwefel (S. praecipitat.) ist wirksamer als S. sublimatum. (Jedoch ist nur noch „Feinverteilter Schwefel" im Handel).

Toxikologie: Da Schwefel durch die Haut aufgenommen werden kann (schwefelhaltige Bäder, Ganzkörperanwendung auf geschädigter Haut), können systemische unerwünschte Wirkungen wie insbesondere degenerative Veränderungen an Leber und Nieren, Reizung der Atemwege und entzündliche Schwellung der Bronchien auftreten.

Anwendungsgebiete: Zur Talgverminderung bei Akne vulgaris. Bei Seborrhoea capitis. Zur antiparasitären Behandlung bei Scabies. Als mildes antimikrobielles Lokaltherapeutikum.

Weitere Schwefelverbindungen und deren lokale Anwendung: Natriumthiosulfat (Kopfschuppen, lokale Entfettung), Calciumsulfid (Enthaarung), Dimethyldiphenyl-disulfid (Scabies), Isothiocyansäureester (Allylsenföl) (Hautreizmittel).

Anwendung und Anwendungsbeispiele

Rp. Feinverteilter Schwefel
(DAB 9)   5,0
Polyethylenglykolsalbe
(DAB 8)   ad 100,0
S. Bei geringgradiger Akne nachts auftragen

Rp. Feinverteilter Schwefel
(DAB 9)   10,0
Zinkoxid.
Talcum (oder Reisstärke)
āā   ad 100,0
S. Körperpuder zur Unterstützung der Scabiestherapie

Rp. Feinverteilter Schwefel   5,0
Ol. olivarum   30,0
Alcohol. isopropyl.   ad 100,0
S. Bei Seborrhoea capitis, vor Gebrauch schütteln

Gegenanzeigen: Säuglinge und Kinder, insbesondere Ganzkörperanwendung.

Nebenwirkungen: Schwefel hat Reizwirkungen auf verschiedene Gewebe, auch nach perkutaner Resorption (s. Toxikologie).

Selen IV Sulfid

Helloranges Pulver von geringem H_2S-Geruch. Es enthält ca. 54% Selen. Selen IV Sulfid ist unlöslich in Wasser und den meisten organischen Lösungsmitteln. Es ist löslich in Chloroform (1:60) und Ether (1:1500).

Wirkungsweise: Eine vermehrte Neubildung von Hornzellen z.B. auf der Kopfhaut

("Kopfschuppen") wird unterdrückt. Eine Mitosehemmung wird dabei angenommen. Insbesonders wird das Auftreten von Hornzellverbänden verhindert, so daß „Kopfschuppen" kaum noch sichtbar sind. Einzelne Hornlamellen werden nach einiger Zeit dann wieder normal gebildet. Die Talgdrüse wird vergrößert (gegensätzlich zu Benzoylperoxid) und die Lipolyse von Triglyceriden gehemmt, so daß sich der Anteil an Triglyceriden erhöht.

Toxikologie: Selen ist ein „Gift". Selen-IV-sulfid ist relativ ungiftig. Reversible Anzeichen einer Vergiftung (Knoblauchgeruch, metallischer Geschmack, Brechreiz, Anorexie, Tremor) bei oraler Aufnahme oder perkutan über excoriierter Kopfhaut (2- bis 3mal/Woche, 2,5% Suspension über 8 Monate) wurden beschrieben.
Die immer wieder diskutierte Cancerogenität wurde für die 1% Suspension (Shampoo) anhand einer dermalen Cancerogenitätsstudie widerlegt.

Anwendungsgebiete: Kopfschuppen bei Seborrhoea sicca meist in Form eines Shampoo, wobei dieser selbst unterstützende Effekte hat. Auch bei Pityriasis versicolor zur Behandlung von Körperstellen und der Kopfhaut (Pilzreservoir).

Gegenanzeige: Um die potentielle Resorption zu minimieren soll keine Anwendung auf entzündeter Haut erfolgen. Die perkutane Resorption auf gesunder Kopfhaut beträgt ca. 1%, dadurch kann es zur Anreicherung in Leber und Niere kommen. Gewisse reproduktionstoxikologische Hinweise legen eine Einschränkung der Anwendung während der Schwangerschaft nahe. Keine Anwendung in der Stillzeit.

Nebenwirkung: Lokale Austrocknungserscheinungen bei Anwendung am Körper sind möglich und durch seltenere Anwendung steuerbar. Selensulfid reizt die Augenbindehaut, auch die entzündete Kopfhaut. Aufgrund des Wirkmechanismus kann es über Vergrößerung der Talgdrüse zur Seborrhoea oleosa (capitis) kommen.

Wechselwirkung: Eine lokale Haarkosmetik (Bleichen, Färben, Dauerwelle) kann negativ beeinflußt werden (gründliches längeres Auswaschen mit Wasser). Schmuck und Metallgegenstände können verfärbt werden.

Art und Dauer der Anwendung:

Bei Seborrhoea: 1- oder 2mal wöchentlich. Wie Haarshampoo, jedoch nochmalige Anwendung nach dem Einmassieren und Ausspülen.

Bei Pityriasis versicolor: Einmalige Anwendung am Abend und nachfolgendes Abwaschen am Morgen, nicht im Genitalbereich (Resorption). Nach 6 Monaten etwa ist eine Wiederholung bei Rezidiven notwendig.

Teer

Teer ist ein Gemisch verschiedener meist aromatischer Stoffe (Phenole, Benzole, Anthracene, Naphtaline u.a.) wechselnder Zusammensetzung je nach Herkunft und Schweltemperatur.

Eigenschaften: Teer ist in Wasser unlöslich. In Alkohol und Ether ist er mäßig löslich. Teer ist in Benzol und Chloroform sehr gut löslich.

Anwendung und Anwendungsbeispiele

Rp. Selen IV sulfid 1,0
Laurylsulfate
(Natrium-, Ammonium-,
Triethanolaminlaurylsulfat āā 15,0
[z.B. Texapon])
Ol. Ricini 1,0
(nicht bei fettem Haar)
Ger. Wasser ad 100,0
S. Anwendung wie übliches
Shampoo, vorher schütteln

Rp. Selen IV sulfid 1,0
Polysorbat 80 10,0
übl. Shampoo ad 100,0
S. Schütteln, Kopf einreiben, wie Shampoo ausspülen

Steinkohlenteer
Er reagiert aufgrund eines Anteils von überwiegend basischen Pyridinabkömmlingen alkalisch. Er enthält Phenole, Kohlenwasserstoffe, Naphtaline, Aniline und Anthracenderivate.
Diese Stoffe sind überwiegend fettlöslich. Um eine gewisse Löslichkeit in Alkohol und Wasser zu erzielen, wird Saponin (Seifenrindentinktur) als Lösungsvermittler verwendet (35% Steinkohlenteer im Liquor Carbonis detergens DAB 6).
Das „Naturprodukt" Steinkohlenteer [z. B. Pix lithantracis (DAB 6)] hat je nach Herkunftsart und Schweltemperatur jeweils andere Zusammensetzung. Eine annähernde Analyse mit quantitativen Angaben der wesentlichen toxikologisch interessierenden Hauptgruppen (z. B. Phenole, Benzpyrene, Pyridinbasen) ist für moderne Teerexterna erforderlich, da nur so etwa gleichbleibende Qualität gewährleistet ist. Diese wiederum gibt Auskunft über das potentielle toxische Profil.

Holzteere (z.B. Pix liquida, P. Juniperi, P. Betulina, P. Fagi)
Hier fehlen die relativ toxischen Pyridinbasen, andere basische Produkte und Anthracenderivate. Phenole, Kresole Terpene, Brenzkatechin, Naphthalin, Phenolkarbonsäuren und Essigsäurehomologe bzw. etherische Öle stehen im Vordergrund der Inhaltsstoffe dieses sauer reagierenden Produktes. Die Wirkung, die Phenolresorption (Nierentoxizität) und die Hautreizung (etherische Öle) soll höher sein als beim Steinkohlenteer.
Galenische Unverträglichkeiten: Emulsionen können brechen (besonders O/W Emulsionen mit hohem Wasseranteil) und Alginate werden verändert.
Wirkungsweise: Teer, besonders Steinkohlenteer, hat zellproliferationshemmende Eigenschaften auf Epidermiszellen und Zellen des entzündlichen Infiltrats. Die Mitosephase des Zellzyklus wird verlängert. Im Gegensatz zu den Corticoiden – die o. g. Eigenschaften u. a. ebenfalls haben – bewirkt Teer auf der Haut angewendet eine Akanthose und eine Verdünnung der Hornschicht. Die Depression der Mitoserate, d.h. eine gewisse zytostatische Wirkung wird allerdings kontrovers diskutiert. Weiterhin wird dem Teer eine Kontraktion hyperämischer Hautkapillaren – ähnlich der „Vasoconstriktion" (blanching) der Corticoide – zugeschrieben. Dies wäre auch ein Hinweis für die antiphlogistische Wirkung. Photosensitive – aber auch phototoxische – Inhaltsstoffe scheinen bei gleichzeitiger Anwendung von UV-Licht die antiproliferative Wirkung z. B. bei Psoriasis zu verstärken (kombinierte UVA/Teerbehandlung oder UVB-/Teer-/Dithranol-Therapie).
Der Phenolanteil (beim Holzteer höher) scheint die juckreizstillenden bzw. mäßig anesthesierenden Eigenschaften zu bedingen.
Die exakte therapeutische Wirkungsweise bleibt letztlich unbekannt. Die klinische Wirksamkeit ist in erster Linie empirisch begründet und eindeutig belegt. Danach wirkt Teer antiekzematös, entzündungs- und proliferationshemmend, juckreizstillend und mäßig antimikrobiell (antiinfektiös).

Anwendungsgebiete: Chronisches Ekzem, chronisches atopisches Ekzem, Psoriasis vulgaris (besonders kleinflächige hartnäckige Plaques).
Zur Juckreizstillung und unterstützenden Therapie obiger Indikationen als Teerbad oder Körpershampoo.
Zur Beeinflussung von Kopfschuppen (Pityriasis simplex capilitii) und unterstützend bei Kopfpsoriasis als Shampoo oder Haarwasser.

Anwendungen: „*Pix lithanthracis*" als arzneilich verwendeter Steinkohlenteer und „*Pix solubilis*" als weniger toxisches Teersulfonat werden meist zwischen 1–20% in Vaseline rezeptiert. Zusätze von Emulgatoren und Wasser können eine potentiell höhere unerwünschte perkutane Resorption der Inhaltsstoffe bedingen.
Geringe Steinkohlenteeranteile enthält das alkoholisch-wäßrige Teer-Saponingemisch „*Liquor carbonis detergens (DAB 6)*". Hierzu werden 13 Teile einer filtrierten Lösung eines Gemisches von Seifenrindentinktur (13 Teile), Seifenrinde (3 Teile) und Ethanol (75%) (15 Teile) mit 7 Teilen Steinkohlenteer gemischt. Dieser Teer-Auszug enthält 35% Steinkohlenteer, jedoch qualitativ andere Inhaltsstoffe als

reiner Steinkohlenteer und ist für Lösungen, Tinkturen, Cremes und Salben zwischen 5% und 10% gut rezeptierbar. Hierbei geht die keratinerweichende Wirkung der Seifenrinden-Saponine und deren Permeationsförderung des Teers und möglicher weiterer Wirkstoffe voll in das Wirkungsprofil solcher Rezepturen mit ein. Der reine Steinkohlenteeranteil ist hierbei allerdings ziemlich gering (1,75–3,5%).

Anwendungsbeispiele

Rp. Liquor Carbonis detergens 10,0
    Acid. salicylic. 5,0
    Ol. Ricini 10,0
    Gelbes Wachs 5,0
    Dithranol 0,05
    Zinksalbe (DAB 9) ad 100,0
    S. Auf einzelne hartnäckige Psoriasisherde auftragen. Nur kleinflächig

Rp. Acid. salicylic. 0,2
    Feinverteilter Schwefel
    (DAB 9) 0,5
    Liqu. Carb. det. (DAB 6) 10,0
    Spir. Saponis kalini
    (DAB 6) ad 100,0
    S. Versuch bei chronischen, wenig entzündlichen, dick verkrusteten Kopfekzem, Pityriasis sicca, auch „Tinea amiantacea"

Rp. Menthol. synthet. 1,0
    Liqu. Carbon. deterg.
    (DAB 6) 5,0
    Zinkoxid
    Talcum
    Ethanol 90% āā 20,0
    Ger. Wasser ad 100,0
    S. Als alkoholische Schüttelmixtur kleinflächig bei juckenden chronischen Ekzemherden, kann kurzfristig brennen (dann ohne Ethanol)

Gegenanzeige: Frühphase der lokalen Entzündung mit entzündlicher Exsudation und Infiltration. Vor und bei intensiver Sonnenbestrahlung (je nach Charge können phototoxische Stoffe in unterschiedlicher Konzentration vorliegen).
Anwendung an Schleimhäuten, Haut-/Schleimhautgrenzepithelien (anogenital, scrotal, labial) und im Inguinalbereich. Großflächige Anwendung (über 10–20% der Körperoberfläche), außer Wasch- und Badezusätze (rins offs-products). Anwendung bei Nierenkranken, Schwangeren und Stillenden.

Nebenwirkungen und Toxicität: Teer wirkt nach perkutaner Resorption mäßig nephrotoxisch. In hoher Konzentration entwickelt sich auf der Haut eine durch okklusive Abdeckung bedingte Follikulitis bzw. Teerakne.
Teer wirkt kanzerogen. Besonders die polyzyklischen Kohlenwasserstoffe (Benzpyrene, Anthracene, Benzanthracene) penetrieren als Prokanzerogene und werden erst im endoplasmatischen Retikulum zu Epoxiden metabolisiert. Diese reagieren dann z. B. mit Nukleinsäuren der DNS.
Die Kanzerogenität steht und fällt also mit der Penetrationsfähigkeit der polyzyklischen Kohlenwasserstoffe. Tierhaut (z. B. hohe Kanzerogenität bei haarlosen Mäusen) ist weitaus permeabler als Menschenhaut. Beim Menschen ist die Schleimhaut, das Haut-Schleimhaut-Grenzepithel (Penis, Scrotum, Vulva, Anus, Lippen) und der Inguinalbereich für eine Penetration besonders begünstigt. Nur in diesem Bereich traten vereinzelt nach längerer (meist über 6 Monate) und hochkonzentrierter intensiver Behandlung ohne ärztliche Kontrolle meist Stachelzellcarcinome der Haut auf. Eine Sulfatierung des Teeres bedingt eine fehlende Kanzerogenität (bei Verlust der Wirkung?). Dies gilt auch für Schieferöl (Ichthyol) und Tummenol.

Art und Dauer der Anwendung: Die Indikationen provozieren eine längerfristige Anwendung. Diese sollte ärztlich überwacht werden (Urinstatus, Veränderung der behandelten Haut) und nicht länger als 4–6 Monate dauern.
Bäder und Shampoo nicht täglich, sondern besser nur 1- bis 2mal/Woche anwenden. Teerpinselungen (reiner Teer) kurzfristig sehr kleinflächig und nur jeden 2.–3. Tag.

Die Liquor Carbonis detergens enthaltenden Zubereitungen sind relativ mild und länger einsetzbar als reine Teerzubereitungen (Teervaselin für Psoriasisherde).

Vitamin A-Säure (Tretinoin)

Tretinoin ist unlöslich in Wasser und löslich in Alkohol, Ether, Chloroform, Ölen und Fetten.

Wirkungsweise: Tretinoin wirkt indirekt keratoplastisch. Der Verhornungsmechanismus der Haut wird beeinflußt (Hemmung der Verhornung bei Umdifferenzierung der Epidermis). Die Hornschicht wird verdünnt (Tonofibrillen und Desmosonen vermindert). Daneben wird die Zellproliferation der Epidermis gesteigert (Proliferationsakanthose). Die behandelnde erkrankte Haut (bes. bei Akne) wird stark irritiert, Schleimhaut und intakte Haut jedoch kaum. Trotz längerer Behandlung bildet sich die o. g. Akanthose teilweise wieder zurück, auch die Dermatitis wird geringer. Bei ichthyosiformen Krankheiten kommt klinisch ein schuppenauflösender Effekt zum Tragen, und Oberflächenhornlamellen lösen sich leichter aus dem Zellverband. Bei Akne sollen die in den Follikeln festsitzenden Komedonen gelockert werden.

Anwendungsgebiete

Akne vulgaris, Lichen ruber der Mundschleimhaut, zur lokalen Depigmentierung, zur Beeinflussung der Altershaut bei aktinischen Schäden, bei Cheilitis actinica.

Anwendung: Bei eigenen Rezepturen ist die unökonomische [Apothekeneinkauf (!)], sehr geringe Substanzmenge (0,02–0,1%) zu bedenken. Es stehen verschiedene galenisch-stabile Zubereitungen in der Regel in einer Konzentration von 0,05% zur Verfügung, so daß die unterschiedlichen Akuitätsformen und Ausprägungen der Akne „paßgerecht" therapiert werden kann. Eine „Verdünnung" sollte mit einem entsprechenden Vehikel erfolgen.

1. (Alkoholische) Lösung und getränkte Tupfer: Geeignet für kleine Einzelherde oder mäßig ausgeprägte flächige Akne bei relativ fettiger Haut.

Bei Lichen ruber der Mundschleimhaut als Lösung zum Betupfen der Stellen durch den Arzt (Rp. 10–30% ethanolische Lösung).

2. Creme und Salbe: Bei wenig fettiger Haut, bei flächigen nicht stark pustulösen Formen, auch im Rücken- und Brustbereich (Rp. Nichtionische hydrophile Creme).

3. Gel: Dort wo eine stärkere Austrocknung angestrebt wird, am Haaransatz, bei Pusteln. In solchen Fällen ist auch eine häufigere (z. B. 2mal tägl.) Anwendung möglich (Rp. Isopropylalkoholhaltiges Polyacrylatgel).

Gegenanzeigen: Nicht im direkten Zusammenhang mit UV-Licht (Sonne, Solarien u. a.) und Röntgenstrahlen anwenden (potentielle Tumorentwicklung im Tierversuch, verstärkte Hautreizung). Akute Hautentzündungen, periorale Dermatitis, Rosacea, Sonnenbrand und akutes Ekzem können durch Tretionin verschlimmert werden.
Die Substanz wirkt teratogen (Schwangerschaft), die dazu notwendige Konzentration nach perkutaner Resorption ist für den Menschen nicht bekannt, aber nach den Erfahrungen mit Isotretinoin wohl niedriger als aufgrund tierexperimenteller Daten zu erwarten ist.

Nebenwirkungen: Austrocknung, Rötung, Brennen und Juckreiz, „Aufblühen" von Aknepusteln. Eine anfängliche, z. T. erhebliche Verschlechterung des Befundes bei Akne ist möglich, meist tritt eine baldige Besserung trotz Weiterbehandlung auf.
Eine Steuerung der Nebenwirkungen ist durch Reduzierung von Konzentrationen, der Anwendungshäufigkeit sowie durch Verminderung der auf die Haut aufgetragenen Menge gut möglich.
Verminderung der Pigmentierung der Haut.

Wechselwirkungen: Sämtliche gleichzeitig lokal applizierten Inhaltsstoffe von Arzneimitteln und Kosmetika können aufgrund der Hornschichtverdünnung leichter perkutan resorbiert werden oder an der Haut stärker wirksam sein. Auch Sonnenlicht wirkt stärker (Sonnenbrandgefährdung).
Eine gleichzeitige zusätzliche lokale Therapie sollte unterbleiben. Eine alternierende Be-

handlung bei Akne vulgaris mit z. B. Antibiotika oder Desinfizientien kann jedoch von Nutzen sein.

Art und Dauer der Anwendung: Eine 0,05%ige Zubereitung anfänglich 1mal täglich oder jeden 2. Tag je nach Verträglichkeit. Bei heller oder „empfindlicher" Haut möglicherweise noch seltener. Hände nach der Applikation waschen.
Strikte Vermeidung einer Applikation im Bereich der Nasenöffnung, Lippen und Augen. Die Therapie sollte kontinuierlich etwa 6–14 Wochen durchgeführt werden. Zur Erhaltung eines zufriedenstellenden Befundes kann danach eine 2- bis 3mal wöchentliche Anwendung ausreichen. Nachdem die Entzündungen (Reizungen, Rötung, Pusteln) abgeklungen oder deutlich gebessert sind, können z. B. kosmetische Abdeckcremes (make up) als Sonnenschutz benutzt werden.
Bei Cheilitis actinica 0,5% bis zu 12 Wochen (anfangs Verkrustung). Bei aktinischen Keratosen bei 0,01% beginnend, reizlos langsam steigern.

Wacholderteer (Pix Juniperi, Kadeöl)

Wacholderteer wird durch Destillation aus dem Holz von Juniperus oxycedres gewonnen. Wacholderteer ist mäßig wasserlöslich, etwas besser in Alkohol. Dieser Holzteer enthält Gujakol, Ethylgujakol, Kreosol, Cadinin und reagiert sauer.

Anwendungsgebiete: Bei Psoriasis und chronischem Ekzem ähnlich wie Holzteer (Pix liquida). Auch bei Kopfschuppen und seborrhoischem Kopfekzem.

Anwendung und Anwendungsbeispiele	
Rp. Pix Juniperi	10,0
Triethanolamin	10,0
Spir. saponatus	ad 100,0
S. 2 Std. *vor* Kopfwäsche auftragen und einmassieren. Anwendung 1mal/Woche	

Rp. Pix Juniperi	2,5
Tween 80	2,0
Natriumlaurylsulfat	10,0
Ger. Wasser	ad 100,0
S. Shampoo zur Kopfwäsche bei Psoriasis, Kopfschuppen und Kopfekzem. 1- bis 2mal wöchentlich anwenden	
Rp. Pix Juniperi	25,0
Bienenwachs	10,0
Vaselin	ad 100,0
S. Fettige Wachholderteersalbe bei chronischem Ekzem und Psoriasis. Kleinere Stellen abends dünn und intensiv einreiben	

Gegenanzeigen: Schwangere, Stillende, Nierenkranke und Säuglinge. Nicht auf größere (über 10%) Hautflächen und stärker irritierter Haut auftragen.
Pix Juniperi ist für Nahrungsmittel als Färbemittel verboten.

Nebenwirkung: Auf irritierter Haut und intertriginös gelegentlich Reizungen. Potentielle Nierenreizung.

Art und Dauer der Anwendung: Als Shampoo (2–5%) 1- bis 2mal pro Woche. Als Salbe (bis 25%) nicht großflächig anwenden, meist 1mal tägl. oder jeden 2. Tag.

Zink-Kationen

Wirkung und Anwendungsgebiete: Zinkkationen (Zinksulfat, Zinkaspertat oder Zinkacetat) regen lokal um 0,05 bis 0,5% Wundheilungsvorgänge an, auch sollen sie in vitro die Rezeptoren an der Oberfläche der Zellmembran z. B. von Herpesviren (Typ I und II) blockieren. Es tritt also weder eine Beeinflussung von RNS oder DNS ein, noch wird die Proteinsynthese verändert. Eine Penetration in die Zelle ist daher nicht notwendig. Inwieweit in erster Linie dennoch ein adstringierender Effekt hierbei klinisch die wichtigste Rolle spielt, bleibt offen. Jedenfalls sind andere adstringierende Stoffe (Tabelle 32) ebenfalls bei Herpesaffektionen zur Linderung der Krankheitssymptome einsetzbar. Hier scheint auch der Grund für die Wirksamkeit von Zinkoxid (Lotio alba, Zinkpaste) zu liegen, die über den austrocknenden Effekt hinausgehen, allerdings ist das Vorliegen von Zn^{++} nur bei länger gelagerten Zubereitungen gegeben.

Anwendung und Anwendungsbeispiele von Zinkacetat

Rp. Zinkoxid 5,0
Zinkacetat 2,0
Isopropylmyristat 30,0
Weißes Wachs ad 100,0
S. Pastenartig zur adstringierenden und austrocknenden Zusatzbehandlung bei Herpes simplex

Rp. Zinkoxid 1,0
Zinkacetat 1,0
Polysorbat 80 10,0
Vaselin ad 100,0
S. Bei Erosionen als Adstringens (krustenbildend, heilungsfördernd).

Zinksulfat

Zinksulfat ist sehr gut wasserlöslich, jedoch unlöslich in Alkoholen.

Wirkungsweise: Es wirkt adstringierend und dadurch entzündungshemmend durch Bildung einer künstlichen Kruste. Eine Anregung von Wundheilungsvorgängen (bei 0,1%) wurde beobachtet. Es kommt in vitro zu einer Inaktivierung von Herpesviren und die intrazelluläre Virusreduplikation wird gehemmt. Ähnliche Effekte wurden auch am in-vivo-Herpesmodell (Meerschweinchen) beobachtet. Es scheint ein antiherpetischer Synergismus mit Heparin zu bestehen, da Heparin zusätzlich die Adsorption der Viren an den Zellmembranen hemmen soll.

Anwendungsgebiete: Adstringens bei oberflächlichen Haut- und Schleimhautwunden, und bei rezidivierenden Herpes simplex-Symptomen. Gewisse antiherpetische Effekte mit Heparin bzw. Heparin-Natrium-Salzen.

Anwendung und Anwendungsbeispiele

Rp. Zinksulfat 0,5–5,0
Aqua dest. ad 100,0
S. Zur Wundbehandlung, granulationsanregend (0,5%) und Krustenbildung (5%)

Rp. Zinksulfat 1,0
Tween 80 20,0
Hydrophile Salbe (DAB 9) ad 100,0
Dos. 20,0
S. Frühzeitig bei rezidivierendem Herpes simplex mehrmals täglich

Zinksulfat 2,0
Lotio alba aquosa ad 100,0
Dos. 20,0
S. Auf Bläschen beim Herpes simplex auftragen

Rp. Zinksulfat 0,5
Ger. Wasser 5,0
Heparin Gel als Fertigarzneimittel (200 IE/g Gel) ad 100,0
S. Bei Herpes simplex, Gel bis zu 6mal täglich Dos. 20,0

Rp. Zinksulfat 0,1
Ger. Wasser 1,0
Heparin/Heparinoid 20 000 Gel (Fertigarzneimittel) ad 20,0
S. Auf granulierende Ulcera oder Wunden, Versuch bei Zoster.

Rp. Zinksulfat 0,7
Heparin-Natrium 0,1
Polysorbat 80 0,5
Glycerol 85% 15,0
Hydroxyethylcellulosegel (DAB 9) ad 100,0
S. Mehrmals tägl. auf Herpesbläschen auftragen
Dos. 20,0

Nebenwirkungen: Gelegentlich Brennen und Austrocknungserscheinungen (Spannen, Rhagaden).

Art und Dauer der Anwendung: Die weniger konzentrierte Lösung (0,5%) kann als Spülung und für feuchte Umschläge bei Oberflächenerosionen und Wunden besonders der Schleimhaut dienen. Die Zubereitungen gegen Herpes simplex werden 3- bis 6mal täglich appliziert, in der Regel nicht länger als 5–10 Tage.

Zinkoxid

Zinkoxid ist praktisch wasserunlöslich, es wirkt jedoch auf der Haut schwach alkalisch. Auch in Alkohol, Chloroform und Ether ist es unlöslich. In fetten Ölen und Salben können bei längerer Lagerung ölsaure Zinkverbindungen entstehen. Es ist in verdünnten Säuren und Lösungen von Alkalihydroxiden löslich.

Wirkungsweise: Als Schwermetallkation wirkt Zn^{++} proteindenaturierend und dadurch leicht (da kaum gelöst) adstringierend und gering antiseptisch. Mit Hautsekreten können adstringierend wirkende Zinkate gebildet werden. Es ist also nicht völlig indifferent, auch eine gewisse Penetration des Kations aus einer Zink-Schüttelmixtur in die entzündete Haut konnte belegt werden. Ausgenutzt wird in Pasten, Ölen (Zinkpaste, Zinköl) u.a. eine Art „Ventileffekt" der Substanz Zinkoxid, der trotz eines hohen Fettanteils eine perspiratio insensibilis erlaubt bzw. Sekrete austreten läßt trotz gleichzeitigem Oberflächenfeuchtigkeitsschutz. Weiterhin wirkt es als Puder oder Schüttelmixtur kühlend, leicht austrocknend, bindet reizende oder riechende organische Säuren.
Als Pigment vermag es ausgezeichnet Lichtstrahlen von der Haut abzuhalten bzw. zu reflektieren.

Anwendung und Anwendungsgebiete: Als Zinkpaste (DAB 9), Zinksalbe (DAB 9), weiche Zinkpaste (DAB 9) Zinköl und Zinkschüttelmixtur dient Zinkoxid zusammen mit Talcum oder Stärke fast als Grundstoff zur Externa-Rezeptur. Trotzdem sollte es nicht als inerter Hilfsstoff angesehen werden, da die arzneilichen Wirkungen überwiegen.

Zinkpaste DAB 9 (Pasta Zinci)

Diese besteht aus: Zinkoxid 25%, Weizenstärke 25% und Weißes Vaselin 50%.
Zinkpaste wirkt dünn aufgetragen austrocknend, kühlend und leicht antientzündlich (bei noch intakter Haut z.B. einer gering ausgeprägten Windeldermatitis). Dick aufgetragen wirkt diese stärker fettend, abdeckend, feuchtigkeitsschützend und als absoluter Lichtschutz. Sekrete können dennoch austreten und über der Paste eintrocknen.

Zinksalbe (DAB 9)

Diese besteht aus Zinkoxid 10% und Wollwachsalkoholsalbe (DAB 9) 90%. Sie dient besonders zum Hautschutz, aber auch zur fettenden, leicht abdeckenden Zwischen- und Nachbehandlung entzündlicher Dermatitiden.

Zinkschüttelmixtur

Die beiden am meisten verwendeten Formen haben folgende Rezeptur:

```
Rp. Zinkoxid                        20,0
    Talcum                          20,0
    Glycerol 85%                    30,0
    Ger. Wasser                 ad 100,0
    S. Lotio alba aquosa DRF
       bzw. NRF

Rp. Zinkoxid                        20,0
    Talcum                          20,0
    Glycerol 85%                    20,0
    Ethanol 90%                     20,0
    Ger. Wasser                 ad 100,0
    S. Lotio alba spirituosa
       DRF
```

Durch Verdunsten der flüssigen Phase wirkt diese kühlend und austrocknend. Weiterhin kann der entstehende festhaftende (Glyzerin!) Puder Feuchtigkeit (Sekrete) aufnehmen und durch Vergrößerung der Oberfläche Wärme abgeben (antientzündlich, kühlend). Hinzu kommt der mäßige adstringierende Effekt des Zinkoxids. Der alternative Alkoholanteil (kann brennen!) dient u. a. auch zur Aufnahme wasserunlöslicher Wirkstoffe (z. B. Dexamethason oder Hydrocortison). Wirkstoffe müssen jedoch nicht darin gelöst sein, da der unlösliche „Bodensatz" nach Aufschütteln appliziert wird.

Zinköl (Oleum Zinci DRF)

Dieses besteht aus Zinkoxid 25% und Olivenöl 75%. Haltbarer ist ein Zinköl mit 75% mittelkettigen Triglyceriden (DAB 9) statt Olivenöl. Dieses muß jedoch so rezeptiert werden. Das Zinkoxidöl NRF enthält 50% Olivenöl und 50% Zinkoxid, ist also von deutlich festerer Konsistenz als Zinköl DRF.
Zinköl ist ein fettendes Öl zum wenig irritierenden Abdecken gesunder Hautbezirke an der Grenze stark sezernierender Bereiche. Ölsaure Zinkate wirken adstringierend bzw. antientzündlich bei beginnenden Dermatitiden (gerötete Haut).
Zinköl läßt sich leichter dünn auftragen und besser entfernen als Zinkpaste. Liegt anwendungsqualitativ zwischen weicher Zinkpaste und Zinksalbe.

Weiche Zinkpaste (DAB 9)

Diese besteht aus Zinkoxid 30%, mittelkettigen Triglyceriden 20% und Wollwachsalkoholsalbe 50%. Diese weiße bis gelblichweiße, weiche Paste hat einen schwachen Geruch nach Wollwachsalkoholen.
Die weiche Zinkoxidpaste NRF ist mit dieser o. g. identisch, jedoch besteht die Pasta Zinci mollis DRF dagegen aus Zinkoxid 30%, Ol. olivar. 20% und Lanolin (DAB 8) 50%.

Weiche Zinkpasten werden zur besseren Handhabung statt Zinkpaste oder Zinköl, besonders auf bereits feuchter sezernierender entzündeter Haut angewendet. Sie haben einen höheren Zinkoxidgehalt als Zinksalbe und sind etwas fettiger, wobei ebenfalls W/O Emulgatoren (auch im Lanolin) vorliegen. Dadurch wird die Haftung erhöht und die Pasteneffekte sind erheblich stärker ausgeprägt als bei der Zinksalbe.

Anwendungsbeispiele

Rp.	Polysorbat 20 (DAB 9)	1,0
	Pasta Zinci (DAB 9)	ad 100,0
	S. Gut verteilbare, mäßig Feuchtigkeit aufnehmende Zinkpaste	

Rp.	Zinc. oxid	10,0 (20,0)
	Weizenstärke	10,0
	Erdnußöl	10,0
	Macrogolglycerolhydroxystearat (DAB 9)	10,0
	Hydrophile Salbe (DAB 9)	ad 100,0
	S. Cremeartige, abwaschbare Zinksalbe.	

Rp.	Zinkoxid	7,5
	Ricinusöl	50,0
	Cetylstearylalkohol	2,0
	Weißes Bienenwachs	10,0
	Erdnußöl	ad 100,0
	S. Fettende, mäßig abwaschbare Zinksalbe (Zinc and Castor ointment B.P)	

Anwendungen

Zur Therapie von Hautkrankheiten

Die äußerliche Therapie hat ihre Grenzen, wobei besonders die sog. Tiefenwirkung bei dieser Applikationsart bedacht werden muß. Ein Wirkstoff sollte den Schwerpunkt der Hauterkrankung erreichen, dies bedingt häufig eine systemische Therapie. So sollte beim vorgesehenen Einsatz von Externa immer überlegt werden, ob eine alleinige innerliche Therapie nicht sinnvoller ist. Unter „sinnvoller" sollte verstanden werden, daß die innerliche Therapie wirkungsvoller, schneller wirksam, sicherer (nicht abhängig von der Sorgfalt des Applizieren des Externums), den Patienten weniger belastend (Alte, Gebrechliche, Kinder), oder kosmetisch weniger stark störend (Haare) ist und weniger Nebenwirkungen hat oder auch preiswerter ist als die lokale Therapie.

Solche Überlegungen gelten besonders dann, wenn Glucocorticoide, Antibiotika, Antihistaminika oder Aknemittel zum äußerlichen Einsatz kommen sollen. So sind beispielsweise zumindest bei vielen Urtikariaformen äußerlich angewendete Antihistaminika quasi wirkungslos. Eine innerliche Corticosteroidtherapie ist bei akuten generalisierten Ekzemformen innerhalb der ersten Tage häufig einer äußerlichen Behandlung vorzuziehen, bei blasenbildenden Dermatosen ist dies eine Notwendigkeit. Ähnliches gilt für den Einsatz von Antibiotika bei ausgedehnten Pyodermien. Andererseits ist beispielsweise eine kleinflächige Impetigo contagiosa durch eine sorgfältige lokale antiseptische Therapie bei gleichzeitiger Entfernung von Krustenauflagerungen und Reinigung viel schneller, wirkungsvoller und preiswerter zu behandeln, als durch eine alleinige innerliche Antibiotikatherapie mit ihren zu erwartenden Nebenwirkungen.

Ein relativ schneller und sicherer Behandlungserfolg durch eine innerliche Aknetherapie schwerer Akneformen ist häufig die Grundlage für eine nachfolgende, dann oft alleinige lokale Aknetherapie.

Es bleibt die Kunst des dermatologischen Therapeuten, aus der Gesamtpalette äußerlich und innerlich einsetzbarer Arzneistoffe die richtigen auszuwählen, ohne in einen leider häufig zu beobachtenden Polypragmatismus zu verfallen. Man sollte auch gelegentlich den Mut haben, bei einer Hautkrankheit äußerlich überhaupt nicht zu behandeln und der Pharmakodynamik des systemisch verabreichten Wirkstoffes zu vertrauen. Gleichzeitig sollte beachtet werden, daß das Hautorgan häufig nur relativ langsam auf jede Therapie, auch und gerade auf eine externe Behandlung anspricht. Deswegen sollte eine eingeleitete spezielle innerliche oder äußerliche Behandlung nicht zu schnell geändert werden, weil sie scheinbar wirkungslos war.

Beeinflussung der verschiedenen geweblichen Strukturen der menschlichen Haut durch Pharmaka

Lokal applizierte Wirkstoffe sind in der Lage, spezifische Veränderungen der Hornschicht (Tabelle 56) zu bewirken. Nach der Penetration solcher Wirkstoffe in die Epidermis oder zum Corium treten in diesen Bereichen und den dort vorhandenen geweblichen Strukturen (Drüsen, Nerven, Gefäße, spezifische Zellen) pharmakodynamisch bedingte morphologische Veränderungen auf. Die Wirkstoffe benötigen für eine Wirksamkeit unterschiedlich lange Zeit nach deren Applikation auf die Haut. Diese ist von der Penetrationsgröße und -geschwindigkeit, aber auch von der Art des Erfolgsorgans und der Größe des pharmakodynamischen Effekts abhängig (schnell z. B. Nikotinsäureester bei Gefäßen oder langsam Hydrochinon auf Melaninbildung). Die in den Tabellen über die Beeinflußbarkeit morphologischer Strukturen der Epidermis

Tabelle 56. Funktionsbeeinflussung der Hornschicht durch lokal applizierte Substanzen

Veränderung	Verstärkung	Abschwächung
Wassereinlagerung	Kochsalz	Künstliche und natürliche Gerbstoffe (Tannine)
	Harnstoff <6% schwache Basen (Borax) „Feuchthaltesubstanzen"	O/W Emulsionen, organische Lösungsmittel Puderbestandteile
Austrocknung	O/W Emulsionen Lösungsmittel Aceton Detergentien Fette Öle	W/O Emulsionen Fettsalben mit „Feuchthaltesubstanzen"
Keratolyse	Thioglykolsäure	Wasserstoffperoxid
Keratoplastische Wirkung	Harnstoff >4% Schwefel Salicylsäure (bes. unter 1%)	Tannine, Adstringentien Metallsalze, Gerbstoffe
Kopfschuppenbildung	Irritantien Phlogistika	Schwefel Selendisulfid Zinkpyrithion Natriumthiosulfat Cadmiumsulfid Syndets Emulgatoren Propylenglykol

Tabelle 57. Beeinflussung der Epidermismorphologie durch Externa

Morphologische Veränderung	Aktiviert	Gehemmt
Benigne Proliferation, u.a. Acanthose (auch bedingt durch Irritation)	Vitamin A-Säure Schwefel Benzoylperoxid Paraffine (Vaselin) Azelainsäure Oestrogene	Podophyllin 5-Fluorouracil Dithranol Corticosteroide Teer
Maligne Proliferation	Steinkohlenteer?	5-Fluorouracil Vitamin A-Säure
Spongiöse Vesicelbildung Membranirritation Blasenbildung	Senföl Senfsamen Span. Fliegen (Cantharidin)	Corticosteroide Nichtsteroidale Antiphlogistika (Indomethacin, Bufexamac?)

(Tabelle 57) und des Corium (Tabelle 58) angeführten Wirkstoffe bewirken solche hier aufgelisteten Veränderungen häufig erst nach langer Einwirkungszeit. Auch sind solche spezifischen Veränderungen einzelner Strukturen teilweise klinisch nicht einzeln erfaßbar. Die Angaben sollen in erster Linie Anhaltspunkte geben, um eine rationale externe Therapie pharmakodynamisch nachvollziehbar zu machen.

Externe Therapie entzündlicher und proliferativer Dermatosen

Zur Durchführung einer rationalen lokalen Behandlung mit differenten Arzneimitteln sollte man die diagnostizierte Dermatose in einen, allerdings sehr groben Raster (Tabelle 59) geben, um festzulegen, ob eine symptomatische antientzündliche Therapie oder eine antiproliferative bzw. immunsuppressive Therapie möglicherweise notwendig ist. Hier sind lokal applizierte Corticosteroide neben systemisch verabreichten Immunsuppressiva die Mittel der Wahl. Dabei sollte heute zumindest bei der Lokalanwendung deutlich zwischen antiphlogistisch betonten und antiproliferativ betonten Corticoiden unterschieden werden. Dies gilt besonders wegen der potentiellen lokalen Nebenwirkungen, die naturgemäß in erster Linie bei den deutlich (auch) antiproliferativ wirksamen Corticoiden auftreten.

Spezifisch „antientzündlich", d.h. gegen die Ursachen der Hauterkrankung gerichtet sollten Antiseptika, Antibiotika, Antimykotika „Virustatika" und Pesticide eingesetzt werden. Nur in Ausnahmefällen sollte anfänglich eine gleichzeitige symptomatische antientzündliche Corticosteroid-Therapie erfolgen.

Stark antiproliferativ wirksame Corticosteroide in Externa werden symptomatisch bei manchen Kollagenosen (z. B. cutaner LE), bei papulösen Erkrankungen wie Lichen ruber planus, Prurigo nodularis und gelegentlich bei Psoriasis vulgaris oder selten bei chronischen nummulären Ekzemherden u.ä. eingesetzt. Diese antiproliferativ gut wirksamen Corticosteroide zählen zu den stark wirksamen Corticosteroiden (Tabelle 45), die natürlich auch

Externe Therapie entzündlicher und proliferativer Dermatosen

Tabelle 58: Beeinflussung geweblicher Strukturen des Corium

Anatomischer Bereich	Funktionsänderung durch Wirkstoffe	
Blutgefäße des Corium	Erweiterung	Verengung
	Chloroform Alkohol Nikotinsäureester Phlogistika (z. B. Capsiacin)	Corticosteroide Katecholamine Teer
	Gefäßmembrandurchlässigkeit	
	Abgeschwächt	Verstärkt
	Nichtsteroidale Antiphlogistika	Organische Lösungsmittel (Chloroform, Trichlorethylen) Heparin Heparinoide
Elastische Fasern Kollagen	Aktivierung	Hemmung
	Östrogene (eher Ödembildung)	Corticosteroide Gestagene
Mastzellen	Stabilisierung	Zerstörung
	Cromoglycinsäure Corticosteroide	Organische Säuren (Ameisensäure) Toxische Schäden (Hitze, Kälte, Strahlung)
Grundsubstanz	Verringerung	Vermehrung
	Corticosteroide (Langzeiteffekt)	Heparin Pregnenolon
Schweißdrüsen (Schweißfluß)	Gehemmt	Vermehrt
	Aluminiumsalze Formaldehyd Formaldehydabspalter Atropin Scopolamin	Thioglykolsäure Salicylsäure Pilocarpin
Talgdrüsen (Talgfluß)	Gehemmt	Vermehrt
	Östrogene Antiandrogene Benzoylperoxid (?) Syndets Organische Lösungsmittel Azelainsäure(?)	Androgene Selendisulfid (längere Anwendung)
Talgausführungsgänge	„Verengt"	„Erweitert"
	Paraffine, Vaselin Steinkohlenteer Chlorierte Phenole und Naphthaline	Vitamin A-Säure Phenole, Naphthaline ("Peeling") Salicylsäure, Harnstoff, Resorcin

Tabelle 58 (Fortsetzung)

Anatomischer Bereich	Funktionsänderung durch Wirkstoffe	
Haarstruktur	Vermindert	Vermehrt
	Thioglykolsäure Thiomilchsäure	Wasserstoffperoxid Harze
Haarwachstum	Antimitotische Substanzen	Östrogene Phlogistika, Vitamin A-Säure Kontaktallergene (DNCB u. a.) Minoxidil Diazoxid, Viprostol
Sensible Nerven	Anästhesie	Hyperästhesie
	Antihistamine Lidocain, Procain Menthol DMSO (ab 30%)	Phlogistika Allylsenföl Ameisensäure
Melanocyten	Hemmung/Bleichung	Verstärkung/Bräunung
	Hydrochinon Hydrochinonmonobenzylaether Ascorbinsäure Vitamin A-Säure	Psoralene+UVA Xanthine Östrogene

Tabelle 59. Hautkrankheiten im „Grobraster", die einer symptomatischen antientzündlichen (schwach bis mittelstarke Corticoide) oder antiproliferativen (stark bis sehr starke Corticoide) oder einer spezifischen lokalen Therapie zugänglich sind.

Dermatose	Ent- zünd- lich	Proli- ferativ	Äußerliche sympto- matische Corticoid- therapie	Äußerliche spezifische oder symptomatische Therapie	Systemische Therapie
Ekzeme, s. Tab. 65	+	∅	+	∅	Gelegentlich Corticoide
Neurodermitis, s. Tab. 66	+ (genetisch)	∅	+	∅	Gelegentlich Corticoide Antihistaminika
Seborrhoisches Ekzem	+ (Talg)	∅	(+)	Imidazole Selendisulfid (Kopf), Fettung oder Entfettung (Syndets)	∅
Psoriasis	∅/(+)	+	(+)	Dithranol Salicylsäure (Teer), UVB	Auch: MTX, Retinoide, PUVA
Ichthyosis Hyperkeratosen	∅	(+)		Vitamin A-Säure Salicylsäure	Retinoide
Lichen ruber planus	+	+	+	Salicylsäure? Vitamin A-Säure?	Retinoide?
Granulama anulare	+	(+)	+	∅	Heilt auch von selbst

Tabelle 59 (Fortsetzung)

Dermatose	Entzündlich	Proliferativ	Äußerliche symptomatische Corticoidtherapie	Äußerliche spezifische oder symptomatische Therapie	Systemische Therapie
Prurigo nodularis	(+)	+	+	Teerbäder Gerbstoffe	Antihistaminika? Sedativa
Pruritus	Ø	Ø	(+)	Teerbäder Gerbstoffe	Antihistaminika? (Hydroxyzin)
Lichen sclerosus et atrophicus	(+)	(+)	+	Oestrogene Testosteron	Corticoid-Kristall-suspension
Lupus erythematodes cutaneus	+	Ø	+	Lichtschutz	Resochin? Immunsuppressiva? Corticoide?
Pityriasis rosea	+	+	Ø	Evtl. Lotio alba aquosa	Ø
Toxische Dermatitis	+	Ø	+	Antiseptika, Adstringentien Gerbstoffe	Corticoide? Prophylaktisch Antibiotika?
Herpes simplex	+	Ø	(+) nicht anfangs	Adstringierend, antiseptisch	Schwere Fälle: Acyclovir
Zoster	+	Ø	(+) nicht anfangs	Adstringierend, antiseptisch Heparin	Schwere Fälle: Acyclovir, Corticoide
Warzen	Ø	+	Ø	Chemo-kaustisch, ätzend	Ø
Scabies	+	Ø	Ø eventuell	Akaricide (Lindan, Malathion), Schwefel	Ø
Pediculitis	+	Ø		Pyrethroide, Malathion	Ø
Tinea (Mykose)	+	Ø	Selten	Azole, Antiseptika	Selten: Ketoconazol, Griseofulvin
Pyodermien	+	Ø	Selten	Antiseptika, Farbstoffe, Antibiotika	Gelegentlich: Antibiotika
Akne	Multifaktoriell	Ø	Kontraindiziert	Vitamin A-Säure Benzoylperoxid Erythromycin Azelainsäure, Azole?	Gelegentlich: Tetracycline Isotretinin Antiandrogene
Rosacea	+	(+)	Selten (Hydrocortison)	Blande, Ichthyol Lichtschutz	Tetracycline
Periorale Dermatitis	+	Ø	Selten (Hydrocortison)	Blande, Lotio alba aquosa	Gelegentlich: Tetracycline

eine deutliche antientzündliche Komponente haben. Zu beachten ist, daß die sog. „schwachen" oder „mittelstarken" Corticosteroide meistens nur eine deutliche antientzündliche aber in der Regel nur eine schwache antiproliferative Wirkung bei dann allerdings meist geringeren lokalen Nebenwirkungen haben.

Risiken und unerwünschte Wirkungen der Lokaltherapie

Die Haut stellt bekanntlich ein Schutzorgan dar. Diese Schutz- und Abwehrfunktion muß vom Externum möglichst eingeschränkt oder aufgehoben werden. Dadurch werden zwangsläufig gewisse Schäden an der Integrität des Hautorgans gesetzt. Dies gilt speziell für alle Substanzen, die die Hornschicht in irgendeiner Form verändern. Auch verschiedene Bestandteile moderner Externagrundlagen gehören hierzu.
Von besonderem Interesse ist die andersartige Kinetik des lokal applizierten Pharmakons im Vergleich zum enteral oder parenteral applizierten Wirkstoff. Geringe Wirkstoffmaxima sind gefolgt von sehr langen über mehrere Tage sich hinziehenden „Abflutungsphasen" meist sehr geringer Konzentrationen. Dies ist bedingt durch die hohe Aufnahmefähigkeit der Hornschicht (Reservoirfunktion) bei nur sehr geringer Durchlaßfähigkeit (Barrierefunktion).
Es werden demnach kaum nicht sofort auch sichtbare akute Schäden zu erwarten sein. Gefährlich können eher chronische Schäden werden. Diese treten von Arzt und Patient fast unbemerkt auf und benötigen manchmal Jahre, um sich voll auszubilden. Trotzdem werden sie häufig auch dann nicht erkannt, da Anamnese und Befund selten auf eine toxische arzneimittelbedingte Veränderung deuten. Dies umso mehr, da Externa gemeinhin als harmlos gelten. Hierbei soll nur an die früher gelegentlich beobachteten Haut- und Schleimhautveränderungen nach Applikation beispielsweise von quecksilberpraecipitathaltigen Bleichcremes erinnert werden.
Solange die toxischen Veränderungen sich an der Haut bemerkbar machen, ist der diagnostische Blick des Dermatologen gefordert,

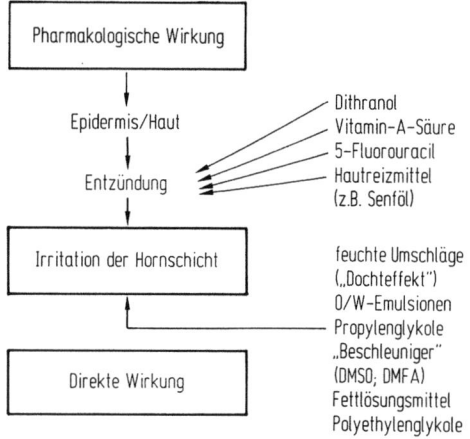

Abb. 8. Stoffe mit cytostatischer oder cytotoxischer Wirkung in den Basalzellen der Epidermis und Externa-Vehikel mit einem Austrocknungseffekt auf die Hornschicht

doch auch an „unsichtbare" systemische Schäden einer Lokaltherapie sollte gedacht werden.
Bei verschiedenen Wirkstoffen von Externa wird bewußt ein gewisses Risiko in Kauf genommen, um den letztlich höheren therapeutischen Effekt zu nutzen. Cytotoxische Effekte von Dithranol, 5-Fluorouracil und mancher Phlogistika gehören hierzu ebenso wie die entzündungsverstärkende Wirkung von Vitamin A-Säure (Abb. 8). Manche Externawirkstoffe entwickeln aufgrund zusätzlicher deutlicher Wirkung auf die Talgdrüse durch Austrocknungserscheinungen bedingte Hautreizungen wie Benzoylperoxid, Vitamin A-Säure oder β-Ostradiol (Abb. 9).
Solche wirkstoffbedingten unerwünschten Wirkungen sind durch Herabsetzung der Anwendungskonzentration einschränkbar (Tabelle 60), häufig ist allerdings ein Wirksamkeitsverlust die Folge. Jedoch hat es sich gezeigt, daß in der Regel eine deutlich längere Behandlung mit weniger irritierenden niedriger konzentrierten Zubereitungen zum gleichen Therapieerfolg führen kann. So kann beispielsweise eine Lokaltherapie mit 0,1% Cignolinvaselin oder 2–3% Benzoylperoxid-Zubereitung fast ohne lokale Nebenwirkung nach ca. 4 Wochen Behandlungszeit genauso erfolgreich sein, wie die üblichen 0,5–1% Ci-

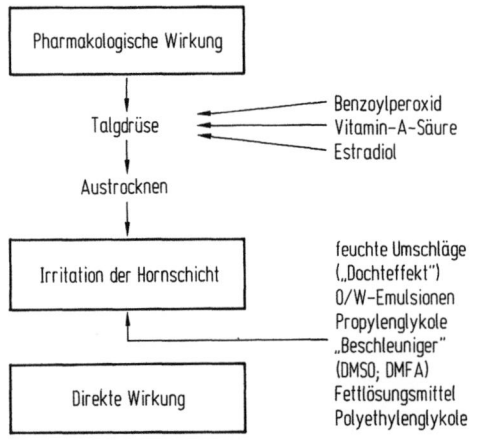

Abb. 9. Stoffe und Externa-Vehikel, die Austrocknungseffekte auf der Hornschicht bedingen

Tabelle 60. Konzentrationsbedingte Hautirritation [individuell unterschiedlich und vehikelabhängig (nach klinischen Erfahrungen)]

Wirkstoff	ab ca. ....% Hautreizung
Benzoylperoxid	3
Teer	10
Podophyllin	10
5-Fluorouracil	1
Dithranol	0,5
Acid. tannic.	5
Acid. lactic.	2
Chrysarbin	15
Phenol	5
Resorcin	10
Schwefel	5

gnolinsalben bzw. die 5–10% Benzoylperoxid-Zubereitungen.

Akute lokale Schäden sind bei der klinischen Prüfung von Externa leicht erkennbar. Hierbei ist jedoch auf eine Verstärkung möglicher Risiken durch die Applikationsart, den Hautzustand und -ort, durch therapeutische Zusatzmaßnahmen und durch Veränderung der Vehikelbestandteile zu achten. Gerade auch die üblichen Vehikelbestandteile können neben einer Penetrationsveränderung der Wirkstoffe meist aufgrund eines austrocknenden Effektes auf die Hornschicht oberflächliche chronische Schäden verursachen. Dies gilt für hygroskopische Stoffe wie Polyethylenglykol ebenso wie für dünnflüssige Paraffine, Fettlösungsmittel (Alkohol, Aceton), Lösungsvermittler wie Propylenglykol oder hohe abdunstbare Wasseranteile einer O/W Emulsion (Tabelle 61) sowie Syndets.

Bei akut gut verträglichen, aber möglicherweise chronisch lokal toxischen Wirkstoffen können solche möglichen „risikoverstärkenden Maßnahmen" fast hoffnungslos die Erkennung eventueller, wirkstoffbezogener Schäden erschweren bzw. verschleiern, da ohne diese die unerwünschte Wirkung nicht oder kaum auftritt.

Weder Langzeittierversuche noch klinische Langzeitprüfungen erlauben aufgrund erheblicher methodisch bedingter Fehlerquoten eine abschließende Aussage. Dies wurde eindeutig genug am Beispiel der Corticosteroide demonstriert. Noch unbefriedigender ist die Beurteilung bzw. prospektive Erkennung systemischer Risiken.

Akute systemische Schäden sind aufgrund meist bekannter akuter Toxizität der Wirksubstanz noch am ehesten erkennbar. Doch häufig wird der fehlende first-pass-Metabolis-

Tabelle 61. Irritationen bedingt durch Dehydration oder durch direkte Hornschichtstrukturveränderung

Austrocknen und Fettentzug der Hornschicht durch Wasserverlust	Austrocknen durch Verlust an „Feuchtungs" (NMF)-Substanzen	Auswirkung auf die Hornschichtstruktur (Membraneffekt)	Veränderung der Keratinstruktur (H-Brücken)
Propylenglykol	Propanol	„Beschleuniger" wie	Salicylsäure
Polyethylenglykol	Isopropanol	DMSO	Harnstoff
O/W-Emulgatoren	Chloroform	DMFA	
(W/O-Emulgatoren)	Ethanol	Dimethylacetamid	
Natriumlaurylsulfat	Aceton		

mus lokal applizierter Pharmaka nicht beachtet. Dies gilt besonders für auf das ZNS wirkende Substanzen wie Salicylsäure, Hexachlorophen oder Coffein, deren enterale Toxicität relativ gering ist (Tabelle 62).

Die andersartige Pharmakokinetik bei häufig sehr niedrigen Serumkonzentrationen lokal applizierter Substanzen macht neben der Erfassung einer möglichen chronischen systemischen Toxicität die Beurteilung bekannter tierexperimenteller Befunde zur Embryotoxicität, Teratogenität, Mutagenität und Cancerogenität besonders schwierig. Im Rahmen der Lokaltherapie werden etliche Substanzen benutzt, die zumindest bei systemischer Gabe oder unter besonderen Anwendungsbedingungen cancerogen oder teratogen wirken (Tabelle 63). Eine annähernd eindeutige Aussage liegt jedoch nur dann vor, wenn entsprechende Studien perkutan an der Tierhaut in Form einer dermalen Toxicitätsstudie gemacht werden. Dies ist in der Regel nicht der Fall. Andererseits kann eine Aussage, daß die betreffende Substanz nicht oder nur geringfügig penetriert, nur bedingt gelten, da dabei häufig Zeitfaktor und therapeutische Zusatzmaßnahmen vernachlässigt werden. Aufgrund geringer Serumkonzentrationsmaxima, geringer perkutaner Resorption, unklarer unterer Schwellendosis und der allgemeinen Problematik der Übertragbarkeit von Tierversuchen auf den Menschen bleibt festzuhalten, daß es aus heutiger Sicht allein aufgrund von Sicherheitsaspekten keinen überzeugenden „no effect level" für carcinogene Stoffe gibt. Dies sollte sich jeder Therapeut im Angesicht einer zunehmend verunsicherten Bevölkerung bewußt sein, der – unabhängig von Konzentration, Penetration und Applikationsart – carcinogene Substanzen verordnet. Einschränkend ist zu bedenken, daß bei externer Applikation solcher Stoffe diesbezügliche Veränderungen in erster Linie am „sichtbaren" Anwendungsort zu erwarten sind. Insgesamt bleibt jedoch die Gewißheit, daß die externe Therapie sich in der Regel auf der immer noch sichersten Seite aller Applikationsarten bewegt.

Tabelle 62. Systemische Risiken durch Externa (große Hautoberfläche bei geschädigter Hornschicht)

Wirkstoff	Risiko
Salicylsäure	Neurotoxisch Säure/Basen-Verschiebung
Hexachlorophen	ZNS, Krämpfe
Lindan	EEG Veränderungen
Neomycin Framycetin Gentamycin	Ototoxisch, nephrotoxisch (?), neuromuskuläre Blockade
Teer	u. a. nephrotoxisch
Podophyllin + Alkohol (innerlich)	Allgemeintoxisch
Gerbstoffe (Tannine)	Lebertoxisch (?)
Chlorhexidin	Ototoxisch
Phenol, Resorcin	u. a. nephrotoxisch
Coffein	Krämpfe
Pyrethroide	Periphere Nervenirritation

Tabelle 63. Wirkstoffe von Externa, die tierexperimentell ein teratogenes, mutagenes, oder cancerogenes Potential entwickeln können

Externa-Wirkstoff	Verdächtigung im Tierexperiment
Vitamin A-Säure (Tretinoin)	Teratogen
Benzoylperoxid	+ UV-Licht: möglicherweise verstärkt tumorpromovierend
Acyclovir	Als Substanz hochkonzentriert: mutagen
Idoxuridin	Carcinogen, mutagen
Teer (Benzpyren)	Carcinogen Mensch: intertriginös/hochkonzentriert
5-Fluorouracil Podophyllin	Theoretisch carcinogen, mutagen
Metronidazol	Mutagen, carcinogen
Salicylsäure	Hochkonzentriert: teratogen

Therapeutisches Vorgehen bei ausgewählten Anwendungsgebieten

Altershaut

Der physiologische Prozeß der Alterung ist weder zu stoppen noch umzukehren. Trotzdem gelingt es, aktinische Veränderungen, Veränderungen des elastischen Gewebes, durch über Jahrzehnte erfolgte Sonnenbestrahlung hervorgerufen, zu stoppen und teilweise zurückzubilden.

Hierbei kommt die lokale Wirkung von Tretionin (Vitamin A-Säure), die im weitesten Sinne eine Umdifferenzierung der Epidermis bewirkt, zum Tragen. Allerdings ist eine Langzeitbehandlung notwendig. Es konnte gezeigt werden (Kligman), daß der histologische „Umbau" eher erfolgt, als dies subjektiv empfindbar und sichtbar ist. Auch röntgenstrahlenveränderte Haut kann positiv beeinflußt werden.

Therapeutisches Vorgehen

Bei empfindlicher (dünner, heller) Haut bei etwa 0,001% und bei dickerer, fettiger, porenreicher Haut bei ca. 0,01% Tretinoin beginnen und jeden Monat steigern bis auf das jeweils fünffache. Eine übliche Akne Vitamin A-Säure-Creme wird am einfachsten hierfür mit einer Feuchtigkeitscreme bzw. O/W Emulsion entsprechend verdünnt (Cave Haltbarkeit).

Die Cremes werden jeweils abends nach dem Waschen aufgetragen. Am Morgen wird eine Sonnenschutzcreme mit Lichtschutzfaktor 6 bis 12 von März bis Oktober appliziert. Bis zum 3.–4. Monat der Therapie können noch gelegentlich Reizungen auftreten, danach sollten keine Unverträglichkeiten mehr auftreten. Zu beachten ist, daß um die Augen herum grundsätzlich nur die schwächste, also die 0,001% Tretinoin-Creme benutzt werden sollte.

Es kann versucht werden, mäßige Hautfalten pharmakologisch durch Tretinoin Salben (0,1–0,5%) über 4–6 Monate oder aber symptomatisch zu verbessern, indem die bekannte Wirkung von höher konzentrierten Östrogenen (Schwangerschaft) auf das Corium ausgenutzt wird. Östrogene, insbesondere β-Östradiol sollen dann eine Wassereinlagerung im Gewebe bewirken, es kommt zum mäßigen Corium-Ödem. Dieses bedingt ein gewisses Verschwinden von kleineren Hautfalten.

Lokal applizierte Östrogene werden relativ leicht resorbiert („unerklärliche" Blutungen in der Menopause), so daß nur gering konzentrierte Zubereitungen für den notwendigen Überschuß im Corium eingesetzt werden können. Ein Versuch mit einer 0,005%igen β-

---

Anwendungsbeispiele

Rp. xy Vitamin A-Säure (Tretinoin) Creme (0,05%)   10,0
Wasserhaltige Hydrophile Salbe (DAB 9)   ad 100,0
S. 0,005% Vitamin A-Säure-Creme, nicht fettend, wasserhaltig

Rp. xy Tretinoin Creme 0,05%   2,0
Hydrophile Salbe (DAB 9)   ad 100,0
S. 0,001% Tretinoin Creme, fast wasserfrei, fettend, auch im Augenbereich

Rp. xy Tretinoin Creme 0,05% (50 mg in 100 g)   20,0
Basis Creme DAC   ad 100,0
S. 0,01% Tretinoin Creme

Anwendungsbeispiele

Rp. xy-Estradiol Creme 0,01%   50,0
Wasserhaltige hydrophile Salbe (DAB 9)   ad 100,0
S. 0,005%ige Ostradiol Creme

Rp. Progynon B-oleosum
1 Ampl. (1 ml $\cong$ 5 mg)
Ol. Ricini   2,0
Ger. Wasser   20,0
Hydrophile Salbe   ad 100,0
S. 0,005%ige Ostradiolbenzoat Creme

Rp. xy Estriol Creme bzw. Vaginalcreme (1 g $\cong$ 1 mg, d. h. 0,1%)   10,0
Hydrophile Salbe (DAB 9)   ad 100,0
S. 0,01% Östriol Creme

oder α-Östradiol Creme 2mal tägl. oder mit dem nach perkutaner Resorption nebenwirkungsärmeren Ostriol (0,01% Creme) über mehrere Monate kann sinnvoll sein.

Akne vulgaris

Das Prinzip der Therapie der Akne vulgaris sollte aufgrund der Ätiologie der Akne sein, den Prozeß der Keratinisation zu normalisieren, die Talgdrüsenaktivität zu reduzieren, die Population von Propionibakterien (P. acnes) zu verringern und einen antientzündlichen Effekt zu erreichen.

Dabei ist zu beachten, daß es nach vielen unterschiedlichen Interpretationen heute wohl kein äußerlich anzuwendendes Arzneimittel gibt, mit dem eine echte Verringerung der Talgproduktion zu erreichen ist.

Am besten aufgeklärt ist der Wirkungsmechanismus von Vitamin A-Säure (Tretinoin) und Benzoylperoxid. Beide stehen neben den Antibiotika Erythromycin, Clindamycin, Tetracyclin und den ebenfalls antibiotisch wirksamen Imidazol-Antimykotika im Vordergrund der Lokalbehandlung. Tretinoin ist in der Lage, innerhalb von etwa 3 Monaten Pusteln und Papeln deutlich zu reduzieren. Die Komedonen werden weniger. Eine Creme (0,05%) bewirkt oft weniger Eryteme und Reizungen als eine Lösung. Die Erythembildung ist für eine Wirkung nicht erforderlich, sie läßt sich bei Kombinationsbehandlung mit Benzoylperoxid oder mit Antibiotika (im täglichen Wechsel) deutlich einschränken.

Bei „gewöhnlicher" Akne sollte Benzoylperoxid verwendet werden. Die eingesetzte Konzentration ist ziemlich unwichtig. Da 2-, 5- und 10%ige Zubereitungen zur Verfügung stehen, deren Wirkung aber wieder von unterschiedlichen Freigabegrößen aus der Grundlage abhängig ist, sollte man eine gut verträgliche Zubereitung bevorzugen und dann dabei bleiben. Ein Wechsel (täglich oder morgens/abends) mit Antibiotika oder antibiotisch wirksamen Antimykotika (Miconazol, Clotrimazol) kann sinnvoll sein. Mischungen von Erythromycin (3%) mit Benzoylperoxid (5%) z. B. in isopropylalkoholhaltigem Polyacrylatgel DAB 9 sind bei kurzfristiger Aufbewahrung möglich; jedoch kann das Antibiotikum in solchen Zubereitungen schnell unwirksam werden. Kombinationspräparate Miconazol/Benzoylperoxid oder Erythromycin/Vitamin A-Säure können sinnvoll sein (compliance). Wenn bei solcher Therapie gramnegative Bakterienüberlagerungen auftreten (Wirkungslosigkeit üblicher Antibiotika wie Erythromycin), dann kann man kurzfristig beispielsweise Bacitracin geben. Solche Antibiotika sollten auf keinen Fall primär – quasi prophylaktisch – gegeben werden.

Für die sehr schweren Formen der Akne vulgaris stehen auf dem deutschen Markt zur innerlichen Therapie von Männern Isotretinoin und von Frauen Antiandrogene als z. B. Kontrazeptiva neben der systemischen Behandlung mit Tetracyclinen zur Verfügung. Dabei sollte stets bedacht werden, daß Tetracycline nicht gleichzeitig mit Isotretinoin gegeben werden dürfen (potentielle cerebrale Pseudotumorbildung).

Praktisches therapeutisches Vorgehen

Die Trias Seborrhoe, Entzündung (Propionibakterien, Fettsäuren) und Talgdrüsenverschluß (Kommedo) bedingt das therapeutische Vorgehen. Daraus ergibt sich unter Berücksichtigung der Kurzmonographien der Wirkstoffe und Vehikel kurzgefaßt folgende Lokaltherapie (und potentielle Nebenwirkung):

Seborrhoe

Waschen mit Ölbädern oder Syndets (zu starke Austrocknung möglich), Benzoylperoxid (3–5%), dadurch jedoch nur mäßige antiseborrhoische Effekte (Kontaktallergie, geringe Reizung). Auch können viele antimikrobiell wirksame Substanzen den Fettsäureanteil auf der Haut indirekt verringern (Tabelle 64).

Entzündung

Erythromycin 1–4%, meist als alkoholische Lösung oder Creme, beschränkt haltbar (kaum Nebenwirkungen (NW).
Clindamycin 2–5% (Intestinale NW durch Resorption wohl möglich).
Chloramphenicol 1% als alkoholide Lösung.
Tetracyclin 3% als Creme und Salbe; nur kurz haltbar (Gelbfärbung).

Tabelle 64. Unterdrückung bestimmter Fettsäureanteile auf der Haut als wahrscheinlich direkter antibakterieller Effekt nach lokaler antimikrobieller Therapie von Akne vulgaris. (Nach Fulton)

Wirkstoff	Konzentration %	Suppression %
Hexachlorophen	1	22 ± 7,6
Benzylalkohol	10	6 ± 5,4
Benzoylperoxid	10	48 ± 4,7
Sulfur praec.	10	33 ± 2,4
Jod PVP	1	2 ± 5,5
Benzalkoniumchlorid	1	11 ± 3,5
Fusidinsäuresalz	1	22 ± 6,1
Gentamycinsulfat	1	8 ± 9,2
Tetracyclin HCL	1	37 ± 4,1
Erythromycin	1	48 ± 5,5

Benzoylperoxid 5–10%, sehr geringe antibakterielle Wirkung.
Clotrimazol, Miconazol u. a. Imidazolantimykotika: mittelstarke, nebenwirkungsfreie Wirkung.

Talgdrüsenverschluß

Vitamin A-Säure (Tretinoin): Deutliche Verdünnung der Hornschicht, Öffnung des Kommedo durch Herausdrücken des Keratinpfropfes (Entzündung, Pustelbildung, oft zu starke Austrocknung).
Benzoylperoxid 3–10%: Nur mäßig schälende Effekte (geringe Reizung, sensibilisierend).

Geeignete Vehikel

Die angeführten Wirkstoffe sind in folgenden Grundlagen bzw. in entsprechenden Fertigpräparaten anzuwenden:
O/W Emulsion (Creme, Milch, Lotion), alkoholische Lösungen (20–40% Ethanol) oder alkoholische Tupfer, O/W Abdeckemulsionen: Titandioxid, Zinkoxid, Talcum (weiß); Eisenoxyde, Bolus rubra (rot/braun) und auch hydrophile Lösungen, Salben oder Gele (Polyethylenglykol, Polyacrylat (Carbopol), Hydroxyethylcellulose). Dabei ist eine mögliche zu starke Austrocknung stets zu beachten.

Vorangestellte innerliche Therapie

Häufig reicht eine Lokaltherapie allein nicht aus. Eine kurzfristige über 1–3 Wochen vorangestellte innerliche Behandlung kann den Weg für eine weiterführende Lokaltherapie erheblich erleichtern.

Antibiotika: In der Regel Tetracycline, beginnend mit z. B. 0,5–1,0 g Oxytetracyclin über 3–4 Tage, dann mit 250 mg/die weiter. Nach ein bis drei Wochen kann eine weitere Reduktion möglich sein. Eine anfangs gestörte Darmflora erholt sich, resistente Stämme treten selten auf. Auch Derivate wie Minocyclin oder Doxycyclin sind möglich. Keine Langzeitbehandlung. Cave: Schwangerschaft (Knochen, Zähne), Erythromycin kann hier die Alternative darstellen.

Hormone: Bei Frauen kann mit antiandrogen wirksamen Gestagenen (Cyproteronacetat, Chlormadinon) in Form der „Pille" eine antiandrogene Sebostase erzielt werden.

Isotretinoin: Bei schwerer und/oder cystischer Akne über maximal 12 Wochen. Viele NW, dabei Cheilitis, Hauttrockenheit, Dermatitis faciei quasi obligat. Cave: Therapie bei Frauen (obligat teratogen). Dosierung: anfangs (1.–2. Woche) 0,5–1 mg/kg, danach 0,2–0,5 mg/kg je nach Ansprechen. Die höhere Dosierung bedingt meist längere Rezidivfreiheit. Eine erneute Behandlung erfolgt erst nach 2–3 Monaten (Kontrolle diverser Laborparameter).

Ekzem

Für die Abhandlung einer in der Regel allein symptomatischen lokalen Therapie – die ohne Berücksichtigung der Pathogenese und Differentialdiagnostik letztlich unbefriedigend bleibt – erscheint es möglich unter dem Begriff „Ekzem" sämtliche Formen – ohne Rücksicht auf die Pathogenese zu subsumieren.
Die Lokaltherapie sollte jedoch erst nach Abklärung der Pathogenese und Differentialdiagnose, also nach eindeutiger Diagnosestellung erfolgen (Tabelle 65, Tabelle 66). Dies ist besonders wichtig bei berufsbedingten Kontaktekzemen (Abb. 10).

Lokaltherapie

Diese muß gerade beim Ekzem dem jeweiligen Erkrankungszustand der Haut gut angepaßt

Tabelle 65. Die verschiedenen Formen der Ekzempathogenese. (Nach Stüttgen)
Definition: Der Ekzembegriff leitet sich aus dem morpholgischen Bild ab und ist unabhängig von der Pathogenese.
Akutes Ekzem   = Rötung, Ödem, Vesikel, Nässen, Juckreiz (papulo-vesiculöses Stadium).
Subakutes Ekzem   = Rötung, Ödem, Schuppung, Krusten, Konsistenzvermehrung.
Chronisches Ekzem = Konsistenzvermehrung, Lichenifikation, Papeln, Schuppung, Juckreiz verbunden mit erosiven Kratzeffekten

Klinischer Typ	Pathogenese	Diagnostik
1. Allergisches Kontaktekzem	Kontakt mit epicutan zugeführten Allergenen, allergische Spätreaktion (Typ IV)	Epicutane Hautteste
2. Photoallergisches Kontaktekzem	Allergenbildung durch Licht (UV) auf bzw. in der Haut	Epicutane Hautteste mit Lichtexposition (UV)
3. Polymorphe Lichtdermatose vom Ekzemtyp	UV-Strahlung	
4. Degeneratives Ekzem Abnutzungsdermatitis (Dermatitis)	Epicutane Einwirkung toxischer Substanzen in Abhängigkeit von Konzentration und Zeit	Epicutane Teste (Allergie-Ausschluß)
5. Mikrobielles Ekzem (nummuläres Ekzem)	Reaktion auf Bakterien in Form toxisch/allergischer Vorgänge (Focus, Intracutantest, Antistreptolysintiter)	Morphe
6. Mykogene Ekzeme	Reaktion auf Pilze in Form toxisch/allergischer Vorgänge	Morphe
7. Seborrhoisches Ekzem	Kombination von Besonderheiten der Hautoberfläche (Talgdrüsenexkretion) mit Bakterienbesiedlung	Morphe, Lokalisation, Pilznachweis
8. Kontakt-Typ-Ekzem aufgrund *humoraler* Verteilung aggressiver epidermotroper Faktoren	a) Allergisches Kontakt-Typ-Ekzem auf orale oder parenterale Medikamente, z. B. Penicillin (allergische Spätreaktion) b) Streuphänomene als sog. „Ide" bei primärer Mykose, bakteriellen Dermatitiden, Ulcus cruris mit Ekzem c) bzw. allgemeines „Id"-Phänomen bei verschiedensten Ekzemformen ohne Interferenz mit dem primär auslösender Ekzemfaktor	
9. Endogenes Ekzem	s. Neurodermitis constitutionalis (s. Tab. 66)	
10. Eczema infantum	Zugehörig zu: a) Neurodermitis constitutionalis b) Auf „seborrhoischer" Basis vornehmlich im ersten Trimenon, spätere Abheilung	

Tabelle 66. Differentialdiagnostische Kriterien der Neurodermitis constitutionalis sive atopica, des Kontakt- und des seborrhoischen Ekzems. (Nach Schnyder u. Borelli)

Kriterien	Neurodermitis	Kontaktekzem	Seborrhoisches Ekzem
Beginn	Häufig in der Kindheit (ab 4. Monat)	Im Erwachsenenalter häufiger	In jedem Alter möglich
Primäre Morphe	Lichenoide Papel	Papulo-Vesikel	Schuppung und Rötung
Prädilektionsstellen	Gesicht, Hals, Gelenkbeugen	Kontaktstellen	Capillitium, Nasolabialgegend
Pruritus	+++	+	+
Asthma und Rhinitis allergica	Etwa 50%	Nicht vermehrt	Nicht vermehrt

Tabelle 66 (Fortsetzung)

Kriterien	Neurodermitis	Kontaktekzem	Seborrhoisches Ekzem
Augenkomplikationen	Katarakt	–	Blepharitis
Familiäre Disposition	Zu Asthma, Rhinitis und Kinderekzem	Keine (aber individuelle Neigung zur multivalenten Sensibilisierung)	Seborrhoe
IgE	Vermehrt	Nicht vermehrt	Nicht vermehrt
Epicutane Sensibilisierung	Nicht erhöht	Obligat	Nicht erhöht
Intracutane Hautteste mit epidermalen und inhalativen Allergenen	Sofortreaktion + + Ohne besonderen klinischen Wert (Karenz)	–	–

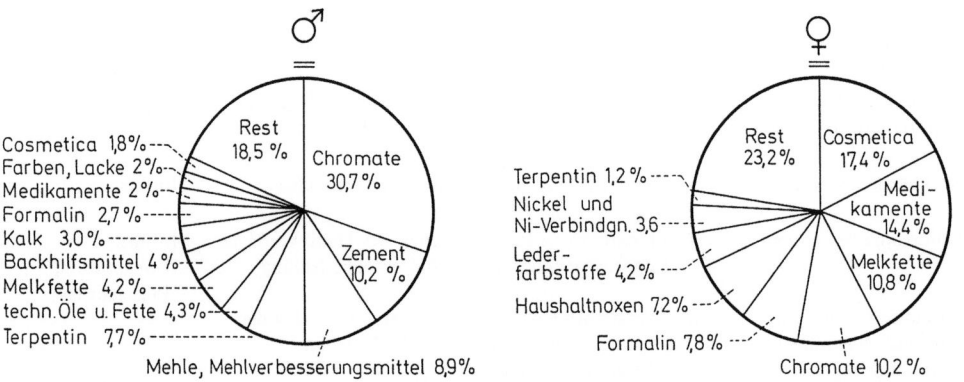

Abb. 10. Die prozentuale Verbreitung von Berufsnoxen beim männlichen und weiblichen Geschlecht. (Nach Wagner, G., Wenzel, G.)

werden. Dabei spielt die Wahl des geeigneten Vehikels eine überragende Rolle. Der Hauttyp (z. B. Seborrhoiker) ist ebenfalls zu beachten.

Akutes Ekzem

Hautbefund: Rötung, Ödem, Vesikel, Nässen und Juckreiz. Ziel der Therapie sollte neben Kühlung, Abschwellung, Austrocknung auch eine Juckreizstillung und eine Behandlung mit antiphlogistischer und antiseptischer Wirkung sein:

Kühlung: Kurzfristig (wo möglich) feuchte Umschläge (Leinen- oder Baumwolltücher). Auch milchartige O/W Emulsionen oder O/W Cremes (z. B. wasserhaltige Hydrophile Salbe) und Polyethylenglykolsalben auf große Flächen. Eine Lotio alba aquosa 2:1 mit H_2O verdünnt wirkt auf kleinen Flächen ebenfalls kühlend. Hier sind auch Polyacrylat- oder Hydroxyethylcellulosegele geeignet.

Juckreizstillung: Eine Kühlung bedingt bereits eine gewisse Juckreizstillung. Zusätzlich werden mittelstarke bis schwache Corticosteroide in O/W Emulsionen oder PEG-Salbe appliziert. Antihistaminika sind lokal nur bedingt wirksam, können sensibilisieren. Ähnliches gilt für Bufexamac.

Antiphlogistische/antiseptische Behandlung: Mittelstarke Corticosteroide sind immer noch Mittel der Wahl bei ca. 5 Tage langer Anwendung. Alternativ kann ein Versuch mit Ichthyolammonium bzw. Tummenol in Emulsionen (genaue Rezeptur beachten, Emulsionen „brechen" leicht) oder in Lotio alba aquosa sinnvoll sein. Ein antiseptischer Zusatz bei

Corticoid Salben ist nicht unbedingt erforderlich, da bei einsetzender Corticoidwirkung durch Wiederherstellung des Integumentes die Infektionsgefahr geringer wird. Jedoch ist in den ersten 3 Tagen ein Zusatz von 0,1–0,3% Clioquinol, 0,2% Chlorhexidingluconat, 0,5% Chloramin oder evtl. Farbstoffe wie Brillantgrün (0,1%) nützlich.

Subakutes Ekzem

Hautbefund: Rötung, Ödem, Schuppung, Krusten und Konsistenzvermehrung. Das Ziel der Therapie sollte abschwellend, jedoch Krustenbildung dabei vermeidend, juckreizstillend und antientzündlich (Konsistenzvermehrungswidrig) sein:

Abschwellend: Kurzfristig Lotio alba aquosa (kleine Flächen), Cremes (O/W Emulsionen mit 30–50% H_2O) auch W/O Emulsionen (kleine Flächen). Zusatz von bis 5% Kochsalz und/oder Harnstoff als „Hornschichtbefeuchter" kann sinnvoll sein.

Juckreizstillend: Mittelstarke bis schwache Corticoide, auch nichtsteroidale (Bufexamac) Antiphlogistika oder niedrig konzentrierte (0,5–2%) Teer-, Ichthyol-, Tumenol-Zubereitungen.

Antientzündlich: Mittelstarke Corticoide (insgesamt maximal 10 Tage). Mittelstark konzentrierter Teer, auch als Liquor Carbonis detergens in W/O Emulsion (z. B. wasserhaltige Wollwachsalkoholsalbe); kleine Stellen: Teer-Zink-Salbe, auch adstringierende Stoffe (Wismutsalze, Gerbstoffe, Tannin).

Chronisches Ekzem

Hautbefund: Konsistenzvermehrung, Lichenifikation, Papeln, Schuppung, Juckreiz mit Excoriationen. Ziele der Therapie sollten neben einer Hemmung der Konsistenzvermehrung und Lichenifikation ein antiphlogistischer Effekt und schuppenlösende und juckreizstillende Eingriffe sein:

Antiproliferativ/antiphlogistisch: Mittelstarke bis starke Corticoide 5–10 Tage, dann schwache Corticosteroide (Tabelle 45) in „fetten" Vehikeln (Eucerin anhydric, Vaselin mit O/W Emulgator, Gehärtete Öle), evtl. alternativ auch Teer (5–10%).

Schuppenlösend: Zusatz von 5–10% Harnstoff oder 1–3% Salicylsäure (nicht großflächig) oder besser zusätzlich (z. B. tagsüber) im Wechsel mit corticoidhaltigen Salben.

Juckreizstillung: Meist bereits aufgrund der Corticoidtherapie. Nach Absetzen der Corticoide mit Bufexamac oder niedrig konzentrierten (0,5–2%) Teer-, β-Naphtol- oder Mentholsalben behandeln.

Atopisches Ekzem (Neurodermitis, endogenes Ekzem)

Hierbei muß stets eine potentielle Langzeittherapie eingeplant werden. Dabei darf der Effekt von Bädern und wirkstofffreien Salben nicht unterschätzt werden. Die Bädertherapie wird mit Kleie, Gerbstoffe (Eichenrinde) bei zerkratzter Haut oder mit Schwefel, Teer, Öl und/oder wenig Syndets durchgeführt.

Anwendbare Vehikel:

Eine mäßige Fettung wird durch wasserfreie O/W Emulsionen [Hydrophile Salbe (DAB 9)] erreicht. Eine Fettung gelingt mit emulgatorhaltigem Vaselin (10% Polysorbat 80), emulgatorhaltigen gehärteten Ölen (gehärtetes Erdnußöl) oder Schweinefett (Haltbarkeit!) mit Antioxydantienzusatz. Auch fettfreie Salbengrundlagen können zwischenzeitlich eine irritierte Haut „beruhigen": Polyethylenglykol Salbe (DAB 8) oder wasserhaltige Gele wie Carbopolgele [wasserhaltiges Polyacrylat Gel (DAB 9)] oder Hydroxyethylcellulosegel (DAB 9) sind verwendbar.
Eine zusätzliche Feuchtung der Hornschicht gelingt mit kochsalz- (6%) oder harnstoffhaltigen (6%) O/W Cremes, die ca. 20% Wasser in der Wasser-Phase enthalten, auch in nichtionischer hydrophilen Creme DAB 9 oder in der Kühlsalbe DAB 9.

Anwendbare Wirkstoffe:

Corticosteroide. Nur im Schub kurzfristig starke Corticosteroide, sonst nebenwirkungsarme wie Hydrocortison 1% oder Hydrocortison 0,1% mit Harnstoff 5%.

Teer: Nur kleinflächig, niedrig konzentiert oder als Badezusatz. Nicht auf akute Entzündungen.

Zinkoxyd: Als Zusatz (ca. 5–15%) bei fetten und mäßig fettenden Vehikeln. Dadurch gelingt eine Verbesserung der Verträglichkeit (Dochteffekt, kein Wärmestau).

Seborrhoisches Ekzem

Diese nicht in den eigentlichen Formenkreis der Ekzeme gehörende häufige Erkrankung ist relativ leicht therapierbar. Jede differente Therapie sollte zurückhaltend durchgeführt werden, da häufig Syndets, Emulgatoren und andere Vehikelbestandteile oder nur Salbengrundlagen ohne Wirkstoffe deutliche positive Effekte haben.
Zur Bädertherapie wird Schwefel oder Teer eingesetzt. Die Haut darf nicht zu stark entfettet werden. Die Nachpflege kann mit Öl erfolgen (Fett löst Fett!). Bei der Lokaltherapie werden fettfreie Vehikel wie Polyethylenglykol, Schleimsalben, Hydroxyethylcellulosegel (DAB 9), wasserhaltiges Polyacrylatgel (DAB 9), aber auch shampooartige Emulsionen bzw. Shampoo's (10 min belassen, dann abwaschen) verwendet. Ebenso sind fettarme, wasserhaltige O/W Emulsionen (Lotion, Creme) vorteilhaft.

Anwendbare Wirkstoffe:

- schwache Corticoide, jedoch nur bei starker Ausprägung und nur kurzfristig,
- nichtsteroidale Antiphlogistika wie z. B. Bufexamac (das Vehikel ist oft genauso wirksam),
- Zinkpyrithion (rins off, Shampoo),
- Selendisulfid (rins off, Shampoo)
- Ichthyol-Ammonium
- Teer (rins off) (Teershampoo)
- Imidazol-Antimykotika (z. B. Clotrimazol, Econazol) auch als rins-off-Produkt (Shampoo)

Intertriginöse Hauterkrankungen

Die bei einer Erkrankung in intertriginösen Bereichen entstehende Maceration der Haut bzw. Hornschicht bietet für eine mikrobielle Besiedlung beste Voraussetzung. Dies gilt für Bakterien ebenso wie für Pilze oder Hefen. Auch die Windeldermatitis (siehe dort) bei Säuglingen und Inkontinenten gehört hierzu. Allerdings ist diese Erkrankung zusätzlich durch Veränderung des oberflächlichen pH (Urin) belastet.
Oft reicht die Austrocknung dieser Bereiche als einzige Therapie aus. Dies kann bereits mit indifferenten Pudern erfolgen, wenn die Hautoberfläche noch weitgehend intakt ist und wenig näßt. Gleichzeitig werden Streifen oder Tücher aus Baumwolle oder Leinen (kein Mull oder Zellstoff) zwischen die Hautfalten (Zwischenzehenräume, submammär, axillär u. ä.) gelegt, um deren Kontakt zu verhindern. Häufig wechseln.
Bei starker Irritation der Hautoberfläche sind indifferente Pasten oder Pasten mit antimikrobiellen bzw. antiseptischen Zusätzen (Chlorhexidin, Chloramin, Clioquinol) angezeigt. Bei nachgewiesener Candidabesiedlung sollten candidaspezifische Zusätze bevorzugt werden, je nach Lokalisation nicht färbende 1–2% Imidazolverbindungen oder Natamycin. *Clotrimazol,* auch Natamycin sind für die individuelle Rezeptur geeignet oder auch gelblich färbende Präparate (*Nystatin,* Amphotericin B).
Bei größerer Ausdehnung und/oder starkem Nässen sind kurzfristige Pinselung mit farblo-

Anwendungsbeispiele	
Rp. Nystatin	2,0
Isopropylmyristat	5,0
Dünnflüssiges Paraffin	35,0
Glycerolmonostearat	2,0
Macrogolstearat 400	2,0
Hochdisperses Siliciumdioxid	5,0
Titanoxid	10,0
Vaselin	ad 100,0
S. Nystatin Weichpaste, gelblich färbend	

> **Anwendungsbeispiele**
>
> Rp. Clotrimazol 1,0
> Dickflüssiges Paraffin 7,0
> Glycerolmonostearat 4,0
> Polysorbat 60 2,0
> Zinkoxid 25,0
> Cetylstearylalkohol 6,0
> Cetylalkohol 4,0
> Ger. Wasser ad 100,0
> S. Wasserhaltige Emulsionspaste, farblos, weißlich

sen wäßrigen antiseptischen Lösungen (Chlorhexidin 0,5%, Benzalkoniumchlorid 0,2%, besser 0,5% Chloramin) oder 0,5% *Farbstofflösungen* (Pyoktanin, Brillangrün), auch 1% Eosinlösung (keine Epithelisationsstörung) angezeigt. Auch 5–10% Jod-PVP-Lösungen, deren Farbe leichter entfernbar ist, können verwendet werden.
Der Einsatz von Corticoiden ist meist unnötig, jedoch kann bei starker Maceration und Entzündung durch eine corticoidhaltige Lotio (Lotio alba spirituosa) oder Milch (Lotion, O/W-Emulsion) innerhalb von 2 Tagen (!) die Entzündung soweit zurückgedrängt werden, daß die Oberfläche geschlossen ist und für die o. g. Therapiearten besser geeignet ist. Eine Verschlimmerung der mikrobiellen Besiedlung erfolgt dadurch in der Regel nicht.

Hyperhidrosis

Eine vermehrte Schweißabsonderung kann krankhafte Dimensionen annehmen und ist dann mit Kosmetika (Deoderantien mit Zusätzen zur Schweißbildungsunterdrückung ("dry") oft nicht mehr allein zu unterdrücken. Sehr stark ausgeprägte Hyperhidrosis axillaris kann durch operative Entfernung der Schweißdrüsen gebessert werden.
Nach Ausschluß systemischer Erkrankungen, die mit vermehrter Schweißbildung einhergehen, kann eine Lokalbehandlung mit einer 10% Aluminiumhydroxychlorid Creme oder mit alkoholischen Lösungen mit Aluminiumchlorid (bis 20%) versucht werden. Grundsätzlich gilt, daß sämtliche solcher adstringierender Wirkstoffe die Schweißdrüsenproduktion herabsetzen (s. „Adstringierende Stoffe"). Formaldehyd (als Fußpuder oder alkoholischen Lösungen) oder formaldehydabspaltende Wirkstoffe (Hexamethylentetramin) in alkoholischen Lösungen oder Pudern sind noch im Handel, gelten aber als obsolet. Daneben ist auch mit möglichen Sensibilisierungen oder Kontaktallergien zu rechnen.
Wesentlich ist hier wie bei jeder Lokalbehandlung, daß die zu behandelnde Haut vorher gut gewaschen (Seife, Syndets) und gut abgetrocknet wurde.

> **Anwendungsbeispiele**
>
> Bei Hyperhidrosis können die unter „Adstringierende Stoffe" aufgeführten Rezepturen verordnet werden:
>
> Rp. Aluminiumchlorid 20,0
> Ethanol (96%) ad 100,0
> S. Auf gut getrocknete Achselhöhle über Nacht auftragen
>
> Rp. Aluminiumchlorid 10,0
> Ger. Wasser 10,0
> Maisstärke 3,0
> Talcum 3,0
> Hydrophile Salbe (DAB 9) ad 100,0
> S. Bei ausgedehnter Hyperhidrosis, besonders intertrigenös
>
> Rp. Alumen 20,0
> Ger. Wasser ad 100,0
> S. Als Fußbadelösung oder als Waschlösung bei Schweißfüßen bzw. Hyperhidrosis axillaris

Keratosen (chronische Lichtschäden)

Heute stehen weniger die durch chemische Noxen (Arsen, Teer) bedingten, sondern in erster Linie die durch UV-Strahlen bedingten aktinischen Keratosen im Vordergrund. Diese werden aufgrund vermehrter UV-Strahlenex-

position (Freizeit) auch weiterhin zunehmen. Hinzuzuzählen ist hier die aktinische Elastose (auch als senile Elastose bezeichnet). Senile Keratosen dagegen sind im angelsächsischen Bereich seborrhoeische (senile) Warzen.
Da diese chronischen Lichtschäden als Präcancerosen gelten, sollten sie behandelt bzw. entfernt werden. Die chirurgische Excision (mit Histologie) ist bei jedem klinischen Hinweis auf beginnendes Plattenepithelcarcinom unbedingt einer lokalen Therapie (kaustischen oder cytostatischen) oder einer Therapie mit ionisierenden Strahlen (Röntgen, Betatron) vorzuziehen.

Lokaltherapie

Gering ausgeprägte aktinische Keratosen

Präparate mit 0,05 (bis 0,1%) *Vitamin A-Säure* (Tretinoin) können entweder über eine Entzündungsphase (2- bis 3mal täglich 0,1%) im Sinne eines chemischen „peelings" oder längerfristig angelegt mit mäßiger Dermatitis einhergehend eingesetzt werden, auch bei Cheilitis actinica (bis 0,5%). Es kommt zu deutlicher histologisch belegbarer „Verjüngung" (geordneter Zellanordnung) der Haut bei Verdickung der Epidermis unter Verdünnung der Hornschicht. Eine längere Therapie – auch unter dem Gesichtspunkt einer Prophylaxe – ist möglich (s. Altershaut, auch Art der Anwendung von Vitamin A-Säure).

Stärker ausgeprägte aktinische Keratosen

Über etwa 2–4 Wochen wird 5-Fluorouracil Lösung oder Creme appliziert. Die Anwendung ist je nach Häufigkeit (bis 2mal tägl.) und Konzentration (1–5%) mit unterschiedlich hoher heftiger Entzündung (cytotoxische Effekte) verbunden. Auch eine Therapie 2mal wöchentlich mit einer 5% Creme führt fast ohne Entzündung über einen Zeitraum von 6 Wochen bis ¼ Jahr zum Ziel. Allerdings ist die "compliance" dann mäßig.
Die Entzündung ist zur Heilung nicht unbedingt erforderlich, sie kann auch mit Corticosteroiden (bei allerdings erhöhter Atrophieneigung) unterdrückt werden. Grundsätzlich sollen Augenbereich, Nasolabialfalten und Lippennähe nicht oder nur selten behandelt werden, auch sollte keine cytostatisch oder cytotoxische Lokalbehandlung mit gleichzeitiger UV-Licht-Bestrahlung erfolgen.
5-Fluorouracil ist ein potentielles Carcinogen, auch ist es mutagen. Es sollte kleinflächig bei den in der Regel alten Menschen eingesetzt werden.
Eine rein cytotoxische Therapie mit kaustischen Präparaten (anorganische/organische Säuregemische) ist ebenfalls möglich. Hier ist eine genaue Dosierung, Schutz der Umgebung und Anwendungshäufigkeit noch genauer zu beachten, da die therapeutische Breite an der Haut (Nutzen/Schaden) erheblich geringer ist.

Vorbeugung von Lichtschäden

Schon in der Jugend sollte die Haut besonders im Gesicht, Nacken und Handrücken/Unterarm-Bereich vor UV-Licht geschützt werden. Möglicherweise bedingt in erster Linie das primär harmlosere UVA-Licht diese aktinischen Schäden. Hierbei wäre ein hoher alleiniger UVB-Lichtschutzfilter in Externa als Sonnenschutz geradezu ein Fehler, da eine deutlich längere Sonnenexposition aufgrund fehlender Entzündung möglich wird.
Es sollte also Wert auf gleichzeitige Gabe von UVA und UVB-Lichtschutzfiltern gelegt werden, wobei der UVA-Filter, längerfristig gesehen, wesentlicher erscheint (leider nur vom medizinischen, jedoch nicht vom kommerziellen Standpunkt). Grundsätzlich ist eine Sonnenbräunung ohne Lichtschaden nicht möglich. Es sollte also bedacht werden, daß das propagierte Benutzen immer höherer Lichtschutzfaktoren durchaus nur eine kurzfristige Pseudosicherheit (kein Sonnenbrand) bringen kann, falls keine entsprechenden UVA-Filter dabei sind.
Eine Rückbesinnung auf abdeckenden Sonnenschutz (make up, Pigmente wie Zinkoxid, Talcum, gefärbte Eisensalze u. ä.), geringe Sonnenexposition, Kopfbedeckung mit breitem Rand u. ä. erscheint sinnvoller zu sein, als der Griff zum sehr hohen meist UVB-Lichtschutzfaktor. Gleichzeitig scheint ein konsequenter Sonnenschutz besonders in den ersten zwei Lebensjahrzehnten eine sinnvolle Melanomvorbeugung darzustellen.

Lichen ruber planus

Die Dermatose zeigt mäßig erhabene, wachsartig glänzende meist bräunlich-rote Papeln, besonders an den Beugeseiten der Handgelenke, im Genitalbereich, aber auch an den Schleimhäuten (weißliche netz- oder ringartige Herde). Sie juckt stark und heilt nach 1–2 Jahren meist spontan ab. Sie kann aber auch jahrelang therapieresistent sein. Eine alleinige äußerliche Therapie ist besonders bei großflächiger Ausdehnung häufig nicht ausreichend. Anfänglich sind bei kleineren Herden die stärksten Localcorticoide, am ehesten in fettartiger Grundlage oder bei kleinen Stellen als Tinktur angezeigt (Rp. Clobetasol-17-propionat Salbe). Auch Zusätze von Keratin-erweichenden und/oder Hornschicht-feuchtenden Wirkstoffen wie Salicylsäure, Harnstoff oder Kochsalz sind vorteilhaft (Rp.: Harnstoff 5,0, Natriumchlorat 5,0, Triamcinolon-acetonid 0,5, Wollwachsalkoholsalbe ad 100,0). Die Juckreizstillung gelingt durch Teerbäder oder Lokalanesthetika z. B. in Bädern (Thesitbad). Dies ist auch mit Teersalben oder -Tinkturen im Wechsel oder kombiniert mit Corticoiden möglich (Rp. Triamcinolon-acetonid 0,5, Liquor carbonis deterg. 20,0, Tween 80 5,0, Euc. anhydric. ad 100,0).

An Hand- und Fußsohlen kann der Auftrag eines „Filmes" versucht werden:
Rp. Pix liquida, Aceton, Collodium elasticum āā ad 60,0, darüber eventuell zusätzlich: Rp. Salicylsäure 5,0, Ol. Ricini 25,0, Vasel. alb. ad 100,0. Auch ein Versuch mit Tretionin Salben oder Tinkturen kann versucht werden. Besonders aber als Lösung ist Tretionin vorteilhaft bei Schleimhautbefall. Letzteres sollte jedoch nicht selbst vom Patienten eingesetzt werden.

Pigmentierung und Depigmentierung

Die klinischen Formen der Melaninpigmentanomalien werden in Tabelle 68 dargestellt, deren histologischen Merkmale zeigt die Tabelle 67.

Vitiligo

Scharf begrenzte, depigmentierte Herde auf völlig gesunder Haut. Hoher Leidensdruck bei Dunkelhäutigen bzw. Farbigen.

Tabelle 67. Histologische Merkmale der aufgehellten oder pigmentierten Haut. (Nach Pinkus u. Mehregan)

A. Aufhellung der Haut

1. Fehlen von epidermalem Melanin (Leukoderm, Vitiligo, Naevus depigmentosus, Albinismus)
2. Verminderung des epidermalen Melanins (Hypopigmentation, Stufenvitiligo, Tinea versicolor)
3. Verdickung des Stratum granulosum (Lichen sclerosus et atrophicans, Wickhamsche Striae)
4. Vermehrung des Kollagens (Narben, Lichen sclerosus et atrophicans, Morphaea)
5. Verminderte Durchblutung im Bereiche der für die Rötung der Haut verantwortlichen Gefäßnetze (Narben, Naevus anaemicus)

B. Pigmentierung der Haut

1. Vermehrung des epidermalen Melanins (Sonnenbrand, Chloasma, Sommersprossen, Naevus spilus, Naevus Ota, Naevus Becker, chronische Entzündung)
2. Vermehrung des subepidermalen Melanins (postinflammatorische Pigmentation, Incontinentia pigmenti, Lichen planus, Lupus erythematosus, Mongolenfleck, Naevus Ota, blauer Naevus)
3. Verdickung der Hornschicht (Acanthosis nigricans, Papilloma, Tinea versicolor)
4. Ablagerung von Hämosiderin in der Hornschicht (thrombosierte Angiome, Warzen)
5. Vermehrtes Blutvolumen in der Haut in Form von Hämangiomen und Gefäßerweiterungen sowie oberflächlichen Hämorrhagien
6. Hämosiderin bei Hämosiderosen
7. Artefizielle und gespeicherte Pigmente in der Dermis

Therapeutisches Vorgehen

1. Kosmetische Abdeckung der Herde mit wenig abwaschbaren getönten Pasten bzw. entsprechenden Fertigerzeugnissen.
2. Bei großen hellen Herden an sichtbaren Stellen, bleichen mit Hydrochinon Salben, besser mit Vitamin A-Säure-Zusatz oder nur mit Tretionin.
Nicht bei Farbigen, da die Bleichung irreversibel ist.

Tabelle 68. Klinische Formen der Melanin-Pigmentanomalien. (Nach Stüttgen)

Hyperpigmentierung	Hypopigmentierung

A. *Diffuse Formen* (vorwiegend endokrinbedingt)
Morbus Cushing
Hyperthyreoidismus
  (Neigung zu Heterochromie)
Morbus Addison
  (reaktiv vermehrte ACTH-Ausschüttung
  mit MSH)
Gravidität mit Chloasma
Oestrogentherapie
	Simmons-Sheehan-Syndrom
	  (Hypophysenvorderlappen-Insuffizienz, öfters
	  post partum)
	Falta-Syndrom
	  (Pluriglanduläre Drüsenatrophie)
	Albright-McCune-Sternberg-Syndrom
	  (Pubertas praecox, polyostotische Fibrose und
	  Dyspigmentierung als genetischer Defekt)
	Ullrich-Turner-Syndrom
	  (genetisch bedingte Gonadendysgenesie)
	Hereditärer Albinismus
	  (Tyrosinverwertungsstörung)

B. *Circumscripte Formen*
Melanocytenaktivierung
Epheliden, Lentiginose
Naevus spili
Naevuszell-Naevus, Naevus caeruleus
Juveniles Melanom (gutartig)
Melanoblastom
  (Auftreten erst in der Pubertät bzw. später,
  hormoneller Faktor)
Syndrome:
Peutz-Touraine-Jeghers-Syndrom oder
  Pigmentflecken-Polypose (Erbgang)
Familiärer Chromatophoren-Naevus als Syn-
  drom mit Schweißstörung und Keratosis
  palmaris et plantaris
Neurofibromatose (Morbus Recklinghausen),
  Erbgang (Kombination der Fibrome mit
  Naevi spili und Tierfellnaevi)
Klein-v. Waardenburg-Syndrom
  (congenitale Taubstummheit und Heterochromie)
	Vitiligo
	Vitiligo mit Vitamin B_{12}-Resorptionsstörung (?)
	  (positiver Schilling-Test bei älteren Patienten,
	  Gehrmann und Görtz)
	
	Vogt-Koyanagi-Syndrom
	  (Uveitis, symmetrische Vitiligo und Alopecie,
	  Harada-Syndrom mit Meningoencephalitis)
	Mafucci-Kast-Syndrom
	  (Dyschondromatose, Angiomatose, Vitiligo
	  und Pigmentnaevi)
	Lerner-Syndrom
	  (Alopecie, Nageldystrophie und Vitiligo mit
	  Erbgang)

C. *In Kombination mit Stoffwechselanomalien* (diffuse Pigmentstörungen) Pellagra Porphyrie Hämochromatose Wilsonsche Erkrankung	Phenylketonurie Chediak-Higashi-Syndrom (Leukocytenanomalie und Pigmentmangel) totaler Albinismus

D. *Postdermatitische Pigmentstörungen*
Physikalisch-chemische Irritation
  (UV-B, Druck, Verätzungen usw.)
Photosensibilisierung
Photoallergie
Arzneimittelexantheme (Arsen etc.)
  allgemein nach toxischer oder allergischer
  ekzematöser bzw. lichenoider Reaktion bei
  der weißen Rasse
Incontinentia pigmenti (Bloch-Sulzberger)
  als Sonderform im Zuge einer virusbedingten
  Embryopathie (Grüneberg, Korting),
  gegebenenfalls mit Zahnbildungsstörungen
  und retrobulbären Pseudogliomen
Lichen ruber pigmentosus
	Lues II
	Lepra
	Mal de Pinto
	Kwashiorkor (Eiweißmangel)
	Psoriasis
	Erythematodes
	Nach den gleichen Mechanismen bei brauner
	  Haut (rassebedingt)

3. 8-Methoxypsoralen Creme (0,1%), ca. 1 h nach Einreibung erfolgt eine Bestrahlung mit UVA-Licht (PUVA-Therapie).
(Es können dunkle, unschöne Randsäume entstehen.).
4. Innerliche Gabe von β-Carotin (gelbbraune Färbung der Haut) und evtl. Vitamin B-12 (da eine Vitamin B-12-Resorptionsstörung diskutiert wird).
5. Möglichst die Winterblässe erhalten, durch starke Sonnenschutzpräparate (z. B. pigmenthaltige Pasten, und Cremes mit UVA und UVB Filtern, Faktor 9–16).

Hyperpigmentierung

Vermehrte Melanocytenbildung mit Akanthose, im mittleren Lebensalter meist als Lentigo auftretend. Ein Bleichen erfolgt hier mit Hydrochinon Cremes, verstärkend mit Vitamin A-Säure. Häufige Kontrolle des Effektes, um kosmetisch störende Ränder oder zu starke Entfärbung zu vermeiden. Eine Bleichung gesunder Haut gelingt auch nur mit Vitamin A-Säure (Tretinoin) ohne jeden anderen Wirkstoff.
Ephiliden, Chloasma, Melanoderm u. a. Hyperpigmentierungen können, falls sie kosmetisch stören, ebenfalls gebleicht werden. Durch Hydrochinon, Vitamin A-Säure oder durch Lichtschutz mit UVA oder UVB Absorbern können sie vor Nachpigmentierung geschützt werden.

Pilzerkrankungen

Irritative, macerative, toxische oder allergische Schädigungen der Epidermis bzw. der Hornschicht (Dermatitis, Okklusion, feuchte Kammer) oder die Umweltsituation (Schwimmbäder, Sauna, Whirlpool) begünstigen oft eine nachfolgende Pilzinfektion. Auch Abwehrlage und Gesamtsituation (Diabetes, Leukämie) des Organismus sind entscheidend für das „Angehen". Der Gesunde bekommt in der Regel keine Pilzerkrankung, d.h. er wird nicht von pathogenen Hautpilzen angesteckt. Die durch eine Dermatophyten-Infektion (Tabelle 69) bedingte Veränderung kann sich oberflächlich in der Hornschicht mit geringer Entzündung (Pityriasis versicolor, Mikrosporie) oder etwas stärkerer Entzündung (Tinea corporis, Tinea pedis usw.) abspielen. Aber auch seltenere tiefer reichende stark entzündliche Formen treten auf (Tinea barbae, T. capillitii (Kerion Celsi). Bei letzteren führt häufig eine kurzfristige innerliche Therapie (Griseofulvin, Ketoconazol) schneller zum Ziel als eine Lokaltherapie.
Die Besiedlung der Haut und Schleimhaut durch pathogene Hefen (Sproßpilze), meist Candida albicans (Tabelle 69) wird ebenfalls unter Hautpilzerkrankungen subsummiert, sollte aber als Candidosen gesondert betrachtet werden. Aufgrund der Entwicklung der sog. Breitbandantimykotika hat sich hier die früher aus therapeutischen Gründen notwendige scharfe Trennung etwas verwischt.
Wegen der meist oberflächlichen Ausbreitung (Hornschicht, gelegentlich oberste Epidermisschichten) aller pathogenen Hautpilze (Dermatophyten, Schimmel) ist die Lokaltherapie hier das Mittel der Wahl. (Eine innerliche Therapie sollte in erster Linie den Systemmykosen oder ausgedehnten Candidosen vorbehalten bleiben.)
Die Therapie einer Nagelmykose ist schwierig, aus Nutzen-Risiko-Abwägungen ist eine meist notwendige langfristige innerliche Therapie bedenklich, insbesonders bei der Therapie der langsam wachsenden Zehennägel.
Bei jeder antimykotischen Lokaltherapie sind bestimmte Bedingungen zu beachten (Tabelle 70) und die begleitenden Umfeldmaßnahmen entscheidend. Bereits eine Austrocknung des Milieus (Aceton-Alkohollösung, Puder) oder das „Schließen" der irritierten Haut (adstringierende Lösungen und -Cremes, Corticoidcremes) kann eine Mykose deutlich bessern bzw. das Ausbreiten verhindern.

Oberflächliche Tineaformen (wie z.B. T. corporis, T. pedis)

Sämtliche Antiseptika bzw. Desinfizientien, Propylenglykol, Farbstoffe (Gentianaviolett, Brillantgrün) und Jodverbindungen (Jodtinktur, Lugolsche-Lösung, Jod-PVP) sind bei diesen durch Dermatophyten (meist Trichophyten-Arten) hervorgerufenen Mykosen unterschiedlich stark wirksam. Auch Syndets haben meist einen deutlich antimykotischen Effekt (Natriumlaurylsulfat, Benzalkoniumchlorid, amphotere Verbindungen). Diese

Tabelle 69. Erreger europäischer Mykosen

Dermatomyceten (Dermatomykosen)			
Gattungen:	*Mikrosporon*	*Trichophyton*	*Epidermophyton*
Arten:	M. audouini	Tr. mentagrophytes	E. floccosum
	M. canis	Tr. rubrum	
	M. gypseum	Tr. verrucosum	
		Tr. violaceum	
		Tr. tonsurans	
		Tr. schoenleini	
		Tr. rosaceum	
	Malassezia furfur (Pityrosporon ovale)		
Krankheiten:	Mikrosporie, Favus, Tinea, Pityriasis versicolor		
Blastomyceten (Blastomykosen)			
Gattungen:	*Candida*	*Cryptococcus*	
Arten:	C. albicans	C. neoformans	
	C. tropicalis		
	C. pseudotropicalis		
	C. guillermondi		
	C. krusei		
	C. parakrusei		
	C. parapsilos		
	Sporotrichon schencki, Sp. beurmanni, Geotrichum candidum		
Krankheiten:	Candidiasis, Cryptococcosis, Sporotrichose, Geotrichose		
Actinomyceten (Aktinomykosen)			
Pseudomykosen, phageninduzierende Schizomyceten			
Gattungen:	*Actinomyces*	*Nocardia*	
Arten:	A. israeli	N. asteroides	
	A. bovis		
Krankheiten:	Aktinomykose, Nocardiose		
Schimmelpilze (Schimmelpilzmykosen)			
Gattungen:	Mucor, Aspergillus, Penicillium, Cephalosporium, Scopulariopsis		
Krankheiten:	Mucormykose, Aspergillose, Penicilliose, Cephalosporiose, Scopulariopsidose		

Mittel sind in der Regel preiswert, leicht zu rezeptieren und oft bei oberflächlichen Tineaformen bereits ausreichend wirksam, insbesondere in austrocknenden Vehikeln. Sie können jedoch gelegentlich brennen.

Tabelle 70. Bedingungen für einen antimykotischen Wirkstoff bei einer *Lokaltherapie*. (Nach Kimmig)

1. Wirksamkeit innerhalb des physiologisch wichtigen pH-Bereichs
2. Geringe Aktivitätsminderung in Gegenwart von Eiweiß
3. Geringe Toxicität
4. Breites Wirkungsspektrum
5. Maximale Hemmkonzentration bei mindestens 1:50000
6. Keine Resistenzentwicklung beim Krankheitserreger
7. Keine Reizung oder Sensibilisierung der Haut bei längerer Verabreichung

Vehikel und antimykotische Zusätze

Lösungen (Beispiele)	
Rp. Aceton	10,0
Spir. isopropylic.	20,0
Spir. propylicus	20,0
Ger. Wasser	ad 100,0
S. Alkoholische acetonhaltige Lösung, austrocknend mehr als Sol. Castellani	
Rp. Propylenglykol	50,0
Ger. Wasser	ad 100,0
S. Lösung bei Pityriasis vers. auch T. corporis	
Rp. Sol. Castellani s. colore NRF	
S. Aceton 5%, Ethanol 7%, Resorcin 10%, Chlorkresol 91%	

Zusätze: Gelegentlich ist von Vorteil, bei stärkerem Nässen (besonders intertriginös) eiweißgerinnende austrocknende Zusätze (Adstringentien), Desinfizientien oder auch kurzfristige Corticoide zu benutzen:

Rp. Acid. tannic.	5,0
Aceton	10,0
Ger. Wasser	ad 100,0
Rp. Fertigpräparate mit synthetischen Gerbstoffen	1 OP

Zusätze bei kleinflächiger Anwendung:

Rp. 2% wäßrige Merbromin Lös.	100,0
Rp. Kal. permanganic.	5,0
(S. Zur Herstellung einer wäßrigen rosa Lösung zum Fußbaden)	
Rp. Tinctura Jodi	90,0
Aceton	ad 100,0
S. Interdigitalbereich, färbend, kann brennen.	
Rp. Plumb. acetic.	10,0
Ger. Wasser	ad 100,0
S. Interdigital, Hand- oder Fußsohlen, kleinflächig	

Puder: Auch Pudergrundlagen können besonders in intertriginösen Bereichen, wenn diese wenig nässen (auch mit Leinenstreifen in Hautfalten) eingesetzt werden.

Puder (Beispiele)	
Rp. Zinc. oxyd. crud.	
Talcum āā	ad 100,0
Rp. Titanoxid	
Amylum orycae NM āā	ad 100,0

Wirkstoffe: Heute werden in erster Linie die unter Antimykotika angeführten Azole (Imidazole) als Breitbandantimykotika eingesetzt. Der leicht selbst rezeptierbare, kostengünstigste Vertreter dieser Gruppe ist Clotrimazol (1–2% in Cremes, Lösungen, Pasten und Pudern). Tolnaftat und Tolciclat sind hochwirksam allein bei Dermatophyten. Natamycin, Nystatin und Amphotericin B wirken spezifisch nur auf Sproßpilze (Hefen).

Pityriasis (Tinea) versicolor

Da der Erreger dieser in erster Linie kosmetisch störenden Pilzerkrankung Malassezia furfur wahrscheinlich eine Mycelform von Pityrosporum ovale ist, ist eine gleichzeitige Therapie – am besten als Kopfwäsche – auch des behaarten Kopfes (als „Pilz-Reservoir") sinnvoll (Rp. Clotrimazol 2,0, Propylenglykol 5,0, üblicher Shampoo ad 100,0).
Da eine Langzeitbehandlung manchmal unvermeidlich ist (Besiedlung der Kopfhaarfollikel, Unterhaltung durch Hyperhidrosis) ist eine Syndet oder Shampoo-Langzeitbehandlung jeden 2. oder 3. Tag angezeigt. (Die Imidazolwirkstoffe beispielsweise reichern sich wie viele andere Wirkstoffe in der befallenen Hornschicht an, so daß eine tägliche Behandlung nicht erforderlich ist.)
Weiterhin lokal: Rp. Salicylsäure 2,0, Spir. isopropylic. 70% ad 100,0 (evtl. Zusatz von 0,2% Hexachlorophen oder 2% Thymol). Lösungen und Cremes mit Tolnaftat sind ebenso wirksam wie Imidazolverbindugnen (Rp. Clotrimazol 2,0, Propylenglykol 20,0, Spir. isopropyl. 50,0, Aqua dest. ad 100,0; diese Lösung wirkt auch ohne Clotrimazol).

Üblicherweise reicht eine 14tägige Intensivbehandlung gegen Rezidivierung aus (Wiederholung nach ¼ Jahr oder 8 Wochen), gelegentliche obige Shampootherapie, auch z. B. 1% Selendisulfit-Shampoo, des gesamten – insbesondere behaarten – Körpers.

Nagelmykosen

Auch hier gilt das bereits erwähnte, insbesonders daß Nagelmykosen viel eher auf nicht „normal" wachsenden Nägeln auftreten. Entsprechende allgemeine Störungen sind deshalb abzuklären und zu behandeln (Diabetes, Durchblutungsstörungen, Hyperhidrosis, periunguale Entzündungen, Psoriasis).

Eine alleinige antimykotische Lokaltherapie – auch mit Breitbandantimykotika – gelingt meist nicht (am ehesten noch mit Naftitifin), obwohl manche Azole gut in den Nagel eindringen (Abb. 11).

Umfeldmaßnahmen wie Trockenhalten der Füße (Aluminiumoxychlorid 3,0, Talcum, Zinkoxid āā ad 100,0 oder Acid. tannic 5,0. Wasserhaltige hydrophile Salbe ad 100,0) und vorherige Ablösung der bröckeligen Nagelreste (Rp. Harnstoff 30,0, Tween 80 10,0, Wollwachs 20,0, Vaselin ad 100,0 oder Rep. Kaliumjodid 50,0, Paraffin. liquid. 20,0, weißes Bienenwachs ad 100,0).

Diese Lösung erfolgt unter Okklusion (Kondom-Fingerlinge!), der gesunde Nagelwall wird mit Zinkpaste (Rp. Pasta Zinci 50,0) geschützt. Oft gelingt eine Erweichung auch nur mit Vaselin und Okklusion. Der erweichte Nagel (3–4 Tage) kann abgeschnitten oder mit dem scharfen Löffel entfernt werden. Sicherer und manchmal auch kosmetisch befriedigender ist die chirurgische Nagelentfernung.

Das freie Nagelbett wird anfangs antiseptisch (Jod PVP-Lösung, $KMnO_4$-Bäder) später antimykotisch (Clotrimazol Creme 2%, Miconazol Creme, Econazol Creme oder Naftitifin Creme) behandelt, dabei ist auf glattes Nagelwachstum zu achten (Nagelbettpflege).

Candidosen (lokal begrenzt)

Candidosen (Candidiasis) entstehen meist bei herabgesetzter Immunabwehr in Körperfalten, Genitoanalbereich, Vagina oder an der Mundschleimhaut (Soor). Candida-Hefe kompliziert eine Windeldermatitis, ruft Cheilitis angularis (Perléche) und oft eine Balanitis hervor. Die genaue Diagnose erfolgt duch leichten und schnellen Nachweis der Erreger. In der Therapie der Candidosen spielen ebenfalls Umfeldmaßnahmen eine wesentliche Rolle. Erkennung und Behandlung von Grundkrankheiten [Diabetes, Tumore, Leukämie, Fehlernährung (Alkohol) u. ä.] ist genauso wichtig wie Milieusanierung (Windelwechsel, Fluor- oder Phimosebehandlung).

Eine Herdsanierung kann auch „äußerlich" mit Nystatin oder Amphothericin B im Bereich von Sigma (Dragees), Mundschleimhaut (Suspension, Haftsalbe) und Vulva (Globuli) oder systemisch (kurzfristig Ketokonazol) erfolgen. Austrocknungsbehandlung (Puder, Pasten, Schüttelmixturen, Leinenstreifen zwischen Hautfalten), sowie anfängliche kurzfristige Herstellung einer intakten (Corticoide) oder „künstlichen" Hornschicht (Adstringentien) ist ebenfalls wichtig.

Die lokale Therapie ist relativ einfach. Im Schleimhautbereich Pinselung mit wäßriger Pyoktanin Lösung (0,5–1%) (cave Schleimhautnekrosen), auch Boraxglycerin. Die Nystatin, Amphothericin B- und Natamycin (Pimafucin) Zubereitungen sind neben den Imidazolabkömmlingen weiterhin sinnvoll, allerdings sollte bei ersteren die unangenehme gelbe Färbung beachtet werden.

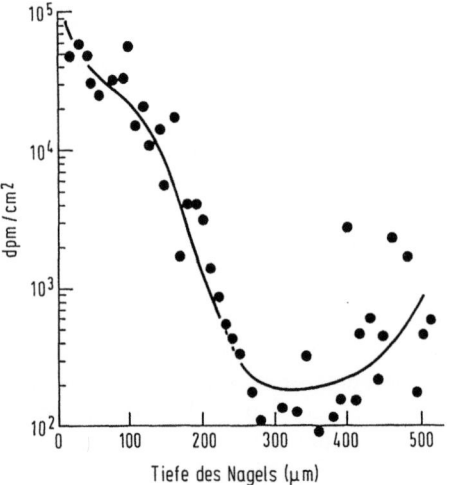

Abb. 11. Penetration von Econazol in den menschlichen Nagel innerhalb eines Zeitraumes von 1 000 min

In der Vagina sind kurzfristige (1–2 Tage) hochkonzentrierte Anwendungen (z. B. um 5% Clotrimazol Creme oder Globuli) offensichtlich genauso wirksam wie längerfristige niedrig konzentrierte lokale Anwendungen.
Viel Mißbrauch wird mit prophylaktischen Anwendungen und Nachbehandlungen getrieben. Ein wirkstofffreier Puder (Rp. Zinkoxid, Talcum āā ad 100,0 oder Rp. Titanoxid, Amylum Oryzae āā ad 100,0) und desinfizierende Cremes (Clioquinol 0,2, wasserhaltige Hydrophile Salbe ad 100,0) sind dazu voll ausreichend. Ebenso ist die sog. „Partnerbehandlung" umstritten. Solange keine klinischen Befunde vorliegen, sollte dabei Zurückhaltung geübt werden, auch, um nicht der zunehmenden, durch indirekte Werbung ständig unterhaltenen Pilzfurcht unnötig Vorschub zu leisten.
Eine Kombinationsbehandlung (Antimykoticum plus Corticoid) ist wie erwähnt gelegentlich im akuten Anfangsstadium („Verschluß" der Oberfläche) angezeigt, besonders bei sekundärer oder gleichzeitiger Candida-Besiedlung von Ekzemen oder Psoriasisherden, insbesondere im intertriginösen Bereich [Rp. Triamcinolonacetonid 0,2, Clotrimazol 2,0, Propylenglykol 10,0, Wasserhaltige hydrophile Salbe ad 100,0 oder Rp. Hydrocortison 1,0 Clotrimazol 1,0, Propylenglykol 15,0, Wasserhaltige hydrophile Salbe (DAB 9) ad 100,0].

Periorale Dermatitis (rosazeaartige Dermatitis)

In der Umgebung des Mundes, aber häufig um die Augen herum, Glabella, Augenlider oder im ganzen Gesicht auftretende Papeln, oft mit kleinen zentralen pustelartigen Herden. Meist sind Frauen aller Altersgruppen befallen.
Die Ätiologie ist unklar (psychosomatisch?), jedoch ist häufig eine lange lokale Corticoidanwendung in der Anamnese nachweisbar. Hierbei sollen die stärker wirksamen und hier wieder mehr die halogenierten Corticosteroide im Vordergrund stehen.
Jedenfalls sind nicht selten typische lokale corticosteroidbedingte Hautveränderungen, insbesondere Teleangiektasien, diesem Krankheitsbild noch hinzuzuordnen. Die starke unvorteilhafte Rötung provoziert geradezu die weitere Verwendung „bleichender" Corticoidexterna.
Da auch ein möglicher Einfluß von Emulgatoren als Negativfaktor diskutiert wird, sollte man nichtfettende Einphasenvehikel (Polyethylenglykolsalbe, Hydroxyethylcellulosegel oder wasserhaltiges Polyacrylatgel) oder z. B. Schüttelmixturen zumindest für die Nacht bevorzugen.
Ein Absetzen von Corticoiden bedingt ein starkes Aufflammen der Erkrankung, darauf sollte der Patient auf jeden Fall aufmerksam gemacht werden. Für eine Übergangszeit kann jedoch z. B. Hydrocortison in obigen Vehikeln rezeptiert werden. Da möglicherweise eine Verschiebung der Bakterienflora stattgefunden hat, erscheint eine zusätzliche lokale Therapie (statt oder zu der oft geübten innerlichen Tetracyclintherapie) beispielsweise mit den Imidazol-Antimykotika, die wenig sensibilisieren und kaum Resistenzen zeigen oder auch mit Antibiotika (Erythromycin, Tetracyclin), sinnvoll.

Anwendungsbeispiele

Rp. Hydrocortison 1,0
    Propylenglykol 5,0
    Lotio alba aquosa ad 100,0
    S. Abends auf die Papeln
       dünn auftragen

Rp. Hydrocortison 1,0
    Alcohol isopropyl. 10,0
    Lotio alba aquosa ad 100,0
    S. Zum Betupfen kann leicht brennen.
       Nachts anwenden. Schütteln!

Rp. Hydrocortison 1,0
    Isopropylalkoholhaltiges
    Polyacrylatgel (DAB 9) ad 100,0
    S. Kann leicht brennen
       (25% Alkohol), tagsüber
    S. Hydrocortison 1,0
    Polyethylenglykolsalbe
    (DAB 8) ad 100,0
    S. Tagsüber

Rp. Ichthyol Ammonium 10,0
    Lotio alba aquosa ad 100,0
    S. Bräunlich, nachts anwenden,
       schütteln!

Therapeutisches Vorgehen: Waschen der Haut mit Syndets oder nur mit Wasser, ähnlich wie bei Akne und Rosazea. Bei beginnender Austrocknung nur ca. 2- bis 3mal/Woche. Einschränkung der Anwendung von emulgatorhaltigen Zubereitungen, Weglassung von Corticosteroiden, jedoch anfangs eventuell noch Gabe von Hydrocortison.

Tagsüber kann auch der Versuch mit Imidazol-Antimykotika (Patienten bei Fertigpräparaten über die andere Indikation unterrichten!) oder mit Erythromycin Lösung oder Creme (Aknemittel) versucht werden.

Die Fertigpräparate enthalten jedoch fast stets Emulgatoren.

Anwendungsbeispiele

Rp. Clotrimazol 2,0
Polyethylenglykol 400 ad 100,0
S. Lösung zum Betupfen
entzündeter Stellen

Rp. Erythromycin 3,0
Mittelkettige Triglyceride 5,0
Ethanol (96%) ad 100,0
S. Alkoholische Lösungen
zum Betupfen, kann brennen

Wird die Haut zu trocken, dann Nachfetten mit Vaselin (ganz dünn) oder besser gehärtetem Erdnußöl [Rp. Vasel. alb. 100,0 oder Rp. Ol. Arachid. dehydrogenat. (DAB 7) 100,0]. In diesen Salben kann auch 3–5% Erythromycin rezeptiert werden. (Kleine Mengen rezeptieren, da Erythromycin sehr instabil ist).

Pityriasis rosea

Beginnend mit einem sog. Primärmedaillon, das einen ovalen papulösen Rundherd mit mäßiger Schuppenkrause darstellt. Es kann bis zu 3 Wochen allein bestehen. Danach folgt eine Ausbreitung ähnlicher Stellen in den Spaltlinien der Haut mit blaßrosa, flachen Papeln mit zarter Schuppung und zentraler Aufhellung. Kaum Juckreiz.

Bei der Therapie sollten jegliche Irritationen der Haut vermieden werden (starkes Waschen, ständiges Fetten, reibende Kleidung), da die Herde dann zu einer urtikariellen oder seborrhoisch-ekzematösen Umwandlung tendieren.

Die Erkrankung heilt von allein nach 3–8 Wochen ab. Eine Therapie mit Lotio albo aquosa oder ganz dünn mit Oleum Zinci DRF ist vorteilhaft, speziell in Bereichen, wo die Kleidung reibt.

Eine Therapie mit Corticoidzubereitungen ist kontraindiziert, da kaum ein Nutzen einem potentiellen Risiko unerwünschter Wirkungen gegenübersteht. Auch wird einer möglichen Verschleierung anderer differentialdiagnostisch zu bedenkender, manchmal ähnlicher Erkrankungen (Parapsoriasisformen, Arzneimittelexanthem, L II) Vorschub geleistet.

Psoriasis vulgaris

Äthiopathologisch steht stark vereinfacht im Vordergrund, daß die Mitoserate der Basalzelle fast verzehnfacht ist, und die „Mauserung" der Epidermis in etwa 3 statt in ca. 30 Tagen stattfindet. Die Krankheit wird beherrscht von starker Schuppung (Parakeratose), Plaque-Bildung, Erythrodermie und Juckreiz (nicht obligat).

Geeignete Wirkstoffe bei der Lokaltherapie der verschiedenen Symptome

Schuppung: Schmierseifenbäder, daneben Salicylsäure (1–3%, NW: Resorption möglich: ZNS), Harnstoff (5–10%) und Milchsäure (1–5%) in deutlich fettenden Vehikeln.

Plaque-Bildung: Dithranol (Cignolin), 0,05–0,1%, aber auch bis 1% (meist in Vaselin, oft mit 1–3% Salicylsäure) oder 0,1–2% (Abwasch-Methode). Eine Stabilisierung bzw. Wirkungsverstärkung gelingt mit Salicylsäure (1%) bzw. mit Harnstoff (bis 10%). Dithranol NW: Reizung und reversible Hautverfärbung.

Die „saubere" gute Wirksamkeit von Corticosteroiden (mittelstarke und starke) ist von Nebenwirkungen wie Atrophie der Haut, Teleangioektasien, hoher Rezidivneigung und besonders bei Erythrodermie von resorptiven Nebenwirkungen begleitet.

Die Gabe von Teer (2–10% als z. B. Pix liquida) bei hartnäckigen kleinen Plaques ist nicht völlig obsolet, reversible Verfärbungen sind möglich.

Erythrodermie: Corticosteroide (mittelstark) in fetten W/O Salben, nur kurzfristig (perkutane Resorption), dann Versuch mit anderen Stoffen z. B. Cignolin (0,02–0,05%) mit 5–10% Harnstoff und Stärke (Reis, Mais, 4–8%).

Juckreiz: Corticosteroide (schwache) oder Versuch mit Salbengrundlagen allein, auch mit nichtsteroidalen Antiphlogistika (Bufexamac). Harnsäurespiegel kontrollieren.

Geeignete Vehikel zur Applikation der Wirkstoffe

Schuppung und Plaque-Bildung: Vaselin, Eucerin anhydricum, Wollwachsalkoholsalbe, evtl. mit 5% Zinkoxid oder Maisstärke (cave: Dithranolabschwächung). Zum Abwaschen auch am behaarten Kopf: Zusatz von 5–10% Polysorbat 80.

Erythrodermie: W/O Emulsion (Creme) oder fettige Salbe mit W/O und O/W Emulgator. Bessere Verträglichkeit mit ca. 5% Stärkezusatz.

Juckreiz: Tags „fetthaltige" O/W Lotion (Milch), nachts W/O Creme, fast wasserfrei.

Vorausgehende systemische Therapie

Vor einer Lokalbehandlung sind bei schweren Fällen, auch um die meist langsam wirksam werdende Lokalbehandlung zu verkürzen, folgende systemische Therapiearten wirksam.

Phototherapie: Bestrahlung mit SUP (selektives UVB, Lichtmaximum sollte bei 305 nm Wellenlänge liegen. Nebenwirkung (NW): Potentielle „Hautalterung", mögliche Carcinogenese oder Tumorpromotion.

Photochemotherapie (PUVA): Bestrahlung mit UVA (bei ca. 360 nm), etwa 1 Std nach oraler Gabe von ca. 40 mg 8-Methoxypsoralen (Meladinine) als Bad (40 mg/150 l) oder Einreibung. NW: Starke Bräunung, Ephiliden, Hautalterung, Tumorpromotion. Lichtschutzbrille für 360 nm (Glarit-Glas) für 24 Std nötig.

Methotrexat i. v. oder oral: 5–10 mg i. v. 1mal wöchentlich oder an nur 2 Tagen pro Woche innerhalb von 36 Std alle 12 Std je 5 mg (1 Dragee) (Frost-Weinstein). Blutbildkontrolle, Transaminasen u. a. NW: Immunsuppression, potentielle Carcinogenese.

Retinoide (Tigason): Bei Psoriasis pustulosa und Erythrodermie: Bis 1 mg/kg/die; strikte Dosisüberwachung. Obligate NW: Cheilitis, Austrocknung der Haut u. a. Blutfettwertkontrolle, Transaminasen u. a. Nicht für Heranwachsende (Knochenwachstum) und gebärfähige Frauen (teratogen).

Pruritus

Ein verbleibender partiell unterschwelliger Schmerz folgt als Juckreiz in der Regel einer morphologischen Veränderung (Wundheilung, Dermatose, Ekzeme, Prurigo) oder wird durch Krankheiten ausgelöst (Tabelle 71). Die Therapie entspricht der Ätiologie, d. h.

Tabelle 71. Innere Erkrankungen, die mit Pruritus verbunden sein können. (Nach Stüttgen)

1. Endokrine und Stoffwechselerkrankungen:
   Diabetes mellitus, Diabetes insipidus, Myxödem
2. Lebererkrankungen
3. Nierenerkrankungen
4. Bluterkrankungen und Retikulosen:
   Eisenmangelanämie, Polycytämie, Hodgkinsche Erkrankung, lymphatische Leukämie, Mycosis fungoides, Lymphosarkom, Mastzell-Retikulosen
5. Maligne Tumoren:
   Lungentumoren, Magencarcinom, Darmcarcinom, Prostatacarcinom
6. Parasiten:
   Hakenwurm, Rundwürmer, Onchocerciasis, vornehmlich in den Tropen, heimische Parasiten, Scabies, Cercarien, Milben
7. Neurologische Erkrankungen:
   Tabes, Thalamus-Tumor
8. Psychoneurosen:
   Depression, Ängstlichkeit, Aggression
9. Schwangerschaft
10. Arzneimittelwirkungen:
    Vornehmlich Arzneimittel mit Histaminliberatorwirkung

Anwendungsbeispiele

Rp. Hydrocortison 0,3
Hydrophile Salbe (DAB 9) 30,0
Ol. Amygdalae 10,0
Ger. Wasser ad 100,0
S. Bei Juckreiz ohne Hautveränderung

Rp. Menthol. synt. 2,0
Ichthyol. Ammon. 5,0
Zinc. oxyd. 3,0
Ol. Ricini 10,0
Hydrophile Salbe (DAB 9) ad 100,0
S. Juckreiz bei trockener Haut, die excoriiert ist

der Juckreiz bei Ekzem, bei Mycosis fungiodes, bei Leukämien oder bei Diabetes wird über die Therapie des Grundleidens beeinflußt (Tabelle 72). Zusätzlich ist eine lokale unterstützende Therapie sinnvoll, insbesonders auch bei Pruritus sine materia, psychogen bedingtem Juckreiz oder Pruritus senilis (Tabelle 73).

Wirkstoffe: Folgende Substanzen wirken lokal juckreizstillend:
1. Menthol und Ol. Menth. pip.
2. Phenol, Teer, Ichthyol, Tummenol und Ol. Caryophylli
3. Hydrocortison, auch unter 1%
4. Antihistaminika, Lokalanaesthetika (Sensibilisierungsgefahr)
5. Alkoholhaltige Carbopol-Gele [Isopropylalkoholhaltiges Polyacrylat Gel (DAB 9)] und andere alkoholhaltige Gele ohne Wirkstoff
6. Wasser (Dusche, Bad), insbesonders lauwarmes, jedoch stets Nachfetten der Haut (z. B. Kühlsalbe DAB 9).

Tabelle 72. Ursachen des Pruritus senilis

Durchblutungsstörungen
Funktionsänderungen der Keimdrüsen
Funktionsstörungen innerer Organe
Genußmittel
Veränderungen der Altershaut
Milieuschäden durch mangelhafte Pflege, Hygiene usw.

Tabelle 73. Ursachen und Auslösung des Juckreizes. (Nach Stüttgen)

1. Endogene Auslösung oder Intensivierung:
   Coffein,
   Benzedrin,
   Morphium,
   Transpiration (auch primäre Auslösung),
   Aufregung,
   suggestive Einflüsse

2. Durch Tagesrhythmus ausgelöst:
   Intensivierung zu Beginn der sog. vagotonen Phase (ab 17 Uhr)

3. Erkrankungen des Zentralnervensystems:
   Tabes, Paralyse, Idiotie,
   Epilepsie,
   Manisch-depressives Irresein,
   Psychosen

4. Allgemein-Erkrankungen:
   Lebererkrankungen,
   Lymphogranulomatose,
   Leukämie,
   Urämie

5. Stoffwechselerkrankungen:
   Diabetes mellitus und Durchblutungsstörungen, (Hypertonie, Hämorrhoiden)

6. Hormonell ausgelöst:
   Klimakterium,
   Pruritus vulvae

7. Dermatosen:
   Altersexsiccose
   Prurigo-Gruppe
   (Prurigo simplex, Urticaria papulosa chronica, Prurigo nodularis),
   Dermatitis herpetiformis Duhring
   (mehr stechend),
   Urticaria,
   Strophulus,
   Quincke-Ödem,
   Lichen ruber planus,
   Ekzem,
   Neurodermitis circumscripta,
   atopisches Ekzem,
   Pruritus senilis,
   Mycosis fungoides,
   Epizoonosen

Zusatzbehandlung: Weiterhin bieten sich Bäder, z. B. Ölbäder mit Zusatz von etherischen Ölen (Ol. Caryophylli, Ol. Menth. pip., Menthol. synt.) oder mit geringem Zusatz von Lokalanesthika wie Lidocain, Thesit oder Teer an.

Neben Kleie-Bädern soll auch „Backsoda" (Natriumbikarbonat) (25 g in 100 ml Wasser) eine juckreizstillende Wirkung haben.

Anwendungsbeispiele

Rp. Ichthyol-Ammonium   30,0
      Ol. Caryophylli gtt.X
      Ölbad x-y   ad 100,0
      S. 30 ml für 1 Wannenbad

Rp. Ölbad x-y
      (z. B. mit Thesit)   1 OP

Pyodermien

Üblicherweise siedeln sich Keime nur in den oberen Hornschichtlagen an (Abb. 12). Aufgrund spezifischer Umfeldbedingungen wie Abwehrschwäche des Organismus, ungünstige Umweltbedingungen (Notzeiten, Schmutz, mangelnde Hygiene), Fehlernährung (Alkohol, Drogensucht) u. ä. kommt es zu einer „erfolglosen" Auseinandersetzung zwischen Erreger und Organismus. Neben der Lokaltherapie (Tabelle 74) und auch systemischer Antibiotikabehandlung sind begleitende Umfeldmaßnahmen erforderlich, um eine günstigere Grundsituation herzustellen bzw. diese positiv zu verändern.
Bei der lokalen Therapie mit Antiseptika, Antibiotika (Tabelle 75) und Sulfonamiden ist besonders der „Eiweißfaktor" dieser Substanzen zu bedenken, d. h., die Anwesenheit von Eiter, nekrobiotischen Gewebe u. a. kann deren Wirksamkeit erheblich bis völlig einschränken. So verliert Tyrothricin oder Fusidinsäure bei Anwesenheit von Eiter, Speichel, Blut oder Urin fast völlig seine Wirksamkeit, während die Wirkung von Bacitracin oder Nifurazin durch Eiweiß kaum beeinflußt wird. Auf jeden Fall empfiehlt sich eine Säuberung der Haut oder der Ulcera und Wundtaschen von Eiter und nekrobiotischem Gewebe (feuchte Umschläge, tryptische Fermente, Streptokinase/dornase, scharfer Löffel, chirurgische Öffnung und Kompression).
Weiterhin sollten aus allgemeinmedizinischen und ethischen Gründen (Sensibilisierung, Resistenzbildung) systemisch gut wirksame und noch benutzte Antibiotika lokal möglichst nicht oder nur kleinflächig eingesetzt werden (Penicillin, Gentamycin, Tetracyclin, Erythromycin).
Auch die zusätzlichen lokalen therapeutischen Umfeldmaßnahmen spielen bei der Therapie von Pyodermien eine erhebliche Rolle.

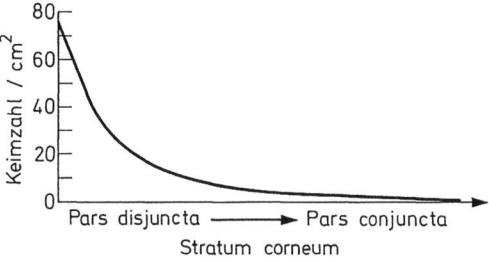

Abb. 12. Abnahme der Keimzahl (pro cm^2 im Stratum corneum von außen nach innen)

Therapeutisches Vorgehen

Entzündete, gerötete Bereiche: Diese werden mit feuchten Umschlägen gekühlt.

Rp. Kal.permanganic.   5,0
      S. Zur Herstellung einer
        rosa Lösung in Lei-
        tungswasser geben

Rp. Chloramin (DAB 9)   5,0
      Ger. Wasser   ad 100,0
      S. Desinfizierende, ge-
        ruchsbindende Lösung

Krusten: Krusten werden bei eitrigen Entzündungen, insbesondere nach blasigem bzw. pustulösem Verlauf (Impetigo) abgetragen, vorher evtl. aufweichen mit z. B. 3% H_2O_2-Lösung oder blander Lanolinsalbe [Rp. Lanolin (DAB 8)]. Eine „Heilung unter dem Schorf" ist hier nicht zu erzielen. Die krustenfreie Erosion ist mit antiseptischen wäßrigen Lösungen zu betupfen. Diese wirken nur an der äußeren Oberfläche.

Anwendungsbeispiele

Rp.	Clioquinol	2,0
	Propylenglykol	5,0
	Ger. Wasser[a]	ad 100,0
Rp.	Brillantgrün	2,0
	Alkohol. isopropyl.	10,0
	Glycerol	5,0
	Ger. Wasser[b]	100,0
Rp.	Chlorhexidinhydrochlorid	5,0
	Ger. Wasser	ad 100,0

Rp.	2% Merbromin Lösung[a]	100,0
Rp.	0,07% Phenylquecksilber-acetat Lösung	100,0
Rp.	Gentianaviolett	1,0
	Alkohol. isopropyl.	10,0
	Ger. Wasser[b]	ad 100,0
Rp.	Jod-PVP-Lösung[a]	
	NRF	100,0

[a] mäßig färbend
[b] stark färbend

Tabelle 74. Klinik und Lokaltherapie von bakteriellen Hauterkrankungen

Pyodermie	Erreger	Klinik	Lokaltherapie	Innerliche Therapie
Karbunkel	Wie Furunkel z. T. besonders aggressive Stämme	Ausbreitung auf mehrere Haarbälge, verschiedene Ausführungsgänge	Wie Furunkel, jedoch nicht ausreichend	+
Hidradenitis suppurativa	Staph. aureus	Apokrine Achselschweißdrüsen, Pusteln entzündl. Noduli	Antiseptische alkohol. Lösung	+
Ekthyma	Staphyl. aureus, Pseudomonas	Livide, ausgestanzte Ulcera (häufig durch mechanische Schmutzinokulation (Stiefel)	Reinigung, antiseptische Cremes	+/∅
Erysipel	β-hämolysierende Streptokokken (im epidermal/ corialen Grenzbereich)	Fieberschub, Schüttelfrost, lokales flächenhaftes Ödem, Rötung, teilweise Blasen	Nur unterstützend: feuchte Umschläge bei Blasen: desinfizierend	+
Impetigo contagiosa	Staph. aureus Streptokokken	Bullös eitrig, ansteckend meist bei Kindern	Krusten abtragen, antiseptische Lösungen	∅
Folliculitis oberflächlich	Staphyl. aureus	Kleine Pusteln von einem Haar durchbohrt, herabgesetzte Resistenz	Alkoholische antiseptische Lösungen	∅
Folliculitis tief	Staph. aureus	Folliculitis barbae (Sycosis simplex)	Antiseptische Lösungen	+
Furunkel	Staph. aureus	Entwicklung im unteren Follikelanteil, langsam in Nekrobiose übergehend, deutliche mangelnde Resistenz	Zum „Reifen": Ichthyol pur plus Watte plus Okklusion; Ichthyol Salbe 50%/Okklusion oder Okklusion mit antisept. Fettsalben oder Pasten oder Incision. Eiterabflußöffnung offen halten mit z. B. Jodoform Gaze, Leukase Kugel u. ä. Heilungsförderung mit blanden oder gering. Konz. antisept. Cremes.	+/∅

Tabelle 75 (Fortsetzung)

Antibiotischer Wirkstoff	Wirksam bei gramnegativ. Keime	Wirksam bei grampos. Keime	Löslichkeit	Topische Konzentration	Resistenz	Unerwünschte Wirkung	Allergene Potenz
Tyrothricin	(+)	+ (schwach)	Alkohol Propylenglykol	Um 1%	Selten	Hämolytisch kleinflächig: ∅	Kaum
Neomycin/Framycetin	+	(+) (Staphylokokken)	Als Sulfate in Wasser	Um 1%	Häufiger	Neprotoxisch, ototoxisch, kleinflächig: ∅ Granulation hemmend	Wechselnd 1–6%
Gentamycin	+	+	Wasser (20 mg/ml)	0,1–0,5%	Kreuzresistent mit Neo-, Genta-, Kana-Streptomycin	Nephrotoxisch, ototoxisch, kleinflächig: ∅ Granulation Epithelisation hemmend	Gelegentlich Kreuzallergie (wie Resistenz)
Nifurazin	(+) (Bakterien)	+ (rel. gering)	Wasser: mäßig	Um 0,1%	Pseudomonas	Kaum	Gelegentlich
Nitrofurazon		+ bes. Staphylokokken	Wasser mäßig 0,24 mg/ml	Um 0,2%	Pseudomonas	Kaum	Gelegentlich (1–3%)
Erythromycin	(+) (Kokken)	+	Alkohol, Aceton, Propylenglykol, rel. unstabil	1–3%	Pseudomonas Staphylokokken (Langzeit)	Kaum	Selten
Clindamycin	(+) (Bakterien)	+	Als Phosphat in Wasser (stabil)	1–2%	Selten (3%) bei Staphylokokken	Colitis, Diarrhoe, kleinflächig: selten	Gelegentlich
Fusidinsäure	+	+ bes. Staphylokokken	Alkohol Aceton	2%	Schnell bei Staphylokokken	Kaum	Kaum

Tabelle 75 (Fortsetzung)

Antibiotischer Wirkstoff	Wirksam bei		Löslichkeit	Topische Konzentration	Resistenz	Unerwünschte Wirkung	Allergene Potenz
	gramnegativ. Keime	grampos. Keime					
Chloramphenicol	+	+	Alkohol, Propylenglykol	1–2%	Pseudomonas, Clostridien, Protozoen	Kleinflächig: kaum Granulationshemmend	Selten
Tetracyclin	+	+	ca. 7–10 mg/ml Wasser, gut in Propylenglykol	1–3%	Pseudomonas, Proteus	Zähne-, Knocheneinlagerung (gelb) Granulation, Epithelisation hemmend	Selten
Bacitracin	(+) (Kokken)	+	Wasser (1 mg/ml) Alkohol	250 IE/g bis 1000 IE/g	Selten	Kaum	Kaum

Auch wasserhaltige Cremes (O/W Emulsionen) sind angebracht. Hierbei können auch Antibiotika verwendet werden, falls eine größere Tiefenwirkung erzielt werden soll (Follikulitis, Furunkel, großflächige Impetigo contagiosa).

Anwendungsbeispiele

Rp. Chloramphenicol 1,0
 Propylenglykol 5,0
 Wasserh. hydrophile Salbe
 (DAB 9) ad 100,0

Rp. Bacitracin 50 000 I. E.
 Aqua dest. 40,0
 Hydrophile Salbe (DAB 9) ad 100,0

Rp. Jod-PVP 10,0
 Polyethylenglykol Salbe ad 100,0

Rp. Chlorhexidinglukonat 0,5
 Polyethylenglykol Salbe
 (DAB 8) ad 100,0

Follikulitiden: Diese sind vorteilhaft mit alkoholischen Lösungen, die Antiseptika (oder Antibiotika) enthalten und auch eine deutliche Eigenwirkung entfalten, lokal behandelbar (Tabelle 74):

Rp. Chloramphenicol 1,0
 Spir. isopropylicus 70% ad 100,0
 S. Kann kurzfristig brennen

Rp. Erythromycin 1–3,0
 Isopropylmyristat 20,0
 Spir. isopropyl. 70% ad 100,0
 S. Kaum brennend, leicht fettend

Rp. Brillantgrün 0,5
 Ger. Wasser 50,0
 Spir. isopropyl. ad 100,0
 S. Unschön färbend, krustenbildend

Rp. Chlorhexidinglukonat 0,5
 Isopropanol 70% ad 100,0
 S. Leicht brennend, farblos

Furunkel: Furunkel werden zur „Reifung" phlogistisch und nicht antientzündlich behandelt (Tabelle 74). Aufgrund des Wärmestaus und einer einsetzenden Maceration gelingt dies am ehesten durch Okklusionsverbände oder durch Eigenokklusion des Vehikels (Vaselin, Zinkpaste, Ichthyol-Ammonium pur).

Anwendungsbeispiele

Rp. Clioquinol 0,2
 Paraffin. perliquidum 10,0
 Paraffin. durum 10,0
 Vasel. alb. ad 100,0
 S. Abdeck- und Zugsalbe

Rp. Ichthyol-Ammonium 50,0
 Ungt molle (DAB 6) ad 100,0
 S. 50% Ichthyol Zugsalbe

Rp. Ichthyol-Ammonium pur. 50,0
 S. Die zähe Masse mit Spachtel auftragen und mit Watte oder Mull abdecken

---

Die eröffneten Furunkel werden antiphlogistisch, antiseptisch und reinigend (nekrotische Bereiche) behandelt. Die Öffnung soll möglichst lange offengehalten werden (Prinzip jeder Sekundärheilung). Gegebenenfalls innerlich Breitbandantibiotika.

Anwendungsbeispiele

Rp. Trypsin-, Framycetin-haltige Kegel
 S. In die Wundtaschen

Rp. Jodoform Gaze
 oder
 PVP-Jod Wundgaze
 S. In die Öffnung tief hineinbringen

Rp. Trypsin-, Framycetin-haltige Salbe
 S. In kleinere Taschen, statt Kegel

Weitere Anwendungsbeispiele

Zum Abdecken

Rp. Clioquinol 0,2
 Weiche Zinkpaste (DAB 9) ad 100,0
 S. Um die entzündete Furunkelöffnung

Zur Nachbehandlung

Rp. Chlorhexidin 1,0
 Wasserhaltige Wollwachsalkoholsalbe (DAB 9) ad 100,0

Rp. Brillantgrün 0,5
 Hydrophile Salbe (DAB 9) ad 100,0

Weitere bakteriell bedingte Dermatosen („Pyodermien") und deren Lokaltherapie sind in Tabelle 74 aufgeführt.

Rosazea

Diese vielgestaltige Erkrankung, meist der Gesichtshaut – aber auch von oberem Thorax und Kopfhaut – ist von unbekannter Genese und befällt Männer und Frauen meist in der 2. Lebenshälfte. Interne Erkrankungen, die mit einer Zyanose oder Hyperämie einhergehen, aber auch Anwendung von Gefäßdilatatoren, können rosazeaartige Veränderungen auslösen. Bei der Therapie steht Massage und eine lokale Antibiotikatherapie im Vordergrund. Bei schwerer Rosazea ist eine alleinige Lokaltherapie jedoch häufig nicht ausreichend. Eine initiale systemische Antibiotikabehandlung (Tetracycline, Erythromycin) bedarf jedoch in der Regel einer unterstützenden Lokalbehandlung. Durch lokale Applikation von Antibiotika – üblicherweise von Mitteln zur Aknetherapie – läßt sich bei schwerer Rosazea der anfängliche Therapieerfolg nach systemischer Antibiotika-Gabe halten. Stärker fettende Haut muß ähnlich wie Akne entfettet (Syndets) bzw. mit nichtfettenden Cremegrundlagen behandelt werden. Im Gegensatz zur Akne-Therapie können bei stark entzündlichen Formen anfangs auch schwache nebenwirkungsarme Corticosteroide wie Hydrocortison, Fluorcortinbutylester oder Prednicarbat als Creme oder in O/W-Grundlagen angewendet werden.

Therapeutisches Vorgehen

Falls erforderlich, Entfettung der Haut durch Waschung mit Syndets 2- bis 3mal pro Woche.
Bei stärkerer Pustelbildung und Entzündungen in den ersten ein bis zwei Wochen im täglichen Wechsel:

Anwendungsbeispiele

Rp. Hydrocortison 1,0
  Wasserhaltige hydrophile
  Salbe (DAB 9) ad 100,0
  S. Morgens auftragen

Rp. Erythromycin 3,0
  Rizinusöl 2,0
  Ethanol 90% ad 100,0
  S. Abends die entzündeten
   Stellen abtupfen. Kann
   kurzfristig brennen

Die Weiterbehandlung sollte ohne Corticosteroide erfolgen. Die längere lokale Anwendung des gut wirksamen Metronidazol sollte wegen des carcinogenen und mutagenen Potentials unterlassen werden, zumal Vergleichsuntersuchungen gezeigt haben, daß andere lokal applizierte Antibiotika wie Tetracyclin, Erythromycin oder Clindamycin gleich wirksam sind.

Scabies, Läusebefall und andere Zoonosen

Vor- und Nachteile verschiedener Wirkstoffe

Lindan: Unter modernen Anwendungsbedingungen (1- bis 2malige Anwendung, Abwaschen mit Wasser nach maximal 10 Std, besser 6–8 Std) wurden bei lokalen Lindan-Anwendungen (Konzentration von 0,3%) keine Vergiftungssymptome beobachtet. Dabei sollte jedoch stets bedacht werden, daß nicht Hexachlorcyclohexan, sondern nur das reine γ-Isomere, also Lindan verwendet wird und daß eine Konzentration von 1% unnötig hoch ist.
Lindan, der Wirkstoff von Jacutin und Quellada wird am ehesten oral oder über die Atmung aufgenommen (maximale duldbare Luftkonzentration beträgt 500 µg/m^3 Luft). Die maximale tägliche orale Aufnahme wird mit 10 µg/kg KG angegeben (WHO/FAO). Eine Einlagerung im Körperfett erfolgt erst bei Gabe größerer Mengen quasi zur Entgiftung. Die lokal applizierte Substanz wird percutan relativ gut resorbiert, von Frauen besser als von Männern; verstärkt durch excoriierte Haut und lipophile emulgatorreiche Vehikel wie z. B. Emulsionen. Aufgrund bestimmter Vehikelbestandteile gelingt z. B. beim Jacutin Gel ein larvicider Effekt bei Kopfläusen mit 100%iger Mortalität. Es liegt jedoch keine Ovicidie vor (Tötung aller Eier einer Population). Lindan selbst wirkt nicht ovicid.
Kleine Kinder, Säuglinge (große Oberfläche bei relativ kleinem Körpervolumen) und Schwangere (Leberenzymaktivität) sollten aus toxikologischen Gründen nur beim Fehlen von Alternativmöglichkeiten wie z. B. Pyrethroide (Pyrethrum, Allethrin I, S-Bioallethrin) oder Malathion mit Lindan behandelt werden.
Vermeidung von heißen Bädern (Verdampfen von Lindan), Seife, Syndets (in die Haut emulgieren) und fetten Ölen und Salben (Penetrationsverstärkung) im Zusammenhang mit einer lokalen Lindanbehandlung ist angebracht.

Malathion: Gute Wirksamkeit zeigt gegen Pediculosis capitis Malathion in alkoholischer Lösung (Organoderm). Dieses Mittel ist aufgrund des hohen Alkoholanteils (70%) für eine Scabiestherapie trotz wahrscheinlich guter Wirkung nicht geeignet (Brennen auf der Haut).
Malathin wirkt als Kontaktgift in Konzentration von 0,5–1% bei Läusen und Nissen (in alkoholischer Lösung). Lindanresistente Läusestämme sprechen gut an. Malathion ist

deutlich geringer toxisch als Parathion, die maximal duldbare Luftkonzentration beträgt 10 mg/m³ Luft.
Organoderm® Lösung hat einen langen Residualeffekt von mindestens 4 Wochen. Ein solcher sehr langer Residualeffekt ist wesentlich in Situationen, in denen eine ständige Gefahr einer erneuten Reinfektion besteht (Lagern, Obdachlosenheimen). Es gilt als Mittel mit einmaliger Anwendung, ist aber z. Z. noch verschreibungspflichtig.
Diese Substanz zeigt als Cholinesterasehemmer bei oraler Aufnahme ein entsprechendes Vergiftungsbild (Miosis, Hypersekretion, Hyperämie der Conjunctiva, Frontalkopfschmerz, Nausea, Erbrechen, Cyanose). Die Substanz wird schnell metabolisiert und ausgeschieden. Vergiftungserscheinungen wurden nur bei Sprayanwendung (Einatmung?) beobachtet. Als Antidot wird Atropin i. v. oder zusätzlich Toxogonin (Merck) gegeben. Die zulässige Menge in Nahrungsmitteln beträgt 20 µg/kg Körpergewicht.

Pyrethroide: Pyrethrum und die synthetischen Pyrethroide sind wie erwähnt gute Alternativen zu Lindan. Dies gilt auch für die noch weniger toxischen synthetischen Pyrethroide wie Allethrin I (Bioallethrin), S-Bioallethrin und Phenothrin.
Als Pyrethrum wird ein Gemisch von Pyrethrum I und II oder ein 0,25%iger Gesamtextrakt eingesetzt und häufig wird deren Wirkung synergistisch durch Zusatz von Piperonylbutoxid verstärkt. Pyrethrum wirkt schneller als Lindan. Es ist nur über wenige Stunden stabil. Häufig erfolgt daher eine Kombination beider Stoffe, um schnelle und langandauernde Wirkungen zu erzielen.
Bei Pediculosis capitis hat sich die verstärkende Wirkung von Piperonylbutoxid bewährt. Pyrethrum, besonders jedoch Bioallethrin hat u.a. deutliche vertreibende Wirkung auf viele Insekten.
Über die Toxikologie der Pyrethroide ist relativ wenig bekannt. Sie gelten als „sicher". Der ADI-Wert beträgt 40 µg/kg Körpergewicht täglich, die zulässige Konzentration in der Luft beträgt 5 mg/m³. Pyrethrum und Pyrethroide sind deutlich schleimhautirritierend (Auge, Mund) und reizen periphere Nerven.

Weiterhin sind gelegentliche Allergien beschrieben worden.
Goldgeist forte® (Pyrethrum, Piperonylbutoxid und Diethylenglykol) gilt als Mittel für eine einmalige Anwendung. Es hat keinen Residualeffekt. Mittel ohne Residualeffekte können jedoch im Hinblick auf mögliche Resistenzentwicklungen unerwünscht sein.
Goldgeist forte® wirkt in erster Linie über die Kombination der beiden „Wirkstoffe" in einer Vehikelmischung aus Diethylenglykol- und Isopropanol. Es wirkt schnell auf die mobilen Stadien der Läuse. Es ist als Gesamtpräparat ovicid, wirkt also auf die Embryonen der Läuse.

Bioallethrine: Die Wirkstoffe gehören ebenfalls in die Gruppe der Pyrethroide. Sie werden jedoch synthetisch hergestellt, ebenso wie Phenothrin. Durch den Effekt bestimmter Hilfsstoffe ist auch beim Jacutin N® eine einmalige sachgerechte Anwendung möglich, um einen larviciden Effekt zu erreichen. Allerdings ist diese „sachgerechte" Anwendung oft für den Anwender ohne Hilfsperson schwierig: Das Haar muß quasi schnell und gleichmäßig triefend durchfeuchtet werden. Der hohe Vertreibungs-Effekt kann leicht eine Flucht der Läuse auf unbenetzte Bereiche (und Überleben) bedingen.
Weiterhin ist eine Sprühanwendung wegen der relativ hohen Reizwirkung aller Pyrethroide, also auch von Bioallethrin-Lösung (als Jacutin N-Spray im Handel) auf Schleimhäute (Auge, Nase, Mund) für den Erkrankten und für das behandelnde Personal ungünstig. Dies gilt auch für eine Anwendung alkoholfreier Lösungen gegen Scabiesmilben (S-Bioallethrin).
Die synthetisch hergestellten Einzelstoffe wie Allethrin, Phenothrin oder Bioallethrin haben ein sehr schwaches allergisierendes Potential, es besteht auch keine Kreuzallergie bei Chrysanthem-Blüten Allergikern.

Phenothrin: Dieses Pyrethroid ist in Österreich als Phenoderm (Fa. Mundipharma) im Handel. Es muß 3mal angewendet werden. Der Wirkstoff hat wie andere ebenfalls in unterschiedlichen Vehikeln verschiedene Wirkungen. Es werden je nach Hilfsstoff ähnliche Effekte wie bei Jacutin N-Lösung angenommen, d. h. es gelingt eine insekticide Wirkung, einschließlich einer Larvicidie. Eine Ovicidie fehlt.

Eine Nachkontrolle erscheint – auch wegen der deutlichen vertreibenden Wirkung (Fluchtmöglichkeiten bei ungleicher Verteilung des Präparates) – nach 8 Tagen erforderlich zu sein.

Die allgemeine Toxicität ist zwar geringer als die von Bioallethrin, Phenothrin hat aber im Vergleich dazu eine noch geringere Residualwirkung.

Kupferoleat, Tetrahydronaphtalin: Dieses Mittel (Cuprex) wirkt eindeutig ovicid. Eine einmalige Anwendung ist ausreichend. Es wird nur noch dort angewendet, wo eine Nachkontrolle nicht mehr möglich ist. Das Präparat riecht unangenehm und bedingt starke Schleimhautreizung. Aufgrund des hohen Acetonanteils kommt es relativ häufig zu Reizungen und Irritationen der Kopfhaut. Das Präparat ist brennbar.

Benzylbenzoat: Das Mittel (Antiscabiosum Mago) enthält 10% Benzylbenzoat zur Anwendung bei Kindern, wobei Kleinkinder und Säuglinge nicht behandelt werden sollten. Für Erwachsene enthält es 25% Benzylbenzoat in einer Emulsion. Das Mittel wird meist nur gegen Scabies und nicht gegen Läuse eingesetzt, obwohl der Wirkstoff auch gegen Läuse wirkt. Oral aufgenommen (Säuglinge) kann es zu Krämpfen kommen. Es ist jedoch relativ gering allgemeintoxisch. Der noch akzeptierbare Wert in der Nahrung (ADI) beträgt 5 mg/kg Körpergewicht pro Tag. Sensibilisierung und Kontaktallergien wurden beschrieben.

Benzylbenzoat wirkt stark schleimhautreizend (Augenkontakt vermeiden).

Benzylbenzoat ist ein starkes Repellent mit allen Vor- und Nachteilen (Flucht der Insekten auf unbehandelte Bereiche). Die antiparasitäre Wirkung von Perubalsam beruht hauptsächlich auf seinem Benzylbenzoatgehalt.

Tabelle 75a. Vor- und Nachteile weiterer Antiscabiosa

Wirkstoff	Wirksamkeit	Toxizität	Anmerkungen
Schwefel	Mäßige, jedoch unsichere Wirksamkeit	*Lokal:* irritierend (reizend). Nicht zusammen mit Quecksilberverbindungen anwenden (Risiko von Hydrogensulfidbildung als schwarze Ablagerungen). Schwefel wird perkutan resorbiert	Reizeffekte werden in Pudergrundlagen herabgesetzt
Perubalsam	Anti-parasitäre Wirkung bei genügend hoher Konzentration von Benzylbenzoat	*Lokal:* deutlich irritierend. Kontaktsensibilisierend. *Allgemein:* Siehe Benzylbenzoat, fragliche renale Toxizität	Pflanzliches Produkt. Zahlreiche Wirkstoffe, die neben Zimtaldehyden auch Benzylbenzoat enthalten
Crotamiton	Anti-pruriginöses Krätzemittel. Sehr wirksam gegen Scabies und Pruritus. Die scabizide Wirkstoffkonzentration ist nicht bekannt	*Lokal:* reizend *Allgemein:* Mögliches Risiko einer Methämoglobinämie bei Säuglingen und Kleinkindern	Struktur ähnlich wie Toluidin
S-Bioallethrin (Esdepallethrin)	Gut wirksam nur mit Piperonylbutoxid. Bei Scabies nur in nichtalkoholischer Lösung (z. B. PEG)	Schleimhautreizung (Auge, Nase, Atemwege). Lokale Sensibilitätsstörungen. Mögliche langfristige Einlagerung in Nerven	Möglichst nicht als Spray (Lungenaufnahme). Nur in gut gelüfteten Räumen. Augen-Nasenschutz

Scabiestherapie

Bei der Therapie ist zu beachten, daß Nymphen und männliche Tiere von Sarcoptes scabiei (zu den Spinnentieren gehörend) oberflächlich in der Hornschicht leben sowie in den quer zur Hautfältelung liegenden Gängen gefunden werden. Weibliche Tiere dringen bis zum Stratum germinativum der Epidermis vor, hier erfolgt auch Eiablage und Larvenschlupf.

Im Gegensatz zur Läusebehandlung muß der Wirkstoff also penetrieren und nicht nur in erster Linie oberflächlich wirksam sein. Weiterhin können besonders bei der sog. „gepflegten Scabies" gut „versteckte" Milben sich wieder erneut ausbreiten, was nicht als Neubefall mißdeutet werden sollte.

Das postscabiöse „Ekzem", unterhalten von Juckreiz, Excoriationen, toxischen Milbenteilen und Sekundärinfektion ist insecticidfrei antiekzematös und antimikrobiell zu behandeln.

Aufgrund der oft nicht begrenzbaren Ausbreitung der Milben ist das gesamte Integument zu therapieren. Da die Haut in der Regel irritiert bzw. zerkratzt ist, müssen Daten zur perkutanen Resorption, zur Toxicität des Akaricides und zur oberflächlichen Verträglichkeit von Akaricid und Vehikel deutlich mehr beachtet werden als z.B. bei der Kopflausbehandlung. Dadurch müssen an ein gutes Krätzemittel hohe Anforderungen gestellt werden:

- Es muß einen schnell wirkenden akariziden Wirkstoff haben, um die Anzahl der Anwendungen niedrig zu halten.
- Es muß nach Möglichkeit nach einer Anwendung wirksam sein. Die Toxizitätsrisiken werden dadurch auf ein Minimum reduziert und die Mitarbeit des Patienten ist sichergestellt.
- Es muß die niedrigstmögliche systemische Toxizität besitzen, da die Möglichkeit einer perkutanen Resorption immer besteht.
- Es muß eine geringe perkutane Penetration haben.
- Es muß das niedrigstmögliche „Reizpotential" besitzen, auch bei mehrfacher Anwendung.
- Es darf nicht sehr sensibilisierend wirken.
- Es muß leicht anwendbar sein.

Therapeutisches Vorgehen

Nach einem desinfizierenden Kaliumpermanganat-Reinigungsbad wird auf wieder abgekühlte Haut eine 0,3% Lindan Emulsion oder Gel aufgetragen. Der nicht penetrierte Wirkstoff wird nach ca. 6–8 Std (spätabends – morgens) abgeduscht. Keine Seifen oder Detergentienanwendung, um nicht zuviel „hinein zu waschen". Am Abend bzw. 8 Std später wird nochmals, jedoch jetzt mit Seife o. ä. gebadet oder geduscht. Danach wird mit einer z.B. 1% Hydrocortison/2% Clioquinol Creme bzw. -Salbe auf abgetrockneter Haut behandelt.

Diese abendliche Behandlung erfolgt ca. 8 Tage lang, danach wird noch einmal mit Lindan (γ-Hexachlorcyclohexan) behandelt.

Säuglinge sollten so behandelt werden, daß ein Ablecken unmöglich wird. Hier sind Gel oder Salbe günstiger als eine Lotion bzw. Milch. Wirkstoffalternativen wie Pyrethroide (u.a. Pyrethrum, S-Bioallethrin oder Allethrin, cave alkoholhaltige Vehikel auf gereizter Haut) oder Schwefel erscheinen sinnvoller zu sein.

Schwangere sind statt mit Lindan eher mit Pyrethroiden, Malathion, Benzylbenzoat oder Schwefel zu behandeln.

Seborrhoe

Dieser mit übermäßiger Fettung der Haut einhergehender Zustand macht sich in erster Linie am behaarten Kopf (Seborrhoea capitis) und im Gesicht bemerkbar. In der Regel handelt es sich in erster Linie um subjektiv (besonders kosmetisch) störende Zustände ölig glänzender Haut (Seborrhoa oleosa), aber auch der trockenen, fettigen leicht schuppenden z.B. Kopfhaut (Seborrhoea sicca). Am häufigsten stören solche Talgdrüsenfunktionsstörungen bzw. solche oft nur subjektiv als zu starke Fettung empfundenen Zustände den Patienten am behaarten Kopf.

Fettige Haut, allerdings ohne erhöhten Talgspiegel der Haut, mit gleichzeitiger Neigung zur Ausbildung einer trockenen Haut kann den Boden zum Entstehen eines seborrhoischen Ekzems bereiten.

Auch die Akne vulgaris geht in der Regel mit einer Neigung zu fettiger Haut bzw. mit Störung der Talgdrüsenfunktion einher.
Verschiedene Formen von Haarausfall sollen mit einer sog. Begleitseborrhoe vergesellschaftet sein.
Die Therapie wird nur eine symptomatische sein können. Grundsätzlich soll hier die Nutzen/Risiko Abschätzung eng erfolgen, da häufig relativ harmlose seborrhoische Zustände mit Kosmetika bzw. mit gut gewählten Vehikeln allein ausreichend behandelbar sind.
Auch ist bei der Therapie zu bedenken, daß nicht nur Alkohole (Isopropylalkohol, Ethanol) oder Aceton, sondern auch Öle oder Fette und Syndets gute Fettlösungsmittel sein können.

Therapeutisches Vorgehen

Ölige Kopfseborrhoe: Shampoo-Wäsche bei Seborrhoea capitis (Oleosa-Typ) mehrmals wöchentlich. Falls diese kosmetischen Shampoos, die aufgrund ihrer hohen Emulgator- bzw. Syndetanteile bereits stark austrocknend wirken, nicht ausreichen, können Zusätze wie Zink-Pyrithion, Omadine MDS (Pyrithione verschiedener Kationen), Schwefel, Teer, Ichthyol und kurzfristig Selendisulfid verordnet werden. Diese Mittel sind auch bei vermehrter, lockerer Kopfschuppenbildung sinnvoll, da die Zellproliferation gehemmt wird.
Eine Nachbehandlung des so behandelten bzw. gewaschenen wieder trockenen, nur lauwarm gefönten Haares mit alkoholischen Haarwässern erscheint nützlich zu sein:

Anwendungsbeispiele	
Rp. Salicylsäure	2,0
Isopropylalkohol	60,0
Aqua dest.	ad 100,0
S. Nach der Haarwäsche	
Rp. Hydrocortison	1,0
Isopropylalkohol	60,0
Aqua dest.	ad 100,0
S. Bei leicht entzündlicher Kopfhaut nach der Haarwäsche	
Rp. Ichthyol-Ammonium	10,0
Isopropylalkohol	60,0
Aqua dest.	ad 100,0
S. Bei schuppender Kopfhaut	

Die zusätzliche lokale Gabe von Östradiol soll gewisse Einflüsse auf eine Begleitseborrhoe beim Haarausfall haben, doch sind die Befunde widersprüchlich (z.B. Progynon B oleosum 1 Amp. (5 mg); Ol. Ricini 10,0; ger. Wasser 30,0; Isopropanol ad 100,0; S. Haarspiritus).

Trockene Kopfseborrhoe: Bei der mehr trockenen Form der Seborrhoea capitits, die auch mit starker Schuppenauflagerung (Pityriasis amiantacea) verbunden sein kann, ist eine schuppenlösende Vorbehandlung (Rp. Acid. salic. 5,0, Tween 80 15,0, Ol. Ricini 20,0, Paraffin. perliqu. ad 100,0) vor der nicht zu häufigen Shampoo-Haarwäsche (Teer- oder Ichthyol-haltig) notwendig. Die Nachbehandlung sollte mehr durch pharmakologische Effekte (Salicylsäure, Teer, Ichthyol, Schwefel, Hydrocortison) als durch fettlösende bzw. entfettende Effekte (Alkohol, Isopropanol, Syndets, Emulgatoren, Shampoo) erfolgen. Hier bieten sich auch abwaschbare Kopfcremes und -öle an.

Anwendungsbeispiele	
Rp. Liquor carb. det.	20,0
Polysorbat 80	10,0
Hydrophile Salbe	ad 100,0
S. Wasserfreie abwaschbare Kopfsalbe	
Rp. Salicylsäure	3,0
Ichthyol-Ammonium	10,0
Polysorbat 80	20,0
Mittelkettige Triglyceride	ad 100,0
S. Fettiges abwaschbares Kopföl	

Bei entzündlichen Zuständen kann jeweils 1% Hydrocortison zugesetzt werden.

Seborrhoisches Kopfekzem: Beim seborrhoischen Kopfekzem ist häufiges Shampoowaschen mit antimikrobiellen Zusätzen (Zinkpyrithion, Schwefel, Selendisulfid, Imidazolantimykotika (Econazol, Clotrimazol) Voraussetzung einer anfänglich oft noch nötigen weiteren Therapie mit Ichthyol, Teer oder Hydrocortison.

Anwendungsbeispiele	
Rp. Clotrimazol	2,0
Propylenglykol	10,0
Kosmet. Haarshampoo	ad 100,0
S. Antimikrobieller Shampoo	
Rp. Selendisulfid Shampoo 1%	1 OP
S. Nach 2–3 Wochen kann eine vermehrte Fettung auftreten	

Eine fettende Vorbehandlung, etwa 3 Std vor der Haarwäsche, kann bei Krusten und/oder Schuppenbildung von Nutzen sein. Dazu sollten die Kopföle (s. oben) oder -Salben (s. oben) angewendet werden.
Die Nachbehandlung nach der Wäsche erfolgt auch hierbei wie bei der Seborrhoe capitis mit alkoholischen Lösungen (Tinkturen) bei wenig entzündeter Kopfhaut oder mit kaum fettenden Kopfsalben.

Anwendungsbeispiele	
Rp. Hydrocortison	1,0
Ichthyol-Ammonium	20,0
Isopropanol	5,0
Wasser	ad 100,0
Rp. Hydrocortison	1,0
Polyethylenglykolsalbe (DAB 8)	ad 100,0

Toxische Schädigungen der Haut

Verbrennung, Verbrühung

Bei allen drei Graden der Verbrennung ist die lokale Therapie zwar ein wesentlicher Teil der Behandlung, doch haben zusätzliche Umfeldmaßnahmen und innere Behandlung (insbesondere bei Verbrennungen 2. und 3. Grades) einen hohen Stellenwert.

Verbrennung 1. Grades (Erythem)

Wenn möglich, sofortige Kühlung bis zur Schmerzhaftigkeit am besten durch Eintauchen in kaltes oder fließendes kaltes Wasser (hohe Konvektion); leichte Rötungen ernster nehmen als sie anfangs aussehen (das volle toxische Erscheinungsbild ist erst nach 4–6 Std sichtbar). Rötungen mit mittelstarken oder starken Corticoiden als Lotionen (Betamethason-Valerat 0,1%-Lotio oder Rp. Triamcinolon-Acetonid 0,5, Wasserhaltige hydrophile Salbe 70,0 Aqua dest ad 100,0) oder als Cremes (Clobetasol-Propionat-Creme, Betamethason-Valerat 0,1% Creme oder Rp. Triamcinolon-Acetonid 0,5, Kühlsalbe DAB 9 oder Wasserhaltige hydrophile Salbe DAB 9 ad 100,0) häufig und dick (Kühlung) einreiben.

Verbrennung 2. Grades

Ausdehnung nach Neunerregel (Kopf 9%, 1 Arm 9%, 1 Bein 18%) beachten. Über 9% und Kleinkinder nicht mehr ambulant behandeln, sonst bei geschlossenen Blasen (größere kleinlumige Blasen sticheln, Blasendach belassen) wie blasenfreie Verbrennung 1. Grades behandeln, zusätzlich innerlich Corticoide. Antiseptische Zusätze zu den o. g. Lotionen und Cremes (z. B. 0,02% Clioquinol oder 0,5%–1% Chloramin nur bei kleinflächiger Ausdehnung, sonst potentielle erhöhte perkutane Resorption. Im Wechsel mit diesen auch Jod-PVP-Cremes. Wesentlich ist das Vermeiden von Infektionen durch innerliche Antibiotikagabe (jedoch nicht prophylaktisch). Keine Wundverbände, stattdessen z. B. Metalline Tücher oder semipermeable Folien.

Verbrennung 3. Grades

Das für 2. Grades Erwähnte gilt auch hier. Auf Feuchtigkeitsverluste (auch durch die Haut) ist stets zu achten. Gerbende Behandlung (Silbernitrat, Tannin- und/oder Gerbsäurelösungen zur Entwicklung eines künstlichen Schorfes (nicht über den Gelenken). Infektionsschutz mit 0,5% Chloramin- oder mit Jod PVP-Salben (Resorptionsgefahr von Jod ist bei gleichzeitiger Gerbbehandlung relativ niedrig. Jod PVP-Salben (pH um 3!) nicht zu lange, da fast sämtliche antimikrobielle Substanzen, auch Lokalantibiotika die Epithelisation und Granulation in unterschiedlicher Stärke behindern (s. Tabelle 79 a).

Hinzu kommt Schock-, Schmerztherapie und Ersatz des Flüssigkeitsverlustes unter Kreislauf- und Herzstützung.

Erfrierungen

Obwohl Erfrierungen selten sind und fast nur noch bei Alkoholikern und anderen hilflosen Personen auftreten, sollte stets daran gedacht werden, da deren Ausdehnung schwerer erkennbar ist und nur eine rechtzeitig lokale und allgemeine Therapie vor größeren Schäden schützen kann.

Oberflächliche Erfrierungen werden durch aktives Bewegen erwärmt, auch mit trockener Wärme, evtl. innerlich Corticoide, äußerlich Heparinoide, Nitroglycerinsalben (üblicherweise zur Angina pectoris Therapie (Nebenwirkungen beachten). Keine stark vasoaktiven „abblassenden" Corticoide, d. h. nur 1% Hydrocortison Cremes. Wärmende Deckverbände.

Tiefe Erfrierungen werden im Wasserbad von 35 °C durch langsame Steigerung auf 42 °C erwärmt. Danach ähnliche Therapie wie bei oberflächlichen Erfrierungen, stets auf beginnende Gangrän achten.

Verätzungen

Säureverätzungen

Unabhängig von der wesentlichen Konzentration an freien H-Ionen, also vom pH, ist zusätzlich die biologische Wirkung einer Säure zu beachten. Sie ist umso höher, je besser deren Lipoidlöslichkeit ist. Der häufig erwünschten therapeutischen Wirkung einer schwachen Säure als Adstringens (Eiweißfällung, Schorfbildung, Blutstillung) steht eine toxische Verätzung der Haut durch konzentrierte Säuren gegenüber (Koagulationsnekrose, durch Ätzschorfbildung jedoch geringe Tiefenwirkung). Schwefelsäure bildet schwärzlichen, Salzsäure weißlichen und Salpetersäure gelblichen Schorf.

Die primäre „Entfernung" solcher Säuren von der Haut erfolgt mit viel Wasser (wohl mehr als Verdünnung der konzentrierten Säure zu betrachten). Zu wenig Wasser kann zu Hitze- bzw. Wärmeentwicklung führen. Neutralisierende Zusätze (Seifenwasser, Milch, Magnesiumoxid und Natriumbicarbonat) sollen von Vorteil sein.

Die sich bald einstellende entzündliche toxische Reaktion auf der Haut wird möglichst schon vorher mit Corticosteroidcremes oder -Lotionen bei kleinflächiger Ausbreitung (Betamethasonvalerat 0,1% Lotio oder Creme bzw. Rp. Triamcinolon-Acetonid 0,5, Wasserhaltige hydrophile Salbe ad 100,0) unterdrückt bzw. behandelt. Bei großflächiger Ausdehnung (z. B. Gesicht, ein Arm oder Hand und Unterarm) werden zusätzlich mit systemischer Corticosteroidgaben behandelt und Umfeldmaßnahmen wie bei Verbrennungen ergriffen.

Laugenverätzungen

Verdünnte Laugen dienen zur milden therapeutischen Erweichung der Hornhaut (Natron- und Kaliseifen, Boraxlösungen).

Dissoziierte konzentrierte Laugen, d. h. die hohe Konzentration freier OH-Ionen, bewirken eine Kolliquationsnekrose, die aufgrund von Bildung löslicher Alkalialbuminaten noch über Stunden zur Tiefe des Gewebes hin fortschreitet. Da kein fester, sondern ein sulzig-schleimiger „Schorf" gebildet wird, ist eine Laugenverätzung weitaus gefährlicher (Sekundärinfektion) als eine Säureverätzung. Besonders stark ätzend wirken Natron-, Kalilauge, Ammoniaklösungen und Ätzkalk.

Diese Situation kann oberflächlich durch Neutralisation mit schwachen Säuren (Milch-, Citronensäure) verbessert werden, die der Tiefenwirkung folgende Entzündung muß jedoch mit Steroiden (lokal und systemisch) wie bei Säureverätzungen beschrieben, unterdrückt werden. Zusätzlich sind antiseptische Zusätze angezeigt (Rp. Clioquinol 0,2, Triamcinolon-Acetonid 0,5, Wasserhaltige hydrophile Salbe ad 100,0) kleinflächig auch Schwermetallsalzantiseptika (Merbromin, Phenylquecksilberacetat, Eisen-III-chlorid), um die Schorfbildung anzuregen.

Dekontamination der Haut

Dekontamination der Haut nach Kontakt mit hautverträglichen Pesticiden

Zunehmende Industrialisierung bedingt zunehmende Unfallgefahren durch unbeabsichtigte Berührung systemisch toxischer Substanzen. Diese können bei oft guter Hautverträglichkeit und bei relativ mäßiger systemischer Toxizität, aber hoher perkutaner Resorption dennoch allgemein toxisch wirken. Zur Entfernung von der Haut muß grundsätzlich ein Konzentrationsgefälle aus der Hornschicht nach oben heraus geschaffen werden. Dies gelingt mit Wasser kaum, da Feuchtigkeit die Permeabilität der Hornschicht erhöht.
Es gilt als Faustregel, daß solche meist lipophilen Stoffe in Verbindung mit fettartigen Vehikeln besser als hydrophile Substanzen nach intensivem Hautkontakt resorbiert werden. So ist zu erwarten, daß Stoffe wie z. B. Lindan aus fettfreien Gelen schlechter als aus fetthaltigen Emulsionen in die Hornschicht aufgenommen werden. Fettartige Substanzen (Öle, Waschpasten) sollten also auch nicht zum intensiven Reinigen aufgetragen werden, wenn eine gute „Aufsaugung" (Zellstoff, Mull) fehlt.
Eine schnelle Entfernung solcher lipophilen Stoffe aus der Hornschicht ist zwar kurz nach der Applikation durch Waschen mit Wasser und Seife, später besser nur mit Wasser möglich. Dabei wird allerdings ein Teil der Substanz in die Haut hinein und nicht herausgewaschen. Erst 10–12 Std nach dem Ereignis ist eine Waschprozedur mit Wasser und Seife sinnvoll, nach einem anfänglichen Abtupfen mit leicht geölten Kompressen.
Organische Phosphorverbindungen sind unterschiedlich toxisch. Malathion wird kaum perkutan resorbiert und ist wenig toxisch. Parathion (E 605) als weiterer, jedoch sehr toxischer Cholinesterasehemmer ist nach Hautkontakt kaum wieder entfernbar (evtl. Abtupfen mit mäßig alkoholgetränkten Kompressen). Systemische Vergiftungserscheinungen sind durch Prozeduren zur Dekontamination der Haut kaum vermeidbar (innerliche Gegengifte: Atropin iv., Toxogonin). Solche Substanzen können durch intensive zu späte Waschprozeduren ebenfalls vermehrt in den Organismus „hinein" gewaschen werden (Abb. 7, S. 108).

Dekontamination der Haut nach Strahlenunfällen bzw. nach Kontamination mit Radionukliden

Die Anwesenheit von radioaktivem Material in der Arbeitswelt oder auch in der Umwelt macht die Kenntnis der „Lokaltherapie" bei möglichen Unfällen erforderlich. Im Vordergrund steht die Dekontamination von radioaktiven Anionen und Kationen (die weitere Lokalbehandlung richtet sich nach dem Hautzustand).
Wasserlösliche Radionuklide (u. a. Fe, Jod, Technecium) sind zwar durch Waschen aus den obersten Corneozytenlagen entfernbar, doch ein notwendiges Gefälle der Konzentration von innen nach außen wird so nicht aufgebaut. Die in einer meist wäßrigen Lösung in die Haut bzw. Hornschicht eingedrungene Substanz ist nicht mehr vollständig entfernbar. Jedes intensive Bearbeiten der Haut fördert die Inkorperation. Es sollten insbesonders keine Chemikalien angewendet werden, die alkalischen Charakter haben, also auch keine Seifen, da die irreversible Adsorptionsfähigkeit der Corneocyten für Anionen und Kationen dadurch verdoppelt wird. Hier bieten sich stattdessen Citronensäurefeuchttücher (Wiener Wald!) als erste Soforthilfe an.
Eine Dekontamination gelingt eher mit saugfähigem Puder (Zinkoxid, Talcum, Titandioxid, Kieselgur, Stärke) beispielsweise mit Puder-Okklusions-Kompressen als mit Wasser. Die Okklusion soll das Schwitzen anregen (stark gepuderte Gummihandschuhe z. B. zur Handdekontamination). Puderkompressen, Okklusionsfolien und Sauna sind vorteilhaft bei größeren Flächen. Schwitzen ohne außen aufliegendes saugendes Medium fördert dagegen die perkutane Resorption.

Trockene Haut

Therapie mit fettenden wirkstofffreien Externa

Im günstigsten Fall ist eine Fettung der Haut nach einmaliger Anwendung für etwa 15 Std möglich. Ausschlaggebend ist der Abrieb, das Eindringen des Vehikels in die Hornschicht und die Adsorption von fettenden Substanzen an das Keratin. Bei deutlich schlechtem Eindringen ist diese Adsorption für Kohlenwasserstoffe höher als für pflanzliche und tierische Lipide. Ungewaschene Haut adsorbiert mehr, auch Hauttyp bzw. die individuelle Talgproduktion bedingen eine unterschiedliche Ausbildung von Dermatosen, die mit trockener Haut (Tabelle 76) einhergehen.
Ein geringes Eindringvermögen bedingt zwar eine geringere kosmetische Akzeptans fettiger Vehikel, aber aufgrund einer höheren Okklusion solcher Fettsubstanzen wird eine gute Hydratation der Hornschicht erreicht. Hohes Eindringvermögen in die lockeren Bereiche der Hornschicht macht die Haut angenehm geschmeidig bei fehlender Fettigkeit und Schmierigkeit. Dies gilt jedoch nur für reine fettartige Stoffe (z.B. gehärtetes Erdnußöl oder Schweineschmalz), da ein Zusatz von Emulgatoren oder noch deutlicher von Emulgatoren und Wasser eine nachfolgende Entfettung bzw. spätere Abemulgierung physiologischer fettender Substanzen bedingen kann.

Tabelle 76. Hauttyp und Talgproduktion

Funktionelle Gegebenheiten	*Seborrhoiker* Gesteigerte Talgexkretion		*Sebostatiker* Geringe Talgexkretion
Klinische Symptome	*Seborrhoea sicca* *Pityriasis seborrhoides*[a] Schweiß/Hautfette in Form einer O/W-Emulsion, Wasserverdunstung, geringe Wasserbindung durch Hornschicht	┌ ─ ─ ─ ─ ─ → │ │ │ │ │	trockene bis spröde ichthyotische Haut, Verminderung der Talgexkretion und der Transpiration, Verminderung der Wasserbindung durch Hornschicht
	Seborrhoea oleosa Schweiß/Hautfette in Form einer W/O-Emulsion mit Wasserbindung, normale bis gesteigerte Wasserbindung durch die Hornschicht, Charakteristikum: fettige Haare	*Seborrhoisches Ekzem* Seborrhoische Erythrodermie (Dermatitis seborrhoica), Morbus Unna, Irritation der Haut durch Fett, dessen Zersetzungsprodukte und mikrobielle Infektion.	

Anwendungsbeispiele unterschiedlich eindringender Externa

1. Nur sehr gering eindringende fettende Mittel:
   Rp. Paraffinum liquidum
   (DAB 9) 10,0
   Vaselin. album (DAB 9) ad 100,0
   S. Fettende Mineralöl-Salbe

   Rp. Isopropylmyristat 50,0
   Ölsäureoleylester
   (Cetiol) 50,0
   S. Mineral- und pflanzenölfreies dünnes Öl

   Rp. Erdnußöl 50,0
   Maisöl 50,0
   S. Fettendes Pflanzenöl (wird ranzig)

2. Mäßig eindringende fette Mittel:
   Rp. Schweinefett (DAB 9) 90,0
   Avocadoöl 10,0
   S. Fettende Triglyceridsalbe (wird ranzig!)

   Rp. Wollwachs (DAB 9)
   (Adeps lanae) 70,0
   Weizenkeimöl 30,0
   S. Fettende Wollwachssalbe

3. Gut eindringende Öle:
   Rp. Mandelöl 50,0
   Sesamöl 50,0
   S. Hautöl zum Geschmeidigmachen der Haut

4. Sehr gut eindringende fettende Mittel:
   Rp. Ol Ricini (DAB 9) 100,0
   S. Fettendes geschmeidigmachendes Öl

   Rp. Hydriertes Ricinusöl
   (DAB 9) 30,0
   Ol. Ricini (DAB 9) 70,0
   S. Fettende, gut einziehende Salbe

Anwendungsbeispiele und Therapie mit Fettsalben

Rp. Glycerol (85%) 2,0
Polyethylenglykol-400-stearat 3,0
Vasel. alb. ad 100,0
S. Fettsalbe bei trockener Haut, wollwachsalkoholfrei, gut einziehend, Feuchtigkeit aufnehmend, z. B. für Corticosteroide, Antiseptika

Rp. Wollwachsalkohole 5,0
Gebleichtes Wachs 3,0
Propylenglykol 5,0
Natriumchlorid 5,0
Vasel. alb. ad 100,0
S. Feuchtigkeitshaltende Salbe bei trockener Haut z. B. für Corticosteroide, Antimykotika, Antiseptika

Rp. Dickflüssiges Paraffin 10,0
Glycerol (85%) 15,0
Wollwachs 20,0
Vasel. alb. ad 100,0
S. Fettende weiche Pflegesalbe bei trockener Haut

Rp. Wollwachs 10,0
Propylenglykol 5,0
Hartparaffin 3,0
Vasel. alb. ad 100,0
S. Fettende Salbe; zur Feuchtigkeitsbindung mit Zusatz von 5% Kochsalz und/oder 5% Harnstoff

Rp. Cetylpalmitat 5,0
Gebleichtes Wachs 2,0
Mittelkettige Triglyceride 5,0
Paraffin, dickflüssig 10,0
Vasel. alb. ad 100,0
S. Fettende Salbe von fester Konsistenz

Therapie mit Feuchthalte-Cremes

Hier werden meist hygroskopische Substanzen wie Natriumlactat, Harnstoff, Glycerin (Glycerol), Sorbitol, 1,2 Propandiol (Propylenglykol), Magnesiumsulfat oder Kochsalz der Wasserphase zugesetzt, um den Feuchtigkeitsgehalt auf der Haut bzw. in der Hornschicht vor zu schneller Abdunstung zu schützen (Tabelle 7). Die Geschmeidigkeit der Haut wird so subjektiv verbessert. Propylenglykol kann gelegentlich die Haut irritieren und sollte nicht über 10–20% verwendet werden.

Die Basisrezeptur des Wasseranteils kann für eine Feuchthaltelösungen lauten:

Anwendungsbeispiele für Fettstifte

Rp. Gebleichtes Wachs 20,0
Cetylstearylalkohol 30,0
Erdnußöl 30,0
Wollwachsalkohole 5,0
Hartfett 12,0
Hartparaffin 3,0
S. Wachsstift, zur Aufnahme von Wirkstoffen, die kleinflächig aufgerieben werden sollen

---

Anwendungsbeispiele für ölhaltige Salben

Rp. Mittelkettige Triglyceride 5,0
Ölsäureoleylester 10,0
Glycerol (85%) 5,0
Emulgierender Cetylstearylalkohol 10,0
Ger. Wasser 40,0
Vasel. alb. ad 100,0
S. Fettige weiche Salbe, die auch mit 5–10% Zinkoxid als Pflegesalbe dienen kann

Rp. Mittelkettige Triglyceride 20,0
Zinkoxid 10,0
Vasel. alb. ad 100,0
S. Zinkoxidhaltige emulgatorfreie weiche Fettsalbe z. B. für Antiseptika, zur Pflege intertrigenöser Bereiche

---

Natriumlactat,
60%ige Lösung in Wasser 9,0
Glycerol 18,5
Harnstoff 36,0
Kollagen 0,3% Lösung in Wasser (z. B. lösliches Rindercollagen)
S. Feuchthaltelösung

(Der Sinn des Kollagens in dieser Kosmetika-Rezeptur ist allerdings mehr im psychologischen Bereich zu suchen). Diese Lösung wird dann statt Wasser zu ca. 40% in Emulsionen eingearbeitet. Es ist aber auch eine Rezeptur mit Natriumlactatlösung des DAB 9, Harnstoff und Kochsalz möglich.

Tabelle 77. Hilfsstoffe, die in der Hornschicht Feuchtigkeit halten

Hornschichtfeuchthaltemittel (HF)	Vorteile	Nachteile	Anwendungskonzentration
Glycerol (85%) (Glyzerin) DAB9	Lösungsmittel HF in Emulsionen, Lösungen und Lotionen	Über 30% Hautreizungen (Austrocknung)	5–25%
Sorbitol (DAB9)	HF in Emulsionen, Verdicker (70–85% in Wasser)	Komplexe mit Metallionen	5–50%
Propylenglykol	Lösungsmittel für viele Stoffe (Clotrimazol, Hydrocortison) antimikrobiell in wäßrigen und alkohol. Lösungen	Hautreizend (ab 20%)	3–20%
Harnstoff	Keratinerweichend, HF	Gelegentlich körnig	3–10%
Natriumchlorid	HF, penetrationsfördernd		2–10%

Anwendungsbeispiele

Rp. Hydrophile Salbe (DAB 9) 40,0
  Feuchthaltelösung 30,0
  Aqua dest. ad 100,0
  S. Feuchthaltecreme

Rp. Harnstoff 10,0
  Natriumlactatlös. (DAB 9) 6,0
  Natriumchlorid 10,0
  Wollwachs 0,5–5,0
  Macrogol-Glycerolhydroxy-
  stearat (DAB 9) 10,0
  Mittelkettige Triglyceride 9,0
  Cetylalkohol 5,0
  Ger. Wasser ad 100,0
  S. Paraffinfreie Feucht-
  haltecreme bzw. -lotion

Rp. Wollwachsalkoholsalbe
  (DAB 9) 70,0
  Feuchthaltelösung ad 100,0
  S. Feuchthaltesalbe

Therapie mit ambiphilen Cremes

Eine Kombination von W/O und O/W Emulgatoren, also letztlich einer Art von Komplexemulgatoren, bedingt eine Mischbarkeit mit lipophilen Anteilen (z. B. Öl). Solche ambiphilen Cremes (meist O/W-Typ) haben einen höheren Fettanteil und einen höheren Emulgatorgehalt als übliche Cremes. Eine Phasenumkehr erfolgt jedoch nicht.

Reine Cremesysteme bilden beim Verdünnungstest mit Wasser homogene Systme, d. h. sie sind mit Wasser homogen verdünnbar, mit Öl nicht. Ambiphile Cremes sind sowohl mit Wasser als auch mit Öl verdünnbar.

Herstellbar durch Einsatz von z. B. Lanette N (emulgierender Cetylstearylalkohol (DAB 9) als O/W Emulgator und Polysorbat 80 (DAB 9), (z. B. Tween 80). Andere Emulgatoren enthält die ebenfalls ambiphile „Basis-Creme DAC" (s. S. 14).

Tabelle 78. Mechanismen bei der Entstehung des Ulcus cruris (nach Stüttgen)

A. *Vasculäre Entstehung*

  I. Venen

  a) Varicöser Symptomenkomplex mit erhöhter Neigung zur Thrombosierung

  b) Thrombotische Verschlüsse durch bakterielle Thrombophlebitis, Gefäßwandschädigungen und Verkürzungen der physiologischen Gerinnungszeiten. Veränderungen des Blutinhaltes wie bei Leukämie und Polycytämie sind die Voraussetzungen zur Entwicklung von Ulcerationen am Bein, auch nekrotisierende Prozesse beim Erythematodes sind bekannt

  II. Arterien

  a) Embolie (einschließlich Mikroembolie)

  b) Hypertonie. Beginn mit bläschenförmigen Hämorrhagien. Charakteristisch ist bei arteriellen Geschwüren die kurzfristige Entstehungszeit. Die angiopathische Ulceration bei arterieller Verschlußkrankheit wirkt sich primär über eine muskuläre Mangeldurchblutung mit Claudicatio intermittens und Latenzschmerz aus. Demgegenüber sind die angiolopathischen Ulcerationen mit Erkrankung der Endstrombahn der Haut verbunden. Diese können sich in funktioneller Weise, wie bei der Akrocyanose, Livedo reticularis usw. äußern als auch auf dem Boden organischer Angiolopathien sich entwickeln, bei denen Vasculitiden in den oberen Hautschichten vom Typ der allergischen Vasculitis usw. vorliegen.

Die atherosklerotische Verlegung der Gefäßlumina zeigt eher eine Neigung zur Hautgangrän wie bei der Winiwarter-Bürgerschen Erkrankung, als daß Ulcera cruris dabei im Vordergrund stehen würden. Als zusätzlicher Faktor spielt die Arteriosklerose eine große Rolle

  III. Lymphgefäße

  Bei dieser Gruppe steht das Lymphödem mit sekundärer Fibrosierung im Vordergrund

B. *Erythrocytenanomalien* mit verminderter O_2-Kapazität und Thromboseneigung
  Hämolytische Anämien (Sichelzellanämie, Thalassämie)

C. *Stoffwechsel*
  Diabetes

D. *Nervensystem*
  I. Zentral constrictorische Krisen
  II. Rückenmark (Tabes, Syringomyelie), – sog. trophische Störungen
  III. Nervenläsionen

E. *Mikrobielle Entzündung* (toxisch-infektiös), besondere Komplikationen bei Diabetes

F. *Allergische Entzündungen* (im Sinne von Ruiter, mikrobielle Allergene)

G. *Exogen physikalisch-chemische Ursachen* mit obligater Gewebeschädigung

Die Namen solcher Grundlagen sind häufig nur Schall und Rauch: Eine sog. Creme-Salbe stellt eine Creme (verdünnbar nur mit Wasser) dar, eine als „Creme" bezeichnete Zubereitung ist ambiphil; eine andere, die als „O/W und W/O homogen gemischt" bezeichnet wird, ist eine Creme usw.

Ulcus cruris

Unterschenkelgeschwüre entwickeln sich hauptsächlich auf dem Boden eines varicösen Symptomkomplexes bei chronisch venöser Insuffizienz oder beim postthrombotischen Syndrom. Vasculär-arteriell ausgelöste Ulcera haben dabei nur einen Anteil von 5–7%. Wenn zur venösen Stauung mit Neigung zur Thrombosierung, veränderter Capillarpermeabilität, erhöhtem Gewebeinnendruck mit Drosselung der arteriellen Schenkel noch eine banale lokale Schädigung kommt, tritt als Summationsschaden ein Ulcus cruris auf (Tabellen 78 und 79).

Aus dem kurz Skizzierten geht klar hervor, daß jede wohlgemeinte alleinige Lokaltherapie der morphologischen Veränderung nicht zum Ziel führen kann. Begleitende Maßnahmen, die wesentliche Teile des Summationsschadens therapeutisch miterfassen, sind notwendig und für den Therapieerfolg ausschlaggebend. Hierzu gehören in erster Linie Kompressionsverbände, Verödung oder „Strippen" der Varicen, ausreichende Bewegung und nötigenfalls mechanische Reinigung des Ulcus-Grundes und des Randes mit dem scharfen Löffel. Die Lokaltherapie der morphologischen Veränderung wird grundsätzlich schrittweise durchgeführt.

Reinigung des Ulcusgrundes

Feuchte Umschläge: Allein aus umwelthygienischen Gründen mit desinfizierenden Zusätzen wie Chloramin (DAB 9), Kaliumpermanganat u. a. Antiseptika. Aufgrund des Dochteffektes des feuchten Gewebetuches verläuft der „Saftstrom" nur von innen nach außen

Tabelle 79. Pathogenese und Therapie spezifischer Ulcusformen (nach Fischer)

Ulcusform	Venensystem	Pathogenese	Therapie
Gamaschenulcus	Retikuläre Varicose	Mikrothromben im Hautplexus	Kompression, antithrombotisch, Verödung
Knöchelulcus	Variköse Knöchelpolster	Periphlebitis	Verödung, Kompression
Schwielenulcus	Pelvine Stenose Periphere Stenose der tiefen Venen	Siderosklerose (Unterschenkelverschwielung)	Kompression, evtl. Operation
Erosivulcus	Periphere Stenose der tiefen Venen	Dermoepidermitis	Reinigung, antibakteriell
Gummöses Ulcus	Periphere Stenose der tiefen Venen	Hypodermitis	Antibiotika, Antiphlogistika, Kompression
Thrombophlebitisches Ulcus	Sekundäre Varicose, Retikuläre Varicose	Varikophlebitis, Periphlebitis	Antiphlogistika, Kompression
Callöses Ulcus (stasis ulcer)	Perforantes-Insuffizienz	Blow out	Subfasciale Unterbindung oder Verödung, Kompression
Ulcusschorf, Atrophie blanche, Sommerulcera		Angiolopathie bzw. -spasmus, Arteriolitis Vasculitis	Blande Salben

(vom Wundgrund in den Umschlag). Die ausreichende Wasserverdunstung muß stets gewährleistet sein. In der Regel werden die Umschläge alle 3–4 Std gewechselt, nach 2 Tagen ist der Wundgrund sauber und trocken.
Der Wundrand wird mit weicher Zinkpaste DAB 9 (enthält Wollwachsalkohol), Zinkpaste DAB 9 (allergenfrei), oder Fettsalben mit 1% Chloramin oder 0,1% Zinksulfat abgedeckt. Farbstofflösungen (außer Eosin) haben cytotoxische Eigenschaften und wirken stark granulations- und epithelisationshemmend, bilden aber auf fast intaktem Epithel schützende Krusten. Die weitere Umgebung wird nur behandelt, wenn eine Stauungsdermatitis oder ein Kontaktekzem vorliegt. Hier werden corticoidhaltige Cremes (akut, subakut) oder Salben verwendet. Bei Verdacht auf Vehikelunverträglichkeit (Lanolin bzw. Wollwachsalkohole, Cetylstearylalkohol, Polyethylenglykol, Propylenglykol oder Eucerin) – die gerade beim Ulcus cruris nicht so selten sind (Tabelle 14) – werden Lotio alba aquosa DRF (akut, subakut), Gele oder emulgatorfreies Vaselin (evtl. mit 5% Polysorbat 80 und 20% Wasser) mit ca. 5% Zinkoxid als Vehikel für das Corticosteroid benutzt.

Aufsaugende Pasten: Lassen sich aufgrund äußerer Umstände keine preiswerten feuchten Umschläge durchführen, so können makromolekulare Stoffe wie Zucker, Harnstoff/Zukker Gemisch, Dextrane, Alginate und Polymere wie Cadexomer-Jod, Dextranomer u. a. im Ulcusbereich etwa das 2- bis 4fache ihres Gewichtes an seröser Flüssigkeit aufnehmen. Gleichzeitig wird bereits eine Granulation anfangs leicht angeregt, später deutlich gestört. Die Anwesenheit von z.B. Jod (Cadexomer Jod) ist erst dann von Vorteil, wenn der Verbandswechsel zu spät, d.h. nach der Flüssigkeitssättigung (Saftstromumkehr) erfolgt und eine Antisepsis notwendig ist.

Tryptische Fermente: Tryptische Fermente (z.B. Trypsin) oder Fibrinolytika (Streptokinase, -dornase) sollen abgestorbenes Gewebe „andauen". Sie können direkt als Puder angewendet werden, oder werden erst in Wasser gelöst oder als Salbe auf den Ulcusgrund oder in die Randtaschen (Kegel) gegeben. Auf die Haltbarkeit der einzelnen Produkte ist zu achten, da schnell ein Wirksamkeitsverlust eintreten kann. Nutzen und Wirksamkeit dieser „reinigenden Andaubehandlung" ist allerdings umstritten.

Granulationsförderung

Das gereinigte Ulcus muß zum Granulieren, also letztlich zur Narbenbildung angeregt werden bzw. es sollten alle Maßnahmen vermieden werden, die diese unterdrücken. Der Umgang mit antimikrobiellen Substanzen von Antiseptika bis zu Antibiotika sollte deshalb zurückhaltend sein (Tabelle 79a). Erfolg oder Mißerfolg einer Ulcustherapie hängt nur selten von der Keimfreiheit ab.
Die natürliche Granulation wird von wirkstofffreiem fetthaltigem oder öligem Tüll oder von blanden wasserhaltigen Gelen [Hydroxyethylcellulose – oder wasserhaltigem Polyacrylatgel (DAB 9)] nicht beeinträchtigt, von mechanischen Reizen (scharfer Löffel, Seesand, Zuckerkristalle, 20–40% Magnesiumsulfat-Paste) angeregt. Auch Vaselin inerte „Öle" wie flüssiges Paraffin und verschiedene „Haut- und Wundöle" beeinträchtigen kaum die Granulation. Ein Druckverband bedingt auch mechanische Reize auf den Ulcusgrund bei entsprechender Verbandstechnik.

Tabelle 79a. Einfluß antimikrobiell wirksamer lokal applizierter Wirkstoffe auf die Granulation experimentell gesetzter Wunden (nach Niedner)

Wirkstoff	Anwendungs-Konzentration (in %)	Ausmaß der Granulationshemmung (in %)
Pyoktanin	0,5	94,5
Brillantgrün	0,5	94,4
Chlorhexidin	0,5	66,2
Tetracyclin	1,0	53,9
Gentamycin	0,6	48,4
Chloramphenicol	1,0	42,0
Neomycin	0,67	36,5
Silbernitrat	1,0	25,0
PVC-Jod	5,0	18,6
Chloramin (DAB 9)	1,0	18,4
Eosin	0,5	13,0

Auch Zinkkationen (-sulfat, -aspertat, -oxid) unter etwa 0,2% und Salben mit Silbernitrat unter 0,1% sollen die Granulation anregen. Höllensteinstift (100% $AgNO_3$) dient dagegen zur Hemmung überschießender Granulationen, ebenso Corticoidzubereitungen.

Epithelisationsförderung

Während der Granulationsförderung muß bereits auf einen möglichst intakten wenig entzündeten flachen Randwall des Ulcus geachtet werden. Pflege des neugebildeten Randbereiches mit Zinkoxidzubereitungen, die selten und dünn aufzutragen sind, häufiges Reinigen mit Öl (flüssiges Paraffin) und Bäder mit wenig Chloramin oder Kaliumpermanganat (hellrosa).
Befindet sich die Granulation auf fast gleicher Höhe wie die Umgebung, dann kann eine „Heilung (Epithelisation) unter dem Schorf" versucht bzw. Spalthaut transplantiert werden. Bäder mit Eichenrinde, zusätzlich Cremes mit Gerbstoff oder Tannin fördern die Krustenbildung. Auch gering konzentrierte alkoholische Farbstofflösungen (Eosin 1%) bilden Krusten, wie auch Eisen-III-chloridlösungen u.a. Schwermetallsalzlösungen. Ständig ist auf potentielle bakterielle Besiedlung (besonders Anaerobier) unter dem künstlichen Schorf zu achten.
Feuchte Kammern mit physiologischer Kochsalzlösung (unter Schutz des bereits gebildeten Epithels durch Lotio alba aquosa) über Nacht können vorteilhaft sein, ebenso die Anwendung von Gelen (wasserhaltiges Polyacrylatgel oder Hydroxyethylcellulosegel) ohne Wirkstoffe oder mit 0,5% Chloramin, gasdurchlässiger Folien, das direkte Aufbringen nicht klebender semipermeabler Folien, Schäume, die paßgerecht erstarren, künstlicher Haut oder denaturierter Schweinehaut.

Viruserkrankungen der Haut

Die Tabelle 80 gibt eine Übersicht über die verschiedenen Viruserkrankungen der Haut. Hier soll nur die Lokaltherapie der häufigsten durch Viren hervorgerufenen Hauterkrankungen aufgeführt werden.

Tabelle 80. Viruskrankheiten der Haut

Verrucae vulgares (filtrierbares Virus)
Condylomata acuminata
Molluscum contagiosum (Quaderviren, Molluscum-Elementarkörperchen)
Herpes simplex
Stomatitis aphthosa
Ekzema herpeticatum
Zoster bzw. Varicellen
Pockengruppe mit:
 (Variola vera) Melkerknoten
Kuhpocken als Paravaccine-Erkrankung

Herpes (Herpes simplex)

Es scheint wahrscheinlich zu sein, daß der Herpes simplex Virus [HSV I bzw. II (genital)] ständig in einer latenten Form in den dorsalen Wurzeln der sensorischen Ganglien vorhanden ist. Dies bedingt, daß jede Lokaltherapie eine symptomatische sein wird.
Sämtliche lokale Behandlungsmethoden sind in ihrer spezifischen Wirksamkeit nicht gesichert (s. „Zur Problematik der Lokalbehandlung des Herpes simplex"). Die Behandlung sollte sehr frühzeitig im Stadium des „Kribbelns" beginnen, was natürlich nur beim rezidivierenden Herpes gelingt. Grundsätzlich ist frühzeitig zu prüfen, ob nicht eine wirkungsvolle systemische Acyclovir Therapie vorgezogen werden sollte.

Bläschenstadium

Betupfen der evtl. mechanisch (Kanüle) geöffneten Bläschen mit Zinksulfatlösung (1–4%) oder Zinkschüttelmixtur. Auch in Abwechslung mit Heparinoidgel. Etwas heroischer ist das Touchieren der Stelle (besonders Grenzepithel Lippe und Genitale) mit Ether oder Jodether (0,5–3% Jod in Ether); schmerzhaft. Mild, aber weniger effektiv, da das „Nährgewebe" für den Virus belassen wird, ist die Anwendung von Jod-PVP-Lösung. Auch gerbstoffhaltige Cremes oder Pasten bedingen eine Besserung und Schmerzerleichterung. (Zubereitungen bzw. Rezepturen mit Drogenauszügen, Tannin oder künstlichen Gerbstoff.)
Ein Zusatz eines schwachen Corticoids (Hydrocortison) führt ab 2. oder 3. Tag in der Regel nicht mehr zu einer potentiellen Exacerba-

tion, sondern wirkt deutlich entzündungshemmend. Corticoide sollten jedoch nicht allein appliziert werden.
Die lokale Applikation von sog. Virustatika, die in die DNS-Synthese des Virus in vitro eingreifen können, bringt meist keine deutlich besseren Effekte, ist aber auf jeden Fall teurer. Dies gilt für Idoxuridin (IDU)-DMSO Präparate ebenso wie für Tromantadin oder das lokal applizierte Acyclovir.

Krustenstadium

Als Vehikel sollten Pasten, fettige W/O Emulsionen oder ölartige Lösungen (Propylenglykol, Isopropylmyristat) bevorzugt werden. Zinkpaste, Jod-PVP Salbe oder auch die schmerzlindernden DMSO-haltigen IDU-Lösungen (nicht länger als insgesamt 5 Tage, um eine Maceration der Haut zu vermeiden) können den Krankheitsablauf erträglicher machen. Auch jetzt kann für einige Tage ein nebenwirkungsarmes Lokalcorticoid unterstützend gegeben werden, jedoch nicht auf offene Erosionen oder Ulcerationen, da die Heilung behindert wird.

Rezidivprophylaxe

Eine prophylaktische lokale Therapie potentieller Rezidive ist sinnlos. Auch kann die Rezidivhäufigkeit mit dieser oder jener Lokaltherapie nicht beeinflußt werden.

Zur Problematik der Lokalbehandlung des Herpes simplex (Herpes labialis, H. genitalis)

Aufgrund des uneinheitlichen Verlaufes der Erkrankung, des früh einsetzenden Heilungsbeginnes, der deutlichen Neigung zur Rezidivierung und der unterschiedlichen Spontanabheilungsgeschwindigkeit (je nach der gerade vorliegenden immunologischen „Abwehr"-situation) muß ein wirklicher pharmakologisch abgesicherter arzneimittelbedingter Erfolg einer Lokaltherapie mit Skepsis betrachtet werden. Möglicherweise werden immer nur einzelne Symptome der Erkrankung – wie Schmerzen, Juckreiz oder Papelbildung – erfolgreich „behandelt" werden können. Die Aktivität des Virus kann jedoch z.B. im Sinne einer Antibiotikatherapie klinisch wohl nur nach systemischer Applikation eines „Virustatikums" erfolgreich unterbunden werden. Die immer wieder berichteten lokaltherapiebedingten Verlängerungen der rezidivfreien Intervalle beim Herpes simplex recidivans halten sinnvollen Vergleichen nicht stand. Auch sind in-vitro Daten zur virustatischen oder viruciden Wirkung von „antiviral" wirksamen Substanzen nicht geeignet, um einen klinischen Therapieerfolg zu untermauern. So sind viele allgemein eiweißkoagulierend wirkende Stoffe als antiseptische, adstringierende und dadurch auch antiphlogistisch wirkende Substanzen in der Lage, die Symptomatik einer Herpesläsion zu verbessern. Natürlich haben solche Stoffe besonders in vitro auch einen Einfluß auf Zellmembranen oder Eiweiß- bzw. eiweißähnliche Strukturen des Herpesvirus. Weiterhin scheint sich der Virus in der Tiefe (Neuron) und auch in anderen Bereichen der Haut und nicht nur am Ort der Läsion „aufzuhalten", so daß auch dadurch eine Lokaltherapie relativiert wird. Zusammenfassend gilt, daß die Lokaltherapie des Herpes simplex wohl nur eine symptomatische Therapie zur Verringerung der Krankheitsausbreitung und zur Beschleunigung des spontanen Heilungsverlaufes sein kann. Hierzu sind keine spezifischen in die DNS-Struktur eingreifenden und dadurch potentiell zumindest mutagenverdächtige (aber auch potentiell carcinogen wirkende) Substanzen nötig. Die sinnvolle und für den Patienten deutliche Erleichterung bringende Lokaltherapie mit adstringierenden Substanzen wie Gerbstoffe (gerbstoffhaltige Drogenauszüge, Tannin), Metallsalze (Zinksulfat, Bleiacetat, Merbromin), austrocknende, antiseptische Agentien (Zinkoxid) oder spreitende oberflächenaktive Mucopolysäure-Schwefelsäureester bzw. Heparinoide erfüllt die oben aufgeführte erleichternde Therapie voll und ganz. Um einen künftigen therapeutischen Fortschritt nicht zu behindern, sollten neuere Substanzen immer wieder unter der notwendigen kritischen Bewertung geprüft werden, jedoch sollten solche künftigen Substanzen beim nur geringsten vorliegenden Risiko den etablierten oben erwähnten symptomatisch wirkenden Stoffen deutlich überlegen sein. Die Überlegenheit kann aber nicht in einer Verkürzung der Abheilung von 4,8 Tagen auf 4,2 oder 3,8 Tage liegen.

Zoster (Herpes Zoster)

Auch beim Zoster als lokalisierte Ausbreitungsform der Varicellen steht nur eine symptomatische lokale Therapie zur Verfügung. Je nach Größe der Ausbreitung, nach Schmerzhaftigkeit und Allgemeinzustand bzw. Grundkrankheit kann heute in erster Linie eine systemische Therapie (Acyclovir und eventuell zusätzlich Corticosteroide oder Analgetika) angezeigt sein.

Bläschenstadium

Anfangs bedenken, daß sich der Lokalbefund noch deutlich ausbreiten kann. Zinkschüttelmixtur, evtl. mit Clioquinol oder Chlorhexidin (Prophylaxe einer Sekundärinfektion) oder Heparinoide- bzw. Heparin-Gel (angeblich Verhinderung der Virusbindung an das Substrat). Ab 2.–3. Tag kann auch eine Corticoid-Lotion (Milch) oder -O/W Creme (Wasserhaltige hydrophile Salbe DAB 9) zusätzlich (z. B. am Tag) appliziert werden.

Krustenstadium

Hier ist ständig auf Sekundärinfektionen, auch unter den Krusten zu achten. Jod PVP-Salben sind von Vorteil, beeinträchtigen jedoch die Epithelisation (u. a. haben Jod PVP-Salben einen pH von 3). Blande „Fettsalben" (Lanolin, W/O Emulsionen, wasserhaltige Wollwachsalkoholsalbe DAB 9, Eucerin anhydricum) zum Krusten lösen, evtl. mit Zusatz von 5% Zinkoxid und Clioquinol oder Chlorhexidin. Schmerzen bzw. Juckreiz sind auch mit Lokalanesthetika-Salben (Lidocain, Thesit) behandelbar (cave seltene Sensibilisierung).

Nachpflege

Die Hautveränderungen sind üblicherweise in 10–14 Tagen abgeheilt (auch ohne Therapie), falls keine Sekundärinfektion (meist durch Kratzen bedingt) oder Ulceration hinzugekommen ist. Die Irritation der sensiblen peripheren Nerven kann jedoch noch lange andauern, so daß auch auf der Haut „Irritationen gefühlt" werden. Deshalb Massage mit blanden wirkstofffreien W/O Emulsionen, evtl. zeitweise in Intervallen von einigen Tagen mit 0,5–1% Hydrocortison. Auch Menthol oder Thesit können den unklaren Juck-/Schmerz-Reiz mildern.

Vulgäre Warzen

Jede Warze heilt von selbst ab, allerdings in unterschiedlich langen Zeiträumen. Eine Lokaltherapie darf deswegen keine potentiellen Schäden (Verätzungen, Narben, Strahlenschäden, cancerogene oder toxische Stoffe) setzen.

Die vulgären Warzen sitzen sehr oberflächlich (oberste Epidermisschicht) und sind allen cytostatisch bis cytotoxischen Substanzen leicht zugänglich. Oft reicht eine alleinige Lokalbehandlung nicht aus und chirurgische (Elektro-Kauter, scharfer Löffel), kryochirurgische (flüssiger N_2) oder chemo-chirurgische Maßnahmen sind erforderlich. Die Viren werden bei diesen Maßnahmen nicht abgetötet, dies scheint auch nicht unbedingt nötig zu sein.

Aufweichen der Hornmassen

Okklusionsverbände mit Salicylvaseline 20% oder Salicylpflaster (60% Salicylsäure) über einige Tage. Danach Seifenbad und atraumatische stumpfe Entfernung der aufgeweichten Massen. Auch Glutaraldehyd (5%) in Phosphatpuffer Lösung ist für multiple Warzen geeignet.

Entfernung des Gewebes

Cytostatische Behandlung mit Podophyllin Tinktur oder Salicylsäure/5-Fluouracil (-DMSO-Lösung) oder Salicylsäure-DMSO-Lösungen. Auf mögliche Schädigung des Randgebietes ist zu achten, evtl. Abdecken mit Zinkpaste. Auch cytotoxische Behandlung mit Essigsäure, Milchsäure oder Salpetersäure ist möglich. Ein Säuregemisch dieser Säuren kann Effektivität und Verträglichkeit verbessern. Auch sind Salicylsäure/Milchsäure-Collodium-Lösungen als Okklusiv-Lacke nützlich, ebenso Salicylsäure-Milchsäuregemische als filmbildende Lösung oder Salben. Auch Trichloressigsäure wurde verwendet, diese ätzt sehr stark, besonders im Plantarbereich können unerwünschte Wirkungen auftreten.

Solche cytostatischen oder cytotoxischen Behandlungen können schnell jedoch deutlich schädigend (Wunde, Entzündung) oder langsam (nur jeden 2. Tag), weniger traumatisierend, mit gleichem Erfolg, aber geringerer "compliance" durchgeführt werden.

Nachbehandlung

Die Nachbehandlung soll hauptsächlich Rezidive vermeiden. Hier bieten sich Vitamin A-Säure Cremes oder Lösungen an, auch Puder mit Summitates Sabinae (Sadebaumspitzen): Rp. Summitates Sabinae, Magnesia usta āā ad 50,0.

Plantarwarzen

Diese zeigen Tiefenwachstum und heilen häufig nicht von allein und neigen zu häufiger Rezidivierung. Auf orthopädische Untersuchung sollte stets geachtet werden (Spreiz-Senk-Plattfuß).
Die Therapie (ähnlich wie bei vulgären Warzen) muß länger und mit mehr Geduld durchgeführt werden. Schmerzfreiheit ist kein Kriterium zur Beendigung der Therapie. Traumatisierung bei der Therapie sollte eher vermieden werden als bei vulgären Warzen (auch wenn der Patient darauf besteht).
Erweichen des Gewebes mit Salicylpflaster, Pinselung der erweichten Bereiche mit Podophyllin Tinktur (25%) (kleinflächig!), Salicylsäure- DMSO-Lösung (20%), cytostatischen oder cytotoxischen Lösungen (5-Fluorouracil bzw. Säuregemische) und zusätzliche Okklusion mit Salicylpflaster und Leukoplast. Es sollten jedoch nur mäßige Entzündungen entstehen und die erweichten Massen möglichst wenig traumatisierend entfernt werden.
Nachbehandlung mit Salicylvaselin (5%) im Wechsel mit Sabinae-Puder wie bei vulgären Warzen.

Condylomata acuminata

In der Regel im Ano-genital Bereich und hier besonders am Haut-/Schleimhaut-Grenzepithel sitzend und vom feuchten Milieu (Fluor, Paraphimose) geförderte andersartige Ausprägung von Warzen. Kaum Selbstheilung. Condylomata kommen auch an der Vulva und am Penisschaft bis in den Schamhaarbereich (besonders nach Rasuren) vor.

Einzelstehende Condylomata werden mit dem „Naturheilmittel" Podophyllin Tinktur (10–25%) oder auch Podyphyllin in Aceton oder Glyzerin behandelt. Es ist vorteilhaft, länger und seltener (1- bis 2mal pro Woche) und niedrig konzentriert zu therapieren als hochkonzentriert und schmerzhaft entzündlich. Keine flächige Therapie (Podophyllin kann allgemein toxische Reaktionen nach perkutaner Aufnahme bedingen).
Ähnliche Therapieformen sind mit 5-Fluorouracil-Zubereitungen ebenfalls möglich, da über eine Hemmung der DNS-Synthese ebenfalls eine cytostatische Wirkung eintritt. (Salbe 5%, DMSO-haltige Lös. 0,5%). Auch cytotoxisch wirkende Ätzmittel (wäßrige Säuregemische) sind unter entsprechenden Vorsichtsmaßnahmen (seltener, Umgebungsschutz mit Pasta Zinci, niedrig konzentriert) möglich.
Die Nachbehandlung kann mit dem ebenfalls cytostatisch wirkenden Naturheilmittel Sadebaumspitzen (Summitates Saninae/Puder: 1:1) erfolgen. Größere Ausdehnungen werden elektrochirurgisch entfernt. Luesserologie (C. lata dazwischen) nicht vergessen.

Mollusca contagiosa (Dellwarzen)

Meist bei Kindern, auch bei immunologisch supprimierten Patienten, gelegentlich großflächig vorkommend. Ebenfalls hohe Selbstheilquote.
Vitamin A-Säure Lösung kann als Lokaltherapie versucht werden, meist muß jedoch die Dellwarze mit dem scharfen Löffel entfernt werden. Schmerzhaft, deshalb größere Stellen mit Lidocain Salbe, Vereisung oder sogar unter Vollnarkose behandeln.
Ein Abheben kann durch Blasenbildung nach Betupfen mit flüssigem N_2 oder Cantharidin 1% in Aceton bewirkt werden.
Das Blasendach wird dann wie bei Warzen mit der Schere entfernt.

Windeldermatitis bei Säuglingen

Das Krankheitsbild wird von konfluierenden Papulovesikeln beherrscht. Es kann auch als Windelekzem, Dermatitis intertrigenosa oder D. glutealis infantum bezeichnet werden.

Die Behandlung erfolgt nach den gleichen Prinzipien wie unter intertrigeriösen Hauterkrankungen angegeben. Allerdings kommt erschwerend hinzu, daß die Okklusion durch Windel plus Gummihöschen oder Einweg-Windel nicht oder nur sehr kurzfristig vermieden werden kann.

Eine „Schrotschuß"-Therapie ist abzulehnen, da bei Säuglingen im Gegensatz zu Erwachsenen ungünstige pharmakokinetische und toxikologische Daten lokal applizierter Wirkstoffe zu erwarten sind: bei größerer Resorptionsfläche (in Relation zum Gewicht) wird durch macerierte Haut und Okklusion die perkutane Resorption von Wirkstoffen potenziert. Weiterhin sind die Entgiftungsmechanismen (Glucoronidierung, Metabolismus) noch nicht voll ausgeprägt. Selbst Hydrocortison lokal appliziert kann bei Säuglingen durch perkutane Resorption zu Nebenwirkungen führen.

Trotz häufiger Candidabesiedlung sollte der Erreger-Nachweis erfolgen. Bei entsprechender deutlicher Besiedlung ist eine lokale Sanierung des Magen-Darm-Traktes (z. B. Nystatin Suspension), Waschen mit Ölbädern und lokale Anwendung rezeptierter weicher Zinkpasten (ohne oder mit Nystatin oder 1% Clotrimazol) sinnvoll. Bei starkem Nässen werden anfangs Schüttelmixturen mit Nystatin oder 2% Clotrimazolzusatz appliziert. Dabei ist stets zu bedenken, daß die Veränderung des Milieus (Austrocknung, pH-Verschiebung) häufig allein ausreicht, um die Hefebesiedlung zu beseitigen. Antiseptika oder Polyenantibiotika sollten wegen möglicher Nephro-, Oto- oder Neurotoxizität ebenso vermieden werden wie Jod-PVP-Zubereitungen (Schilddrüsenfunktionsbeeinflussung).

Dagegen sind desinfizierende und eintrocknende, eine künstliche Schorfbildung begünstigende Farbstofflösungen (Pyoktanin 0,5–1%) gelegentlich vorteilhaft. 1% Pyoktanin wirkt an der Haut trotz gelegentlicher Berichte nicht cancerogen oder mutagen. Bei sicherem Hefenachweis haben besonders die Breitbandantimykotika (Azole, Naftitin) eine gute Wirksamkeit bei guter Verträglichkeit.

Sachverzeichnis

Die kursiv gedruckten Ziffern verweisen auf Seiten, auf denen das Stichwort ausführlich behandelt wird.

Abdampffähigkeit der Haut 2
Abdeckpuder 38
Abdeckung, kosmetische 143
Abemulgierung, fettender
  Substanz 166
„Abflutungsphase" 131
Abschuppung 82, 88
Abwehrlage, Gesamtorganismus
  145
Acanthosis nigricans 143
Aceton 49, 51, 107, 114, 127, 132,
  147, 155
Acid. salic 12
Acid. tannic. 85, 147, 148
Acriflavin 71, 74, 75
Actinomyces 146
Acyclovir 89, 130, 133, 172–174
–, lokal appliziertes 173
–, systemische Therapie 172, 174
Adenom, autonomes 113
Adeps lanae 11, 85
Adeps solidus 6
Adsorption in der Hornschicht 51
Adsorptionsfähigkeit der
  Corneocyten 165
Adstringens 57, 60, 61, 86, 123,
  127, 130, 139, 141, 148, 173
–, Gerbstoff 139
–, Lokaltherapie 173
–, Tannin 139
–, Wismutsalz 139
adstringierender Effekt 122
Ätiologie, multifaktorielle 62
Akanthose 8, 9, 81, 96, 119
Akaricid 80
Akne 62, 82, 130, 135
Aknemittel 126, 150
Aknetherapie 91, 126, 136
–, alleinige innerliche 126
–, innerliche 126, 136
Akne-Vitamin-A-Säure-Creme
  134
Akne vulgaris 116, 121, 135, 162
Aktinomykose 146
Akuitätsgrad der Dermatose 1,
  79
Akzeptanz des rezeptierten Exter-
  nums 2

Alaun 40, 57
Albinismus 143
Alginat 39, 119, 171
Alkalialbuminat 164
Alkohol 35, 71, 110, 128, 155
– zur Hautdesinfektion 71
alkoholische Lösung 35
Alkylethersulfat, Natrium-
  laurylsulfat 88
„Alkylsulfat" 88
Allergenitätstest, maximierter 43
Allergie gegen Erythromycin 99
Allergierate, niedrige 7
allergische Reaktion 89
Allethrien I 81, 113
–, insektenvertreibend 81
allgemeintoxisch 113
Aloe, Ulcus cruris 59
Altershaut 121, 134, 142, 152
Alumen 57, 141
Aluminiumchlorid 58, 141
–, alkoholische Lösung 141
–, Tinea pedis 58
Aluminiumhydroxychlorid
  Creme 141
Aluminiumoxychlorid 148
Aluminiumsalz 128
Aluminiumsulfat 57
p-Aminobenzoesäure 83
Aminoglycosidantibiotikum 63
Ammoniumbituminosulfonat 103
Ammoniumlacetat 110
Ammoniumverbindung,
  quartenäre 10
amphotere Verbindung 145
Amphotericin 64
Amphotericin A 69
Amphotericin B 66, 69, 89, 140,
  147, 148
Amylum Oryzae 149
Anaerobier 62
Analbehandlung, oberflächliche
  toxische Veränderung 105
Analfissur 60
Andaubehandlung, Wirksamkeit
  171
Androgen 128
Anesthesie 129

Anesthetikum 61
Anion 10
anionischer Emulgator 39
anionischer O/W Emulgator 15
Anogenitalbereich 96
Anthracen 118
Anthracenderivat 119
Anthralin 96
Antiandrogen 128, 130, 135
Antibiotika-Aknegel 17
Antibiotikum 29, 33, 39, 55, 61,
  63, 122, 126, 127, 130, 136, 149,
  153, 155, 156, 163
–, Eigenschaft 155, 156
–, Eiweißfaktor 153
–, innerlich 163
–, Nebenwirkung 63
–, Pyrodermie 126
–, systemisch wirksam 153
antiekzematös 119
Antihistaminikum 39, 63, 126,
  129, 138, 152
Antimykotikum 33, 63, 66, 127,
  147
– zur inneren Anwendung 66
–, Wirkstoff 147
antimykotische Lokaltherapie,
  Substanz 64
antimykotische Therapie 67
Antioxidantie 25, 48
Antioxydation 1
Antiperspirantien 57
Antiphlogistikum,
  nichtsteroidales 151
Antiscabiosa 160
Antiseptikum 16, 33, 39, 51,
  70–73, 99, 127, 130, 154, 156
–, Eigenwirkung 156
–, Eiweißfaktor 153
–, Hauptgruppe 71, 72
–, Toxicität 73
Anus 120
Anwendung, prophylaktische 149
Anwendungsgebiet, ausgewähltes
  134
Applikationshäufigkeit 52, 112
Arlacel 12
Arzneibuchsalbe 47

Sachverzeichnis

Arzneistoff 15, 126
–, dissoziierter 15
–, Gesamtpalette 126
Arzneistoffgruppe, ähnliche pharmakologische Wirkung 57
Ascorbinsäure 48, 129
Aspergillus 146
Aspergillus-Art 89
Asthma 137
Atemweg, Reizung 117
Atrophie 79
Atropin i.v. 107, 128
Augenbereich 142
Augenlid 79
Ausfällung 112
Auskristallisation 101
Austrocknung 2, 90, 140
– der Haut 2
Austrocknungsbehandlung 148
Austrocknungseffekt 132
Avocadoöl 167
Azelainsäure 127, 128, 130
Azol 67, 130, 147

Bacitracin 18, 39, 41, 62, 135, 153, 156
Bad 51, 52, 106, 107, 117, 148, 152, 172
– mit Eichenrinde 172
– mit Gerbstoff 172
–, heißes 106
–, KMnO$_4$ 148
–, schwefelhaltiges 117
– mit Tannin 172
Bädertherapie 139, 140
bakterielle Hauterkrankung 154
Bakterienflora, Verschiebung 149
Bakterienwachstum 17
Basiscreme DAC 30, 169
–, ambiphile 169
Beclomethason-Dipropionat 78
Behältnis, Beschriftung 26
Benoxaprofen 92
Bentonit 31, 39, 42
Benzalkoniumchlorid 10, 48, 64, 70, 73, 74, 111, 136, 145
Benzin 49
Benzocain (Anesthesin) 61
Benzoesäure 41, 48
Benzoesäurebenzylester 91
Benzol 118
Benzophenon 83
Benzosäure 64
Benzoylperoxid 72, 81, 82, 90, 99, 127, 128, 130, 131, 133, 135, 136
–, eingesetzte Konzentration 135
–, mäßig schälender Effekt 136

–, Mischung 135
Benzpyren 119
Benzylalkohol 48, 72, 136
Benzylbenzonat 80, 81, 91, 160
–, ADI-Wert 160
–, Anwendung 160
–, Augenkontakt 160
–, Insect-Repellent 91
–, Kontaktallergie 160
–, Laus 91
–, Repellent 160
– bei Scabies 91
„Beschleuniger" 54, 131
–, Irritation der Hornschicht 131
Besiedelung, mikrobielle 140, 141
Betamethason-Benzoat 78
Betamethason-Valerat 78, 163, 164
–, 0,1%-Lotio 163, 164
Betamethason-17-valerat 77
Bienenwachs 8, 9, 12, 15, 85, 109, 115, 122, 148
Bifonazol 64
Bioallethrin 80, 114, 159
„Bioäquivalenz" 55
Biopharmazie 55
Biosynthese der Pilzzelle, Angriffspunkt 69
Bismut-Salz 41
Bismutum subgallicum, Adstringens 86
Bismutum subnitricum 86, 105, 115
Bitterstoff 60
Bläschen bei Herpes 36
Blase, größere kleinlumig 163
Blastomyces-Art 89
Blastomykose 146
Bleichcreme 102, 131
–, kosmetische 102
–, quecksilberpraecipitathaltige 131
Bleichsalbe 87
Bleichung 102, 129, 143
–, bei Farbigen 143
–, irreversible 102
Bleipflastersalbe 86
Bleisalz 41, 86
Bolus 39, 43
Bolus rubra 84, 85
Borax 127
Boraxglycerin 148
Borax-Lösung 164
Bräunung 129, 151
–, starke 151
„brechen" von Emulsionen 10
Breitbandantimykotikum 70, 145
Brenzkatechin 119

Brillantgrün 64, 71, 72, 74, 75, 141, 145, 156, 171
–, Epithelisationshemmung 75
– mit Gentianaviolett 72
– zur Hautdesinfektion 72
–, Sensibilisierung 74
– bei Wunden 72
Bromophos 80
5-Bromsalicyl-4-chloronilid 64
Bronopol 48
Brustsalbe bei Erkältung 109
Bufexamac 91, 92, 127, 138, 139
Butylhydroxyanisol 48
Butylhydroxytoluol 48

Cadexomer-Jod 92, 100, 171
Cadmiumsulfid 127
Calciumcarbonat 37
Calciumsulfid 117
Callöses Ulcus 170
Cancerogenität 133
Candida 146
Candida albicans 145
Candida-Art 89
Candidabefall, Zusatztherapie 36
Candidabesiedlung 176
Candidainfektion 89, 90, 110
–, Creme 90
–, oberflächliche 110
Candidatherapie, intertriginöser Raum 90
Candidiasis 148
Candidose 145, 148
–, Grundkrankheit 148
–, lokal begrenzt 148
–, Umfeldmaßnahme 148
Cantharidin 127
Caprylsäure 64
Carbaryl 80
Carbopol 16, 30, 31
– 934 16, 31
– 940 16
Carbopolgel mit mikrobieller Besiedelung 47
Carbowax 17
Carboxymethylcellulose 39
β-Carotin 145
Caryophylli 152
Cavi 116
Cellulosederivat 26
Cephalosporin 63
Cera alba 98
Cetiol 34
Cetrimid, Toxicität 73
Cetylalkohol 141
Cetylpalmitat (DAB9) 9, 15, 30, 100, 167

Cetylpyridiniumchlorid 10, 64, 70, 73
–, Toxicität 73
Cetylstearylalkohol (DAB9) 12, *13, 15,* 17, 29, 30, 102, 125, 140, 169
–, emulgierender 102, 169
cetylstearylschwefelsaures Natrium 15
Cheilitis actinica 84, 121, 122, 142
Cheilitis angularis, Candida-Hefe 148
Chloasma 143, 145
Chloramin (DAB9) 12, 41, 71, 74, 141, 153, 163, 171
–, Chlorierung der Proteine 74
–, Stabilität 74
Chloraminlösung 73
Chloramin (Tosylchloramid-Natrium) (DAB9) *72*
Chloramphenicol 17, 62, 116, 135, 156, 171
– als alkoholische Lösung 135
Chlorbutanol 65
Chlorhexidin 65, *93, 94,* 99, 111, 116, 133, 141, 154, 157, 171
Chlorhexidinglykonat 156
Chlorhexidinhydrochlorid 70
Chlorhexidin-Salz 71
Chlorkresol 29, 71, *75*
Chlormadinon 136
Chlormidazol 64
p-Chlor-m-Kresol 48
p-Chlor-m-xylenol 64
Chloroform 128, 132
Chlorophyll 88
3-(4-Chlorphenoxy)-1,2-propandiol 65
Chlorquinadol 41, 64
Chlorverbindung 71
Cholesterin 11
Cholinesterasehemmer 107
Crysanthem-Blüte, Kreuzallergie 159
Chrysanthemsäure *113*
Cignolin *96, 98,* 150
Cignolinbraun 96
Cinerin I 113
Citronensäure 29, 48, 164
Claudicatio, intermittens 169
Clindamycin 62, 99, 135, 155, 158
Clioquinol (Vioform) 39, 41, 64, 140, 149, 154, 157, 163, 164
Clobetasol-Propionat 78
Clobetasol-Propionat-Creme 163
Clobetasol-17-propionat-Salbe 143
Clobetason-Butyrat 78

Clodantoin 65
Clotrimazol 64, 67, 68, 101, 135, 136, 140, 141, 147–149, 162, 163
–, Creme 67, 147–149
–, Lösung 68, 147
–, paraffinfreie Creme 67
–, Paste 67, 147
–, propylenglykolfreie, cetylstearylalkoholfreie Creme 67
–, Puder 147
Cloxiquin 64
Coffein 133, 152
Colistin 62
Collodium elasticum 110, 116, 143
„Compliance" 142
Condylomata 175
Condylomata acuminata 111, *175*
Corium *128*
Corticoid 30, 55, 96, 139, 141, 149, 163
–, Absetzung 149
–, Aufnahme 30
–, innerlich 163
–, mittelstarkes 139
–, schwaches 139
–, starkes 139
Corticoidanwendung, lange 149
Corticoidsalbe für subchronischen Zustand 12
Corticoidtherapie, äußerliche symptomatische 129
Corticoidzubereitung 172
Corticosteroid 18, 28, 29, 33, 50, 51, *76*–78, 89, 127, 128, 131, 138, 139, 142, 149, 150, 158
–, Ablassungstest 76
–, antiinflammatorische Wirkung 76
–, antiproliferative Wirkung 76
– in fettem Vehikel 139
–, halogenisiertes 149
–, klinische Prüfung 77
–, lokal appliziertes 127
–, MC-Kenzie-Test 76
–, mittelstarkes 130, 138
–, nebenwirkungsarmes 139, 158
–, sog. Intervalltherapie 51
–, stark wirksames 127
–, Vasoconstrictionstest 76
–, Wirksamkeitsgrad 78
Corticosteroidcreme 18, 77
–, Wirksamkeit 77
Corticosteroidexterna bei ausgeprägtem Stich 63
Corticosteroidsalbe bei Wollwachsunverträglichkeit 18
Corticosteroid-Therapie 79, 126

–, akuter generalisierter Ekzemformen 126
–, innerliche 126
–, unerwünschte Folgen an der Haut 79
Cortisol *102*
Creme 3, 13, *20,* 25, *27, 29,* 93, 94, 101, 105, 109, 111, 139, 149, 168, *169*
–, ambiphile 169
–, AMG zugelassene 20
–, desinfizierende 149
–, hydrophile 3, 25
–, hydrophobe 3, 25
–, lipophile 3
–, nichtionische hydrophile (DAB9) 13, 27, 29, 93, 94, 101, 105, 109, 111, 139
–, Rezeptur 29
–, Therapie 169
Cremegrundlage, nichtfettende 157
Cremes des DAB9 *26*
Creme-Salbe 170
Cremestandardrezeptur moderner ausländischer Arzneibücher 29
Crotamiton 80, *94*
Cryptococcus 146
Crysanthemum cinerariaefolium 113
Cuprum oxyoleinicum 87
cutaner LE 127
Cyclopiroxolamin 65
Cyproteronacetat 136
Cytochrom P450 70
Cytostaticum 55

Danthron 96
Decubitus 62, 113
Dekamethrin 80
Dekontamination 165
Dellwarze *175*
Dentitionsbeschwerde 60
Deodorant, "dry" 141
Depigmentierung 121, *143*
Dequaliniumsalz 64
Derivat 64
Dermatitide 77, 124, 125
–, beginnende 125
–, entzündliche 124
Dermatitis 59, 102, 104, 112, 115, 121, 130, *149*
–, periorale 121, 130, 149
–, seborrhoische 115
–, toxische 130
– rosazeaartige 149
Dermatitis herpetiformis Duhring 152

Dermatophyte 63, 145
–, Infektion 145
Dermatomykose 146
Dermatose 55, 112, *127*
–, grobes Raster 127
–, proliferative 127
–, superinfizierte 112
–, unterschiedliche Ausprägung 55
Desinfektion 71, 113
Desinfizientie 70, 122
Desonid 77, 78
Desoximethason 78
Detergentie 11, 127
Deutscher Arzneimittel Codex (DAC) 19, 30
–, Fertigrezeptur 30
Deutsches Arzneibuch (DAB9), Vehikel des *19*
Dexamethason 78
Dexamethasonphosphat 77
Dextranomer 35, 92, *94*, 95, 100, 171
–, Granulationshemmung 95
– Paste 95
– Puder 95
Diabetes 148, 169
Diamidin 101
Diazoxid 129
Dichlorophen 64
Diethyltoluamid 81, *95*
–, Repellent gegen Fliegen 95
–, Repellent gegen Mücken 95
Diflorason-Diacetat 78
Diflucortolon-Valerat 78
Dimethylacetamid 132
Dimethyldiphenyldisulfid 117
Dimethylformamid 110
Dimethylphthalat 95
Dioxan-Speer 88
Dipolwechselwirkung, PEG 17
disperses System, Einteilung 36
Disulfidbildung 117
Disulfiram 80
Disulfit 48
Dithranol 39, 65, *96*, 98, 116, 120, 127, 129, 131, 150
–, behaarter Kopf 98
–, Entzündung 131
–, Lanette 96
–, Pentosephosphatzyklus 96
–, Polyethylenglykolsalbe 96
–, Zn⁺⁺ 96
Dithranol-Salbe bei Psoriasis 100
Dixanthogen 80
DMFA 132
DMSO 104, 132
–, Hautmaceratin 104

DMSO-haltige Lösung 175
DNCB 129
DNS-Synthese 111
Dochteffekt 44, 140, 170
Doxycyclin 136
„Dreiphasenpaste" 45
Droge, gerbstoffhaltige 59–61
Drogenauszug 4, 173
–, alkoholischer 4
–, gerbstoffhaltiger 173
Durchblutungsstörung 148
Dusche 52, 152

Econazol 64
Econazol Creme 148
Eczema infantum 137
EDTA 48
Effekt 109, 131, 142
–, analgetischer 109
–, cytotoxischer 131, 142
Eichenrinde 60
Eigenschaft 114, *119*
Einölen 9
Einphasenvehikel, nichtfettendes 149
Eisen(III)oxid 85
Eisensalz 86, 142
Eiter 113
Ekthyma 154
Ektoparasite 87
Ekzem 5, 44, 54, 77, 102, 104, 119, 122, 129, *136*, 137, *138–140*, 149, 151, 161
–, akutes 44, 137, 138
–, atopisches 5, 102, 139, 152
–, chronisches 44, 119, 122, 137, 139
–, degeneratives 137
–, dyshidrotisches 87
–, endogenes 137, 139
–, gleichzeitige Candida-Besiedlung 149
–, Kontakt-Typ 137
–, mikrobielles 137
–, mykogenes 137
–, postscabiös 161
–, seborrhoisches 77, 129, 137, 140, 161, 166
–, subakutes 137, 139
Ekzemherd 88, 127
– nummulärer 127
Ekzempathogenese 137
Ekzem-Patient 43
Embryotoxicität 133
Emulgator *9*, 10, 15, 39, 41, 42, 55, 140, 149

–, anionaktiver 41, 42
–, anionischer 10, 15, 39
–, Einfluß als Negativfaktor 149
–, kationaktiver 41, 42
–, nicht ionogener 41, 42
–, nicht ionischer 10
–, Wasserverlust 55
Emulgatorkomplex 13
Emulsion 39, 55, 140
–, Brechen der 39
–, shampooartige 140
Emulsionspaste, wasserhaltige 141
Endoskopie 105
Enterobacter aerogenes 63
Enthaarung 117
Entzündung 135, 148
–, periungual 148
Eosin 171
Eosinlösung 141
Epheliden 144, 145
epicutaner Hauttest 137
Epidermis 57, 134, 142
–, Härtung 57
–, Umdifferenzierung 134
–, Verdickung 142
Epidermismorphologie, Beeinflussung *127*
Epidermophyte 146
Epiglottisspasme 109
Epithel 170, 172
– durch lotio alba aquosa 170
Epithelisationsförderung *172*
Epoxid 120
Erdnußöl *6*, 35, 98, 139, 167
–, gehärtetes 98, 139
–, gehärtetes emulgatorhaltiges 139
Erfrierung *164*
Ergosterol 67
Ergosterol-Biosynthese der Pilzzelle 69
Erkältungssalbe 109
Erosion 58, 71
–, Tannin 58
Erscheinungsbild, toxisches 163
Erysipel 154
Erythema solare 84
Erythematodes 83
Erythrodermie 150
Erythromycin, 17, 62, *98*, 99, 130, 135, 136, 150, 155, 156, 158
–, abwaschbare Creme 99
– bei Akne vulgaris 98
–, alkoholische Lösung 99
– als Creme 135
–, Follikulitis durch gramnegativen Keim 98

Sachverzeichnis

-, Haltbarkeit 98
-, instabiles 150
-, Mischung 135
- bei Proprionibakterien 98
- bei Staphylokokken 98
erythropoetische Protoporphyrie 83
Esdepalethrin 113
Etacrynsäure 63
Ethanol 35, 49, 72, 91, 107, 116, 132
- zur Hautdesinfektion 72
Etherperoxidbildung 17
Ethylenoxid 13, 17, 88
-, Polykondensationsprodukte aus 17
Ethylester 83
Eucalyptus-Öl 109
Eucerin 16
Eucerin anhydricum 11, 143, 151
Externa 19, 53, *133*, 166, 167
-, Hilfsstoff 19
-, Resorptionsquote 53
-, systemisches Risiko 133
-, Therapie mit fettenden wirkstofffreien 166
-, unterschiedlich eindringendes 167
Externagrundlage *44*, 131
-, Anwendungsweise 44
-, Bestandteil 131
-, Eigenschaft 44
-, Wirkung 44
Externavehikel, Haltbarkeit *47*
externe Therapie, sicherste Applikationsart 133

Farbkontrast 102
Farbstoff 130
Färbung, „compliance" 70
Fehlernährung 148
Fenticlor 65
Ferment, tryptisches 171
Fertigarzneimittel 47
Fertigarzneimittel-Salbe 26
Festpartikel 2
Feststoff 39
Fett *5,* 106, 121
-, mineralisches 5
Fettalkohol *88*
fettartige Vehikel, lipophile Stoffe 165
fettendes Mittel 167
fettende Salbe, bei chronischer Dermatose 11
Fetthaltesubstanz 83

Fettlösungsmittel 131, 162
-, Irritation der Hornschicht 131
Fettpuder 11
Fettsalbe 2, 5, 7, 15, 28, 33, *167,* 168
-, paraffinfreie 15
-, Emulgator- und wasserfreie 28
-, Indikation 33
-, Verträglichkeit 33
- für intertriginöse Räume 33
-, Therapie mit 167
-, wollwachsalkoholfrei 167
-, zinkoxidhaltige weiche 168
Fettsalbenrezeptur *29*
Fettstift 168
Fettung der Haut, Abrieb 166
-, Adsorption an das Keratin 166
Feuchthaltecreme 110, *168*
Feuchthalteeffekt durch Kochsalz 99
„Feuchthaltelösung" bei trockener Haut 110
Feuchthaltemittel 36
Feuchthaltesalbe 100, 109
Filtersubstanz 85
Filzlaus 114
first-pass-Metabolismus 115, 132
Fissur, Tannin 58
Flucloron-Acetonid 78
Flucytosin 66
Fludroxycortid (Flurandrenolon) 78
Flumethason-Pivalat 77, 78
Fluocinolon-Acetonid 77, 78
Fluocinonid 78
Fluocortin-Butylester 78
Fluocortolon 78
Fluoprednyliden-Acetat 78
Fluor 175
Fluorbehandlung 148
Fluorcortinbutylester 158
5-Fluorouracil 127, 131, 133, 142, 175
-, Entzündung 131
Flurandrenolid 77
Flüssigkeit 34, 94
-, alkoholische 34
-, Aufnahmevermögen 94
-, ölige 34
-, wäßrig-alkoholische 34
Folie 45, 163, 172
-, gasdurchlässig 172
-, selbstklebende 45
-, semipermeable 163, 172
Follikulitid 62, 98, *156*
Follikulitis 79, 116, 156
Formaldehyd 41, 48, 65, 128
Formaldehydabspalter 128

Framycetin 62, 63, 133, 155
Frostbeule 59
Funktionsänderung des Wirkstoffes *128*
Furosemid 63, 116
Furunkel 154, 156, *157*
Fusidinsäure 153, 155
Fusidinsäuresalz 136
Fußbadelösung 141

Gallapfel 60
Gallsäure 58
Gallussäure 59
Gamaschenulcus 170
Ganglie, sensorische 172
Gangrän 164
Ganzkörperanwendung 117
Gaze, Jodoform 157
Gefäßmembrandurchlässigkeit 128
Gefäßwandschädigung 169
Gel 3, 16, 25, 30, 31, 139, 152, 170
-, alkoholhaltiges 152
-, Antibiotika 30
-, Antiseptika 30
-, Benzoylperoxid 30
-, hydrophiles 25
-, hydrophobes 25
-, wasserhaltiges 139
Gelatine 42
Gele des DAB9 *26*
Gelherstellung 16
Genitoanalbereich 148
Gentamycin 62, 63, 133, 155, 171
Gentamycinsulfat 136
Gentianaviolett 64, 71, *73-75,* 145, 154
Gerbsäurelösung 163
Gerbstoff 40, 57, 60, 127, 130, 133
-, Droge 57
-, künstlicher 57, 127
-, natürlicher 127
Gerbstoffzusatz 44
Gewebe, nekrobiotisches 153
Globulus 110, 149
Glucocorticoid 76, 126
-, Wirkung 76
Gluconeogenese 76
Glycerid 45
Glycerol 26, 35, 41, 42, 75, 93, 101, 103, 104, 115, 123, 124, 167, 168
Glycerolmonostearat 30, 141
Glyzerin 2, 18, 108, 115, 168
Gramicidin 62, 63

gramnegativer Keim 62
grampositive Bakterien 93
grampositiver Keim 62, 101
Granuloma anulare 129
Granulation 155, 171
–, hemmend 155
–, Einfluß antimikrobiellen Wirkstoffes 171
Granulationsanregung 94, 100, *171*
Granulationshemmung 93
Granulationsgewebe 54
Gravidität mit Chloasma 144
Grenzflächenspannung von Öltropfen *10*
Grindeliakraut 60
Griseofulvin 66, 69, 130, 145
grobdisperses System, Einteilung 32
Grundlage 55, 103, 143
–, Aufbau eines Reservoirs 55
–, fettartige 143
–, Penetrationsprozeß 55
–, Substanzfreisetzung 55
–, wirkstofffreie 103
Grundstoff des DAB9 *19*
Grüne Seife *88*
Gujakol 122
Gurgelwasser 59

Haarausfall 162
Haarentferner 81, 82
Haarspiritus 115, 162
– bei Kopfschuppen 115
Haarstruktur 129
Haartinktur 6, 116
Haarwachstum 129
Haarwäsche 162
Haarwasser 118
Halbfeste Zubereitung – DAB9-Definition 25
Halcinonid 78
Haloprogin 65
Haltbarkeit 7, 38, *47*
–, Problem 38
–, Rezeptur 47
Hamamelisblatt 59
Hämangiom 143
Hämorrhoidalsalbe 86
Hämorrhoide 58, 60
–, Tannin 58
Hämosiderin 143
Harnstoff 28, 52, 82, *99*, 100, 102, 103, 115, 127, 128, 132, 148, 150, 167, 168

–, Effekt an der Hornschicht 52
–, feuchtigkeitsbindend 99
– zur Feuchtung der Hornschicht 100
–, keratoplastisch 99
–, moisturizer 99
–, osmotischer Effekt 52
– zur Penetrationsbeeinflussung 100
– zur Penetrationsförderung anderer Wirkstoffe 100
Harnstoffsalbe 97
Harnstoff/Zucker-Gemisch 171
„Harte Paste", Krustenbildung 32
Hartfett 168
Hartparaffin (DAB9) *9*, 168
Haut 36, 106, 131, 134, *165, 166, 172*
–, Dekontamination 165
–, dickere 134
–, dünnere 134
–, excoriierte 106
–, hellere 134
–, Pesticid 165
–, porenreiche 134
–, röntgenstrahlenveränderte 134
–, salbenempfindliche 36
–, Schutzorgan 131
–, trockene 166
–, ungewaschene 166
–, Viruskrankheit der 172
Hautalterung 151
Hautdesinfektion 70, 112, 113
Hauterkrankung 30, *126, 129, 130, 140, 153,* 176
–, akuter Zustand 30
–, bakterielle s. bakt. Hauterk.
–, intertriginöse 140, 176
–, Therapie 126
–, im Grobraster 129, 130
Hautfalte 134, 140, 147
Hautfett 51, 87
–, Abemulgierung des natürlichen 87
Hautgeschmeidigkeit 168
Hautinfektion 73
Hautirritation 71, 90
Hautjucken 88
Hautmaceration, DMSO-Zusatz 105
Hautoberfläche 54
Hautöl 167
Hautorgan, Schaden an der Integrität 131
Hautpilz 73, 145
–, oberflächliche Ausbreitung 145

Hautreaktion 85
Hautreinigung 88
Hautreizmittel 61, 131
–, Entzündung 131
Hautrötung 90
Hautschaden 84
Haut-/Schleimhaut-Grenze 30, 53
–, Anwendung 30
Haut-/Schleimhautgrenzepithel 58, 86, 120
–, adstringierendes 58, 86
Hautschutz bei Anus praeter 33
– bei Decubitus 33
– bei Ulcera 33
Hautstruktur *126*
Hauttyp 138, *166*
Hautveränderung 2, 149
–, Corticosteroide 149
–, nässende 2
Hautzustand 55, 109
–, trockener 109
–, Wahl der Grundlage 55
Hefe 63, 69, 110, 140
„Heilung unter dem Schorf" 153, 172
Heparin 123, *128,* 130
Heparin Gel 123
Heparin/Heparinoid 20000 Gel 123
Heparin-Natrium 123
Heparinoid 51, 128, 164, 173
Herdsanierung 148
Herpes *172, 173*
Herpesaffektion 123
Herpes Bläschenstadium 172
Herpes Krustenstadium 173
Herpes-Rezidivprophylaxe, prophylaktische lokale Therapie 173
Herpes simplex 71, 104, 123, 130, *172, 173*
–, rezidivierende 104, 123
Herpes simplex-Keratitis 104
Herpesvire, Inaktivierung 123
Herpes Zoster *174*
Hexachlorcyclohexan 41
γ-Hexachlorcyclohexan *106,* 161
Hexachlorophen 39, 41, 64, 71, 75, 93, 133, 136
–, Austauschsubstanz für 93
–, Depigmentation 75
–, Juckreiz 75
–, ZNS Depression 75
Hexamethylentetramin 65, 141
Hexamidin 65
Hexamidinisetionat *101*
Hexetidin 65

Sachverzeichnis

Hilfsstoff 19, *21, 34,* 37, 41, 44, 46, 47
- mit allergener Potenz an geschädigter Haut 47
-, Allergenität auf 44
- AMG76 zugelassen 21
-, in AMG zugelassenen Lösungen 34
-, approximative LD50 für 43
-, Arzneimittel nur aus 47
- ausreichendes toxisches Profil eines 43
-, Definition von 44
-, Deklaration von 46
-, epidermale Verträglichkeit 43
-, Häufigkeit von 19
- Inkompatibilität zwischen Wirkstoffen und 41, 42
-, Kontaktallergie 19, 46
-, Packungsbeilage 47
-, für den Patienten „wirksame" 46
- zur Puderrezeptur 37
-, Resorption 43
-, Schleimhautverträglichkeit 43
-, unerwünscht wirksame 46
-, versehentliche orale Aufnahme von 43
-, Verwendbarkeit 19
-, Wirksamkeit von 44
-, Zulassung von 19
Hilfsstoffzusatz 35
„Hineinwaschen" 107
histologisches Merkmal der aufgehellten Haut 143
- der pigmentierten Haut 143
HIV-Desinfektion, Aldehyd 71
hochdisperses Siliciumdioxid (DAB9) 38
Höllensteinstift 86, 172
Holzteer *119*
Hormon 136
Hornhaut 116, 164
-, Erweichung 164
Hornschicht 49, 51, 52, 81, 126, *127,* 131, 136, 142, 165
-, Adhäsivität einer Salbe 51
-, Barrierefunktion 81, 131
-, Depotfunktion 51
-, Durchlaßfähigkeit 81
-, Funktionsbeeinflussung 127
-, Konzentrationsgefälle 165
-, „Oberflächenräume" 51
-, Reservoir 51, 131
-, spezifische Veränderung 126
-, Strukturveränderung 49
-, verdickte 52
-, Verdünnung 136, 142

Hornschichtbarriere *49,* 103
-, Reduktion der 49
Hornschichtbefeuchter 52, *139*
Hornschichtbeschaffenheit 51
Hornschichtfeuchthaltemittel 168
Hornschichtveränderndes Mittel *81*
Hörschaden 63
Hühneraugentinktur 116
Hydration der Hornschicht 49, 55
Hydrochinon 41, *101, 102,* 129, 145
Hydrochinonmonobenzylether 129
Hydrochinon-Salbe 143
Hydrocortison 12, 16, 56, 78, 80, *100*–*102,* 103, 139, 149, 152, 158, 162
-, Atrophie 103
-, Juckreiz 102
-, Lidbereich 103
- für Säugling u. Kleinkind 80
-, W/O-Emulsion 102
-, wollwachsalkoholfreie Creme 102
Hydrocortison-Alkohol 77
Hydrocortison-Butyrat 78
Hydrocortisonsalbe 18, 100
- bei Ekzem 100
Hydrogel 17, 25, 30
-, einphasiges 17
Hydrogelbildung 31
Hydrogenperoxid zur Wundreinigung 72
Hydrophile Salbe (DAB9) s. Salbe
p-Hydroxybenzoesäureester 48
p-Hydroxybenzoesäureethyl/propylester 64
8-Hydroxychinolin 64
9-(2 Hydroxyethoxymethyl)-guanin 89
Hydroxyethylcellulose (DAB9) 31, 35, 37, 39
Hydroxyethylcellulosegel *27,* 123, 138–140, 149
Hydroxypropylmethylcellulose 35
Hydroxyzin 130
Hyperästhesie 129
Hyperhidrosis 57, 58, *141,* 147, 148
-, Aluminiumchlorid 58
-, Badelösung 57
Hyperhidrosis axillaris 141
Hypericin 60
Hyperkeratose 129
Hyperpigmentierung *144, 145*

Hypertrichosis 79
Hyperthyreose, manifeste 113
Hypopigmentation 79
Hypopigmentierung *144*

Ichthyol 40, 115, 120, 154, 162
Ichthyol-Ammonium 41, *103,* 138, 149
-, Zugsalbe 104
Ichtyol-Zubereitung 139
Ichtyol-Zugsalbe 157
Ichtyosis 129
Ichthyosisformenkreis 5
Idouracil 104
Idoxuridin (IDU) *104,* 133, 173
IgE, vermehrt 138
Imidazol *67,* 129, 147
Imidazol-Antimykotikum 18, 30, 62, 135, 149
-, antibiotischer Effekt 62
-, Aufnahme 30
Immunabwehr, herabgesetzt 148
Immunsuppression 76
Impetigo contagiosa 126, 154
-, kleinflächige 126
Incontinentia pigmenti 144
Indomethacin 18, 127
Infektionsschutz 163
Inguinalbereich 120
Inkompatibilität *38,* 39
- zwischen Wirkstoff und Hilfsstoff 39
Innenohr 93
Insektenstich 102
Insekticid *80,* 106
-, chloriertes 106
-, halogeniertes 80
-, Organophostat 80
-, Pyrethrumabkömmling 80
Insekt-Repellents *81*
Insolation 52
Insuffizienz, chronisch venöse 170
Integument, Wiederherstellung 139
intertriginöse Anwendung 30
intertriginöse Mykose 18
intertriginöser Raum 33, 45, 52, 54, 96, 109, 168
-, Austrocknung 36
Invertseife 10, 15, *39,* 42
-, Wirkverlust 39
Irritation 16, 45, 111, *132,* 140
- durch Dehydration 132
- durch direkte Hornschicht-Strukturveränderung 132
- der Hautoberfläche 140

Irritation
- durch Maceration 45
-, toxische 16
- durch Wärmestau 45
Isobornylthiocyanoacetat 80
Isoconazol 64
Isopropanol 35, 132, 163
Isopropylalkohol 27, 72, 162
Isopropylalkoholhaltiges Polyacrylatgel (DAB9) s. Polyacrylatgel
4-Isopropyl-dibenzolmethan 83
Isopropylmyristat 33–35, 49, 111, 114, 123, 140, 156, 167
Isopropylmyristat-Isopropylpalmitat (DAB9) 7
Isopropylpalmitat 35, 99, 102
Isotretinoin 130, 135, 136
Itraconazol 69

Jod 40, 71, 112, 163
-, Resorptionsgefahr 163
-, verfügbares 112
Jodid 40
Jodoform 40, 154
Jod-PVP 65, 71, 136, 145, 176
- zytotoxischer Effekt 71
Jod-PVP-Creme 163
Jod-PVP-Lösung 113, 141, 148
Jodtinktur 65, 112, 145
Jodüberempfindlichkeit 113
Johanniskraut 60
Johanniskrautöl 60
Juckreiz 17, 90, 92, 138, 151, 152
-, Allgemein-Erkrankung 152
-, Dermatose 152
-, PEG 17
-, psychogen bedingter 152
- bei trockener Haut 152
-, Ursache 152
-, Zentralnervensystem 152
Juckreizmilderung 114
juckreizstillende Wirkung 153
Juckreizstillung 94, 103, 119, 138, 143
-, Hydrocortison 103
-, Kühlung 138
-, Lokalanaestheticum 143
- durch Teerbad 143
-, Teersalbe 143

Kadeöl *122*
Kaliseife 40, *87,* 164
Kaliumaluminiumsulfat *57*
Kaliumjodid 148
Kaliumpermanganat 40, *72,* 147, 153
Kälterezeptor 109

Kampfer 17, 40, 80, 109, 114
Kampferspiritusgel 17
Kanamycin 63
Kanzerogenität 120
Karbunkel 154
Kardobenediktenkraut 60
Katecholamin 128
Katechu 59
Kation 10, 39
Keim 70
keratinablösend 115
Keratolytikum *81*
keratoplastisch, indirekt 121
keratoplastische Wirkung 81
Keratose 84, 122, *141, 142*
-, aktinische 84, 122, 141, 142
-, senile 142
Kerion Celsi 145
Ketoconazol 64, 66, 67, 130, 145
Kieselgur 37
Kind 126
Klebsiella-Art 63
Kleiderlaus 114
Kleinkind 94, 96
Knotenstruma, blande 113
Kochsalz 102, 127, 167, 168
Kohäsion der Hornlamelle 81
Kohlenwasserstoff 108, 120
-, chlorierter 108
-, polyzyklischer 120
Kollagen 128
Kollagenose 127
Kolliquationsnekrose 164
Kolloid 36
Kombinationsbehandlung 135, 149
- im akuten Anfangsstadium 149
- mit Antibiotika 135
- Antimykoticum plus Corticoid 149
- mit Benzoylperoxid 135
Kombinationspräparat, Erythromycin/Vitamin-A-Säure 135
-, Miconazol/Benzoylperoxid 135
Kommedo 136
Komplexemulgator 13, *15*
-, nicht ionogener 13
Kompressionsverband 170
Kondylom im intertriginösen Bereich 112
Konservierungsmittel 16, 26, 29, 47, 48, 70, 109
-, Beschriftung 26
-, phenolisches 15
Konsistenzerhöhung 6
Konsistenzherabsetzung 9
Konsistenzheraufsetzung 9
Kontaktallergen 129

Kontaktallergie 43, 46, 47, 82, 91, 109, 112, 115
- auf Cetylalkohol 43
- auf Glycerinmonostearat 43
- durch Hilfsstoff 46
-, Konservierungsmittel 47
- auf Natriumlaurylsulfat 43
- auf Propylenglykol 43
- auf Salbenhilfsstoff 43
- auf Tween 80 43
- auf Wollwachsalkohol 43
Kontaktekzem 136–138
Kontaktgel (Doppler, EKG) 16
Kontaktgift 114
Kontaktlinse 71
Kontakturtikaria 95
Kopfbedeckung 142
Kopfcreme, abwaschbare 162
Kopfekzem, seborrhoisches 122, 162
Kopfhaut 108, 162
-, entzündete 108
-, leicht entzündliche 162
-, schuppende 162
Kopflaus *106–108,* 114
Kopföl 162, 163
Kopfpsoriasis 119
Kopfsalbe 18, 116, 162
-, wasserfreie abwaschbare 162
Kopfschuppe 82, 88, 118, 122
- bei Seborrhoea sicca 118
Kopfschuppenbildung 127, 162
Kopfseborrhoe *162*
Kopfwäsche 147
Korngröße von Zinkoxid 37
Kosmetik 70, 84, 97, 121
- mit antiseptischer Wirkung 70
Krampf 133
Krätzemittel 161
Kresol 39, 71, *75,* 122
Kresole Terpene 119
Kreuzallergie 13, 68
-, Miconazol-Econazol 68
Kruste 57, 123, 153, 172
-, Eisen-III-chloridlösung 172
- bei Impetigo 153
-, künstliche 57, 123
-, Schwermetallsalzlösung 172
Krustenbildung 44, 71, 139
-, vermeiden 139
Kühleffekt 44
Kühlsalbe DAB9 (Ungt. leniens) 27, 29, 139, 152, 163
Kühlung durch Oberflächenvergrößerung 32
Kupferoleat 160
Kupfersalz 86, 87
Kurzzeittherapie 97

Lactose 37
Lanae cera *11*
Lanette E 15
Lanette N 8, *15*, 39
Lanette O *13, 15*
Langzeittherapie 45, 134, 139
–, Effekt vom Bad 139
–, wirkstofffreie Salbe 139
Langzeittierversuch 132
Langzeitprüfung, klinische 132
Langzeitversuch, Nebenwirkung 56
Lanolin (DAB8) *11*, 16, 27, 29, 103, 125
lanoline *11*
Lanolinsalbe, feuchtigkeitshaltende 11
Laugenverätzung 164
Laurylsulfat 118
Laus 107, 108, 160
Läusebefall, Wirkstoff *158*
Lavorcidie, galenisches Vehikel 81
Lebertumorbildung, injiziertes Tannin 58
Leim 3
Leinöl 87
Leishmanie 89
„Leitcorticoid" 77
Leitindikation 77, *78*
– des Corticosteroid 78
–, Ekzem 77
Lentigo 145
Lentiginose 144
Lepra 144
Leukämie 148
Leukotrien 91
Liberation 19, 50, 54
– des Wirkstoffes 19
Lichen planus 143
Lichen ruber der Mundschleimhaut 121
Lichen ruber pigmentosus 144
Lichen ruber planus 127, 129, *143*
Lichen sclerosus et atrophicus 130, 143
Licht, Permeation 83
Lichtdermatose, Einteilung 84
Lichtempfindlichkeitssteigerung 83
Lichtfiltersubstanz 83, *85*
Lichtreflexion 84
Lichtschaden *141, 142*
Lichtschutz 84, 124, 130
–, absoluter 124
–, chemischer 84
–, pharmakologischer 84
–, physikalischer 84

Lichtschutzbrille 151
Lichtschutzfilter 142
Lichtschutzmittel 83
Lichtschutzsalbe 85
Lichtschutzverminderung 83
Lichtschwiele 57, 58, 83, 84
Lichtstrahlen, reflektieren 124
Lichttoleranz, Verstärkung 84
Lichturtikaria 83, 84
Lidocain 61, *105*, 106
– zur Anesthesie 105
– bei Analjuckreiz 105
–, first-pass-Metabolismus 106
–, Interaktion 106
–, Juckreiz 105
–, kleiner chirurgischer Eingriff 105
–, Mundlösung bei zahnendem Kind 105
–, Oberflächenanasthetikum 105
–, Schleimhaut 105
Lindan 51, 80, 91, 106, 108, 114, 130, 133, 158, 165
–, alkoholische Lösung 105
–, Alternativmöglichkeit 105, 158
–, Einlagerung im Körperfett 158
–, emulgatorreiches Vehikel 158
–, excoriierte Haut 158
–, bei Filzlaus 105
–, Kontaktgift 105
–, bei Kopflaus 105
–, larvicider Effekt 158
–, lokale Behandlung 105
–, Ovocidie 105
–, Säugling 158
– bei Scabies 105, 158
–, Vergiftungszeichen 105, 158
lindanresistent 107
Lipogel 3
Lipophilie, Vehikel 115
Lippe 60, 96, 120
–, Affektion 60
Lippennähe 142
Liquor Carbonis detergens (DAB6) 88, *119*, 121, 139, 143, 162
Liquor Ferri sesquichlorati 86
Livedo, reticularis 169
Lokalanesthetikum 51
Lokalantibiotikum 163
lokale Antibiotikabehandlung 61, 62
Lokalcorticoid, stärkstes 143
Lokaltherapie 131, *136*, 145, 170, *173*
–, antimykotische 145
–, begleitende Maßnahme 170
– beim Ekzem 131

– des Herpes simplex 173
–, Umfeldmaßnahme 145
–, unerwünschte Wirkung 131
Lösung 3, *34*, 147, 156
–, alkoholische 156
–, AMG-zugelassene 34
–, austrocknende 147
–, behaarte Stelle 34
–, desinfizierende alkoholische 34
–, Fissur 34
– zum Fußbad 147
–, Gelbildung 34
–, intertriginöser Bereich 34
–, ölartige 34
–, ölige 34
–, Verdickung 3, 34
–, verschiedene Hilfsstoffe 34
–, Viscositätserhöhung 34
Lösungsmittel, ölartiges 7
Lotio alba aquosa DRF 36, 103, 115, 123, 124, 130, 138, 139, 149, 171
–, Ichthyolammonium 103
–, kurzfristig 139
Lotio alba spirituosa 124
Lotion 3, 16, 55
–, abwaschbare 16
Lues II 144
Luesserologie 175
Lugol'sche Lösung 65, 112
Lymphosarkom 151
Lupus erythematodes 130

Maceration 141
Macrogol 25, 34
–, 400 34
Macrogolglycerolhydroxystearat 125
Macrogolstearat 400 30
Macrogolstearat 500 140
Magnesiumcarbonat 37
Magnesiumoxid 37, 164
Maisöl 167
Maisstärke 141, 151
Makrolid 69
Malachitgrün 64
Malathion 80, *107*, 114, 130, 158, 159
–, Cholinesterasehemmer 159
– gegen Fliegen 107
–, Kontaktgift 107
– gegen Läuse 107, 158
– gegen Mücken 107
– gegen Nissen 107, 158
–, Residualeffekt 159
–, Vergiftungsbild 159
Mandelöl 7, 35

Massage 51
Massageöl 6
Mastzelle 128
Medikament-Verteilung in Salbengrundlage 50
Medizinische Seife 87
Melaninpigmentanomalie 143
Melanoblastom 144
Melanocyte, Hemmung 129
Melanoderm 145
Melanomvorbeugung, Sonnenschutz 142
Membransterol 69
Menthol 40, 108, 109, 114, 152
–, Nasentropfen 109
Mentholsalbe 139
Menthol. synth. 93
Merbromin 41, 65, 73, 154, 173
Mesulphen 80
Metallsalz 39, 85, 86, 127
Methämoglobinämie 160
Methenamin 65
Methotrexat 116, 151
8-Methoxypsoralen Creme 145
p-Methoxyzimtsäureisoamylester 83
3-(4-Methylbenzyliden)-campher 83
Methylcellulose 31, 35
Methylprednisolon 78
Metronidazol 62, 133, 158
–, lokale Anwendung 158
Micellbildung 39
Miconazol 64, 136
Miconazol Creme 148
Mikrokristalline Cellulose 30
Mikroorganismus 70
Mikrosporon 146
Milbe 151
Milch 10, 15, 36, 106, 141, 164
Milchsäure 109, 150, 164, 174
Milieusanierung 148
Mineralfett 7
Mineralöl-Salbe 167
Minocyclin 136
Minoxidil 129
Mitosehemmung 118
mittelkettiges Triglycerid (DAB9) 6, 7, 15, 33, 35, 125, 150
Mollusca contagiosa 175
Mongolenfleck 143
Monosulfiram 80
Morbus Addison 144
Morbus Cushing 144
Morbus Recklinghausen 144
Morphaea 143
MTX 129
Mundhöhle 60, 69

–, Entzündung 60
–, Sanierung 69
Mundschleimhaut 148
Mundwasser 59
Mupirocin 62
Muskelrelaxantie 63
Mutagenität 133
Mykose 36, 130, 145, 146, 148
–, Austrocknung des Milieus 145
–, Erreger europäischer 146
–, Nagel 148
–, „Schließen" der irritierten Haut 145
–, Zusatztherapie 36
Myrrhe 59
Myxödem 151

„Nachfetten" 5
Nachpflege 140
NaCl 52
Naevus spilus 143, 144
Naftifin 65, 69
Naftitifin Creme 148
Nagel 100, 145, 148
–, erweicht 148
– bei Nagelmykose 100
– bei Psoriasis 100
Nagelbett 148
Nagelbettpflege 148
Nagelentfernung, chirurgisch 148
Nagelmykose 145, 148
Nagelrest 148
Nagelwall, gesunder 148
Nahrungsmittelzusatzstoff 84
Naphthalin 118, 119
β-Naphtol-Salbe 139
Naphtyl-Allylamin-Derivat 69
Nasentropfen 109
Natamycin 69, 111, 140, 147, 148
Natriumalginat 31, 42
Natriumalkylsulfat, Gemisch 16
Natriumbicarbonat 164
Natriumchlorid 11–13, 100
Natriumhydroxid 31
Natriumhypochlorit 74
Natriumlactat 168
Natriumlaurylsulfat 16, 29, 47, 98, 102, 122, 132, 145
Natriumthiosulfat 117, 127
Natronlauge 16
Nebenwirkung 56, 150
–, Atrophie der Haut 150
– an der Haut 56
–, Rezidivneigung 150
–, Teleangiektasie 150
Nekrose im intertriginösen Bereich 73

Neomycin 62, 63, 133, 155, 171
Neomycin-Creme 51
nephrotoxisch 133
Nervenirritation, periphere 133
Neues Antimykotikum 70
Neunerregel 163
Neurodermitis 77, 103, 129, 137–139, 152
– atopica 137
– circumscripta 152
– constitutionalis 137
–, differentialdiagnostisches Kriterium 137
–, Hydrocortison 103
Neuromuskuläre Blockade 63, 133
Neurotoxizität 63
Neutralisation mit schwacher Säure 164
Nichtionische W/O Emulgatoren 11, 13
nichtionogener Emulgator 39
Nifurazin 153, 155
Nikotinsäureester 128
Nisse 108
Nitrofuranderivat 155, 156
Nitrofurazon 155
Nitroglycerinsalbe 164
Nocardia 146
"no effect level" 133
Nomenklatur 2
Nystatin 64, 69, 140, 147, 148
Nystatin Weichpaste 140

Oestrogen 127–130
Oestrogentherapie 144
Okklusion 32, 51, 54, 100, 148, 166
–, bröckliger Nagel 100
–, Fettsubstanz 166
Okklusionsverband 157
Öl 3, 5, 6, 10, 12, 15, 32, 34, 75, 103, 106, 121, 127, 167
–, abwaschbares 15
–, aetherisches 75
–, fettendes 167
–, fettes 6, 12, 15, 103, 127
–, gut eindringendes 167
–, hydriertes 5
–, künstliches 34
–, mineral- und pflanzenölfreies 167
–, ölartiges 34
–, pflanzliches fettes Öl 7
Ol. Amygdalae 152
Ol. Arachidis 100
Ol. Arachid. dehydrogenat. (DAB7) 150

Ölbad 135, *152*
Oleogel 25
„Ölersatz" 7
Oleum Jecoris 47
Oleum Pedum Tauri 47
Oleum Zinci DRF *125*
Oleyloleat (DAB9) 2, *7*
Olivenöl 9, 35, 117, 125
–, Salbe 9
Ol. olivarum 117
Ol. Ricini 116, 118, 120, 152, 162, 167
Ölsäureoleylester (DAB9) *7*, 34, 35, 167, 168
Ölzusatz, fettender 6
Omadin 162
Organisches Lösungsmittel 128
Organmykose 63
Organophosphat 107, 108
Ortho-Phosphat 48
Östradiol 162
β-Ostradiol 131, 134
–, Wassereinlagerung im Gewebe 134
Ostradiolbenzoat-Creme 134
Ostradiol-Creme, 0,005% 134
Östriol-Creme, 0,01% 134
Ototoxizität 63, 133, 155
Ovocidie, galenisches Vehikel 81
O/W Creme 15
O/W Emulgator 132
O/W Emulsion 47, 87, 119, 127, 131, 138
–, hydrophile 56
–, Irritation der Hornschicht 131
–, milchartige 138
O/W Lotion 15
Oxiconazol 64
Oxyphenon 83
Oxytetracyclin 136

Paraaminobenzoesäureabkömmling 83
Paraffin *8*,15, 49, 85, 115, 127, 128
–, dickflüssiges 8, 30
–, dünnflüssiges 8
–, flüssiges 32, 35, 47, 115
Paraffin-Kohlenwasserstoff 7
Paraffin perliquid. 114
Parakeratose 150
Paraphimose 175
Parästhesie 63
Papillom, bowenoider 112
Paronychie 73
„Partnerbehandlung" 149
Pasta Zinci DRF 33, 98, 116, *124*, 175

Pasta zinci mollis DRF 125
Paste 3, 26, *32*, 33, 105, 140, 145, *171*
–, antimikrobielle 140
–, antiseptische 140
– zur Aufnahme von Wirkstoff 33
–, aufsaugende 171
–, cremeartige 33
–, emulgatorhaltige 33
– Emulsion 31
–, feuchtigkeitsaufnehmende 33
–, indifferente 140
–, harte 32
–, hydrophile 3
–, lipophile 3
–, pigmenthaltige 145
–, wasserfreie lipophile Grundlage 32
–, wasserhaltige 33
–, Zusatz zu 32
Pediculitis 130
Pediculosis capitis 107, 114
"peeling", chemisches 142
PEG 49
Penetration 53, 54, 124
–, applizierte Konzentration 53
– des Kations 124
–, potenzierte 54
Penetrations-„Beschleuniger" 49
Penetrationsuntersuchung 54
Penis 68, 120
Perforantes-Insuffizienz 170
periorale Dermatitis 149
perkutane Resorption, toxische Encephalopathie 95
Perléche 148
Permeabilitätsänderung der Zellmembran 110
Permeation, Stellgröße der 52
Permethrin 80
Perspiratio 34
Perspiration insensibilis 45, 124
–, Einschränkung der 45
–, keine Einschränkung der 45
Perubalsam 42, 80, 86, 160
–, antiparasitäre Wirkung 160
Pesticid 127
Pflanzenöl 167
Pflanzenschleim 36
Pflaster, flüssiges 3
Pflegesalbe, fettende 167
pharmakodynamischer Effekt 126
Pharmakokinetik 133
Pharmakon 131
PHB Ester 10, 13
Phenol 10–13, 39, 64, *75*, *76*, 109, 114, 118, 119, 128, 133

Phenolkarbonsäure 119
Phenothrin 80, 113, 114, 159, *160*
4-Phenylbenzophenon-2'-carbonsäure-2-aethylhexylester 83
Phenylmercuriacetat 65
Phenylquecksilberacetat 113, 154
Phenylquecksilbersalz 71
Phimosebehandlung 148
Phlogistikum 128, 129
Photoadsorption 84
Photoallergie 84, 144
photoallergische Reaktion 83
photochemische Reaktion 83
Photochemotherapie, 8-Methoxypsoralen *151*
Photodermatose 84
Photosensibilisierung 144
Phototherapie *151*
phototoxische Reaktion 83
phototoxischer Inhaltsstoff 119
Pigment 124, 142
Pigmentanomalie *144*
Pigmentierung 121, *143*
Pilocarpin 128
Pilz 140
Pilzerkrankung *145*, 147
Pilzfurcht 149
Pilzreservoir 118, 147
Pilzwachstum 17
Pilzzellmembrane, Pore in der 69
Pimaricin 64, 69, *111*
Piperonylbutoxid 113
Pityriasis amiantacea 162
Pityriasis rosea 36, 130, *150*
Pityriasis sicca 120
Pityriasis versicolor 18, 68, 118, *147*, 148
–, Intensivbehandlung gegen Rezidivierung 148
–, Shampoo 68
Pityrosporum ovale, Mycelform 147
Pityrosporon orbiculare, Shampoo 68
Pix Betulina 119
Pix Fagi 119
Pix Juniperi 119, *122*
Pix liquida 119, 143, 150
Pix lithantracis 16, 119
Pix solubilis 119
Plantarwarze 111, 112, *175*
Plasmacortisolspiegel *79*, 103
Plattenepithelcarcinom 142
Plaque-Bildung 150
Plombe, Verfärbung 93
Pluronic 35
Podophyllin *111*, 127, 133
Podophyllin-Tinktur 174, 175

Sachverzeichnis

Podophyllum peltatum (DAB6) 111
Polyacrylat 35
Polyacrylatgel 27, 39, 90, 91, 138–140, 149, 152
–, Eindickung 39
–, isopropylalkoholhaltiges (DAB9) 90, 91, 149, 152
–, Viskositätserniedrigung 39
–, wasserhaltiges 27, 90, 139, 140, 149
Polyacrylsäure (DAB9) 16, 30, 35, 92, 107
Polyen 69
Polyenantibiotikum 89, 176
Polyenantimykotikum 111
Polyethylenglykol (PEG) 17, 25, 39, 47, 75, 117, 131, 132, 140
–, 200–600 35
–, 400 68, 99, 110, 150
–, 1500 33
Polyethylenglykolsalbe (DAB8) 10, 17, 27, 32, 107, 110, 113, 116, 117, 138, 139, 156
–, Lindan 107
Polyethylenglykol-400-stearat 30
polymorphe Lichtdermatose 83, 84, 137
– vom Ekzemtyp 137
Polyoxyäthylenglycerol monostearat 30
Polypragmatismus 126
Polysorbat 9, 13, 49
–, 60 141
–, 80 30, 33, 37, 97, 99, 116, 118, 123, 151, 162, 169
Polysulfid 117
Polythionsäure 117
Polyvidon-Jod 112
Polyvidon-Jod-Salbe 113
Polyvinylalkohol 31
Polyvinylpyrrolidon (PVP) 31, 41, 42
Polywax 17
Porphyria cut. tarda 83
Porphyrie 83
Poymyxin B 62
Präcancerose 142
Präparat, kaustisches 142
Prednicarbat 158
Proflavin 75
Proliferationsakanthose 121
proliferationshemmend 119
proliferative Dermatose, externe Therapie 127
1,2 Propandiol 18, 168
Propanol 99, 132
Prophylaxe 73

Propionsäure 64
Propoxur 80
Propylalkohol 72, 110
Propylenglykol 8, 18, 26, 30, 35, 47, 52, 67, 68, 89, 90, 92, 95, 98, 101–103, 105, 107, 110, 127, 131, 132, 147, 149, 154, 155, 163, 167, 168
–, Clotimazol 67
–, Dimethylformamid 89
– in DMSO 89
–, Irritation der Hornschicht 131
Prostaglandin-Biosynthese 91
Protein, quellbares 58
proteindenaturierender Effekt, Antiseptikum 74
Proteindenaturierung 57
Proteus 63, 93
Protozoen 63
Prurigo 151
Prurigo nodularis 127, 130
Pruritus 44, 60, 105, 109, 130, 137, 151
–, anogenital 60
–, chronischer 105
–, Diabetes mellitus 151
–, innere Erkrankung 151
–, maligner Tumor 151
–, Mycosis fungoides 151
–, Parasite 151
–, Psychoneurose 151
Pruritus senilis, Ursache 152
Pseudomonas 93, 155
Pseudomonas aeruginosa 62, 63
Pseudotumorbildung, cerebrale 135
Psoralen 129
Psoriasis 5, 45, 77, 96–99, 115, 122, 129, 144, 148, 150, 151
–, vulgaris 96, 115, 116, 119, 127, 150
Psoriasis-Einzelherd, Collodium elasticum 98
Psoriasisherd 120, 149
–, Candida-Besiedlung 149
Psoriasis vulgaris 96, 115, 116, 119, 127, 150
–, kleinflächige Plaques 119
Puder 3, 37, 38, 68, 124, 140, 149, 165
–, Dekontamination mit 165
– mit inaktem Integument 38
–, indifferentes 140
–, inertes 68
– in intertriginösen Räumen 38
–, Juckreizstillung 38
–, Kühlwirkung 38
– zur Nachbehandlung 68

–, Schweißbindung 38
–, Sekretstau 38
–, Sekundärinfektion 38
–, wirkstofffrei 149
Puderbestandteil, hautverträglicher 32
Pudereffekt 2
Pudereigenschaft 37
Pudergrundlage 147
Puderhilfsstoff 37
Puderkompresse 165
„Puderwasser" 36
Pustelbildung 158
PUVA 6, 129, 145, 151
–, Bestrahlung 6
–, Therapie 145
PVC-Jod 171
PVP-Jod Lösung 154
Pyodermie 52, 130, 153
Pyoktanin 64, 73, 141, 148, 171, 176
Pyrethrin 159
Pyrethroid 81, 108, 113, 130, 133
Pyrethrum 80, 113, 133, 159
–, ADI-Wert 159
–, Alternative zu Lindan 159
–, periphere Nerven 159
–, Pyrethroide 159
–, Residualeffekt 159
–, schleimhautirritierend 159
–, vertreibende Wirkung 159
Pyrithion-Zink 65

Quecksilberintoxikation, chronische perkutane 83
Quecksilberverbindung 160
Quendelkraut 61

Radionuklide 165
Ratanhia-Gerbsäure 59
Ratanhiawurzel, Hämorrhoiden 59
–, Tinct. Ratanhiae 59
Reaktion 12, 16, 164
–, kontaktallergische 16
–, konterallergische 12
–, toxische 164
Reinigung 113, 165, 170
– des Ulcusgrundes 170
Reisstärke, nicht quellbare, modifizierte 38
Reizung 68, 96, 97, 109, 134
–, vehikelbedingte 68
Repellent 95, 96
Repellent Creme 96
Resistenzentwicklung 146

Resochin 130
Resorcin 39, 40, 81, 82, 90, 109, *114*, 128, 133
Resorcinschwefelsalbe 115
Resorcinwundsalbe 115
Resorption 53, 165
–, allgemein toxische 165
– Applikationsstelle 53
–, hohe perkutane 165
Retinoid 92, 129, *151*
–, Austrocknung der Haut 151
–, Cheilitis 151
–, Erythrodermie 151
–, Psoriasis pustulosa 151
–, teratogen 151
–, Tigason 151
rezeptierte Vehikel 47
Rezeptur 8, *26*, *28*, *30*, 44, 47
Rhinitis allergica 137
Ricinusöl (DAB) 6, 8, 35, 75, 115, 158, 167
–, hydriertes 167
Rötung 97, 149
–, unvorteilhafte 149
Rosacea 83, 130, *157*
–, initiale systemische Antibiotikabehandlung 157
–, unterstützende Lokalbehandlung 157

Saccharum 100
Sadebaumspitze 175
Salbe 3, 6, 8, 12, 13, 15, *20*, *25*, 27, 30, 47, 72, 85, 90, 91, 94, 96, 99–101, 110, 115, 123, 125, 138, 139, 141, 148, 149, 156, 158, 163, 164, 167, *168*
–, AMG zugelassene 20
–, antimykotische 18
–, desinfizierende 73
–, emulgatorfreie 6
–, fettende gut einziehende 167
–, fettende von fester Konsistenz 167
–, fette gut einziehende 167
–, fettige weiche 168
–, feuchtigkeitshaltende 12, 167
–, hydrophile (DAB9) 3, 8, 15, 25, 27, 47, 73, 85, 91, 94, 96, 99, 101, 115, 123, 125, 139, 141, 149, 156
–, hydrophobe 3, 25
–, lipophile 25
–, nichtionische wasserhaltige (DAC) 30
–, ölhaltige 168
–, pastenartige 111

–, ranzige 47
–, wasseraufnehmende 25
–, wasserhaltige hydrophile 27, 47, 72, 90, 100, 110, 138, 148, 149, 156, 158, 163, 164
–, wollwachsalkoholfreie 13
Salbeiblatt 60
Salben des DAB9 26
Salbengrundlage 79, 92, 139, 140
–, corticosteroidfreie 79
–, fettfreie 139
–, wirkstofffreie 92, 140
Salbengrundlagenmonographie 19
Salbenhilfsstoff, Kontaktallergie 43
Salbenrezeptur *28*
Salicylpflaster 175
Salicylsäure 6, 18, 28, 29, 39, 40, 52, 64, 81, 82, 90, 97, 109, *115*, 127–129, 132, 133, 150, 162
–, Effekt an der Hornschicht 52
–, perkutane Resorption 97
Salicylsäure/5-Fluouracil 174
Salicylsäure/Milchsäure-Collodium 174
Salicylsäuresalbe 97
Salicylsäureverbindung 83
Salicylvaseline 112
Salpetersäure 164, 174
Salz, höherer Fettsäuren 87
Salzsäure 164
sapo kalinus *87*
sapo medicatus *87*
Säugling 52, 94–96, 106, 113, 122, 160, 176
–, Krampf 160
Sauna 145
Säure 164
Säureverätzung *164*
Scabies 94, 107, 114, 117, 130, 151, *158*, 160, 161
–, gepflegt 161
– bei Schwangeren 161
–, Wirkstoff 158
Scabiestherapie *161*
Schaden, aktinischer 142
Schädigung 145, 163, 170
–, banale lokale 170
– der Epidermis 145
– der Hornschicht 145
–, toxische der Haut 163
Schafgarbenkraut 60
Schälpaste 116
Schamhaarbereich 175
Schieferöl 103, 120
Schilddrüse, Funktionsbeeinflussung 176

Schimmelpilzmykose 146
Schleimhaut 95, 96, 115
Schleimhautbefall, Tretinoin-Lösung 143
Schleimhautirritation 93, 114
Schleimhautnekrosen 148
Schleimsalbe 16, 140
Schmerztherapie 164
Schmierseife 87
Schmierseifenbad 88, 97, 116, 150
–, Psoriasis vulgaris 88
– bei Ulcera 88
Schocktherapie 164
Schorf 163, 164
Schorfbildung 73, 74, 164, 176
–, Anregung 164
–, Antiseptika 74
–, künstliche 176
schuppenbildende Dermatose, Entschuppung 88
Schuppenlösung 115
Schüttelfrost 154
Schüttelmixtur 32, *36*, *37*, 44, 120, 149
–, alkoholische 120
– mit Nystatin 176
–, „stabilisierte" 37
–, wollwachsalkoholfreie stabilisierte 37
Schutzsalbe, Herabsetzung der Resorption 58
Schwefel 40, 65, 80, 103, 115, *117*, 120, 127, 130, 162
–, feinverteilter 117, 120
–, organisch gebundener 103
Schwefel-Lost 96
Schwefel-Säure 164
Schweinefett 117, 139, 167
Schweinehaut 172
Schweineschmalz (DAB9) (Adeps suillus) 5, 15, 26, 32, 47
Schweiß 51
Schweißfluß, gehemmt 128
–, vermehrt 128, *141*
Schweißfuß 57, 141
–, Badelösung 57
Schwellendosis 133
Schweltemperatur 118
Schwermetall 85
Schwermetallsalz 87
Schwimmbad 108, 145
Scopolamin 128
Scopulariopsis 146
Scrotalbereich 53
Scrotum 120
Seborrhoe 116, *135*, *161*
– bei Akne 135
Seborrhoea 118

Seborrhoea capitis 117, *161*
Seborrhoea oleosa 118, *161,* 166
Seborrhoea sicca *161*
seborrhoischer Zustand mit Kosmetika 162
– mit Vehikel 162
seborrhoisches Ekzem 77, 129, 137, *140, 161,* 166
Sedativ 130
Seife 42, 80, *87,* 108, 141
–, „Hineinwaschen" 80
seifenfreie Hautwaschmittel 88
seifenfreies Waschmittel 88
Seifenrinde 119
Seifenrinden-Saponin 120
Seifenrindentinktur 119
Seifenspiritus 88
Seifenwasser 164
Sekret 31
Sekretaufnahme 92
Sekundärheilung 157
Selendisulfid 127, 128, 145, 162, 163
– Shampoo 145, 163
Selen IV Sulfid *117*
Senföl 127
Senfsame 127
Sensibilisierung 73, 94, 146
– quartanärer Ammoniumbasen 73
Sensibilitätsstörung 160
Sesamöl *7*
Shampoo 97, 147, 162, 163
–, antimikrobieller 163
–, kosmetischer 162
–, Zusatz 162
Sicherheitsbehandlung 114
Silbereiweiß-Acetyltannat 86
Silbernitrat 86, 163, 171
Silbersalz 39, 86
Silberverbindung 40
Siliciumdioxid, hochdisperses 140
SO₂ 80
Sol. Castellani 147
Sonnenbestrahlung 120, 134
Sonnenbrand 53, 121, 142, 143
Sonnenbrandgefährdung 121
Sonnenbräunung 142
Sonnenexposition 91
Sonnenschutz, abdeckender 142
Sonnenschutzpräparat 145
Soor *148*
Sorbinsäure 42, 48
Sorbitanester 25
Sorbitanfettsäureester *12*
Sorbitanmonostearat 30, 33
Sorbitol 168
Spätreaktion, allergische 137

Span *12,* 49
–, 20   10
–, 60   30
–, 80   10, 13
Spannen, PEG 17
Spinnentiere 161
Spir. isopropylicus 112, 156
Spir. saponatus 122
Spir. Saponis Kalini 88, 120
Spore 69
Spray 3
spreitender Stoff 35
Stabilisator 25, *36*
Stabilität von Öl *7*
Stachelzellcarcinom 120
Standardsalbe *11*
Staph. aureus 154
Staphylococcus albus 63
Stärke 37, 39, 97
Stauungsdermatitis 171
Stearat 37
Stearylalkohol 30
Steinkohlenteer 103, *119,* 128
Steroid 92
Stillende 122
Stillzeit 96, 106
Stoff, hygroskopischer 132
Strahlenunfall, Dekontamination der Haut 165
Streptokinase 171
Streptococcus viridans 63
Streptokokke 154
Streptomyces natalensis 111
Streptomyces noursei 110
Striae 79
Substanz 5, 93, 109, 133, 165, 173
–, antiseptisch einsetzbare 93
–, fettartige 5
–, hygroskopische 109
–, oxidierende 109
–, systemisch toxisch 165
–, auf das ZNS wirkende 133
Sulbentin 65
Sulfid 103, 117
Sulfonamid 84
Sulfonylharnstoff 116
Sulfur praec. 136
Sulfur pur 16
Summitates Sabinae 175
SUP, Bestrahlung 6
Suspension 32
Suspensionssalbe 32
Sycosis simplex 154
Syndet 16, 80, 108, 128, 135, 140, 149, 157, 158
–, „Hineinwaschen" 80
–, Waschung mit 158
Syndrom, postthrombotisches 170

Synergismus, antiherpetischer 123
Systemmykosen 145

Talcum 37, 84, 85, 124, 142, 149
Talg 51
Talgausführungsgang 128
Talgdrüse, Funktionsstörung 161
Talgfluß 128
Talgverminderung 117
Tannin 39, 40, 42, *58,* 60, 127, 133, 163
Teer 11, 12, 42, 65, 96, *118,* 127, 128, 133, 139, 140, 150, 152, 162
– als Badezusatz 140
–, mittelstark konzentrierter 139
Teerakne 120
Teerbad 119, 130
Teerbehandlung 75
Teergel 16
teerhaltig 162
Teerpinselung 120
Teersalbe 139
Teerwirkung, abgeschwächte 103
Teer-Zink-Salbe 139
Teilchengröße der Salbe 25
Teleangioektasie 149
Temephos 80
Tenside 12, 58, 71
– im Shampoo 12
teratogen 121, 136
Teratogenität 133
Terbenafin *69*
Terconazol 64
Testosteron 130
Tetrabrom-o-kresol 64
Tetracyclin 40, 42, 62, 89, 130, 135, 156, 158, 171
– als Creme 135
– als Salbe 135
Tetracyclin HCl 136
Tetrahydronaphthalin 80, *160*
Therapie 54, 126, 127, 132, 133, 142, 152
–, alleinig sinnvolle 126
  Bedingung 54
–, cytotoxische 142
–, immunsuppressive 127
–, innerliche 126
–, lokal unterstützende 152
–, Zusatzmaßnahmen 132, 133
Thesit 42, 115
Thiabendazol 80
Thioglykolsäure 81, 82, 117, 127, 128
–, Kosmetik 81
Thrombophlebitis 169

Thymiankraut 61
Thymidinkinase 89
Thymol 39, 61, 64, 71, 75, 109, 147
–, Depigmentation 75
–, Juckreiz 75
–, ZNS Depression 75
Tierversuch 132, 133
Tinea 130
„Tinea amiantacea" 88, 120
–, schuppenerweichend 88
Tinea barbae 145
Tinea corporis 145
Tineaform, oberflächlich 145
Tinea pedis 145
Tinea versicolor 143, *147,* 148
Tinktur 3, 143
Tioconazol 64
Titandioxid 37, 38, 102
Titanoxid 149
Titan(IV)oxid 33, 84, 85
Tocopherol 6, 47, 48
Tolciclat 65, 147
Tolnaftat 65, 147
Tormentillwurzel 59
Toxicität, systemische 133
Toxicitätsdaten 44
Toxicitätsstudie, dermale 133
Toxikologie *43*
toxische Reaktion 164
Toxogonin 107
Traganth (DAB9) 26, 31
Tretinoin (Vitamin-A-Säure) 81, 82, 90, 101, 121, 128–131, 133–135, 142, 143, 145
–, Bleichung gesunder Haut 145
Tretinoin-Creme 134
Tretinoin-Salbe 143
Triamcinolon-Acetonid 77, 78, 143, 149, 163, 164
Trias 135
Triazol 67
Trichloressigsäure 174
Trichlorethylen 128
Trichophyton 146
Triclosan 39, 71, 75
–, Depigmentation 75
–, Juckreiz 75
–, ZNS Depression 75
Triethanolamin 16, 87
Triethanolaminsalicylat 83
Triglycerid, Lipose von 118
Triglycerid-Salbe, fettende 167
trockene Haut 5, 33
–, Salbengrundlage für 5
–, chronische 33
Tromantadin 173
Trypanosomen 89

Tuberkulostatie 84
Tumenol-Ammonium 40
Tummenol 120
Tumor 148
Tween 8, 10, *13,* 35, 68, 85, 100, 102, 122, 123, 162
–, 20 10, 120
–, 80 8, 10, 35, 68, 85, 100, 102, 122, 123, 162
Tylose H 31
Tyrothricin 39, 42, 62, 64, 153, 155

Ulcera 71, 93, 94, 113, 154
–, ausgestanzte 154
Ulceration 71
Ulcus *171, 172*
Ulcus cruris 62, *170*
–, Entstehung 170
Ulcus cruris-Therapie 90
Ulcusform, Pathogenese 170
Umfeldbedingung 153
Umfeldmaßnahme 148, 153, 163
–, begleitende 153
– bei Pyodermien 153
– bei hohem Stellenwert 163
– bei Verbrennungen 163
Umschlag 123, 131, 138, 153, *170*
–, feuchter 123, 131, 153, 170
–, Irritation der Hornschicht 131
Umweltschadstoff 83, 85
Undecylensäure 64
Unguentum emulsificans 27
Unguentum emulsificans aquosum 15, 27
Unguentum Lanette 27
Unguentum molle (DAB6) 11, 103
Unterschenkelekzem-Patient 43
Unterschenkelgeschwür 170
Unverträglichkeit, pharmazeutische 38
Uracil 104
Urämie 152
Urticaria 109, 152
UVA 83, 129, 142
– Licht 142
UVA/Teerbehandlung 119
UVB 83, 129, 142, 151
– Lichtschutzfilter 142
– selektives 151
UVB-/Teer-/Dithranol-Therapie 119
UV-Licht 83, 119, 121, 142
–, Bestrahlung 142
UV-Strahlung 137

Vagina 68, 69, 148
–, Sanierung 69
Vasculitis, allergische 169
Vaselin 2, 7, 8, 10, 15, 26, 30, 32, 45, 49, 85, 103, 128, 139, 148, 151, 171
–, Dochteffekt 32
–, emulgatorfreie 171
–, emulgatorhaltige 139
–, gelbes (DAB7) 7
–, Nachteil 8
–, Okklusion 148
–, Vorteil 8
–, Wärmestau 32
–, weißes 26, 30, 124
Vaselin album 97, 101, 110, 167
–, Wärmestau 97
Vehikel 4, 36, 43, 44, 83, 136, 139, 140
–, aknegeeignet 136
–, approximative LD50 43
– für Clioquinol 36
– für Clotrimazol 36
–, definierte Eigenwirkung 44
–, fettartige zur Lichtabsorption 83
–, fettfreie 140
– für Hydrocortison 36
– für Ichthyol 36
– für Liquor Carbonis detergens 36
– bei Neurodermitis 139
–, Placebocharakter 4
– für Propylenglykol 36
–, richtiges 4
–, unerwünschte Wirkung 44
Vehikelart 1, 2
Vehikelbestandteil 132, 140
–, Veränderung des 132
Vehikel-Definition *3*
Vehikel-Eigenwirkung 1
Vehikel für Externa 27
Vehikelnachteil, Konzentrationserhöhung 55
Vehikel-Wirkstoffkombination 54
„Ventileffekt", Zinkoxid 124
Veränderung 45, 56, 132, 176
–, chronische als Nebenwirkung 56
– der Keratinstruktur 132
– des Milieus 176
–, vesikuläre 45
Verätzung *164*
Verbindung, polycyclische 8
Verbrennung 54, 112, 113, *163*
–, 1. Grades (Erythem) 163
–, 2. Grades 163
–, 3. Grades 163

Sachverzeichnis

Verbrühung *163*
Verdickung 31
Verdickungsmittel 25
Verfärbung der Haut 97
Vernetzung 16
Verödung der Varicen 170
Verseifung 87
Verteilbarkeit 2
Verteilungskoeffizient 49
Verträglichkeit des Externums 19
Verucae vulgaris 116
Viprostol 129
Viruserkrankung der Haut 172
„Virustatika" 127
Viskositätserhöhung 16
Vitamin-A-Säure (Tretinoin) 81, 82, 90, 101, *121,* 128–131, 133–135
Vitamin-A-Säure-Creme 134, 175
–, 0,005% 134
x-y Vitamin-A-Säure Creme 101
Vitiligo *143,* 144
Vulga 68
vulgäre Warze *174, 175*
Vulva 120

Wacholderteer *122*
Wachs 9, 15, 120, 123, 168
–, gebleichtes 2, 168
–, gelbes 9, 15, 120
Wachsstift 168
Walnußblätter 59
Walrat (DAB9) *9,* 30
–, Austauschsubstanz 9
–, künstliches 30
–, Naturprodukt 9
Wärmestau 2, 34, 140
Warze 109, 130, 143
–, vulgäre s. vulgäre Warze
Warzentinktur 116
Waschen 52, 165
– in die Haut hinein 165
– mit leicht geölten Kompressen 165
– mit Wasser und Seife 165
Waschlotio 90
Waschpaste 165
Waschvorgang 51
wasserabweisende Salbe 11
Wasserbindungsvermögen 49
wasserfreie Salbengrundlage 28
Wassergehalt der Cremegrundlage 29
wasserhaltige hydrophile Salbe (DAB9) s. Salbe
wasserhaltiges Polyacrylatgel (DAB9) s. Polyacrylatgel

Wasserstoffperoxid 127
Wasserverlust 49, 132
– der Hornschicht 132
Wechsel mit Antibiotika 135
– mit Antimykotika 135
Wechselbeziehung zum Wirkstoff und Vehikel 51
Wechselwirkung gleichzeitig applizierter Wirkstoffe *53*
Weinsäure 48
Weizenstärke 124
Whirlpool 145
Wiesengräser-Dermatitis 84
Windel 176
Windeldermatitis 124, 140, 148, *175*
–, Candida-Hefe 148
– bei Inkontinenten 140
– bei Säuglingen 175
Windelekzem 175
Wirkstoff 10, 38, 40, 50, 80, 82, 132, 139, 143, 152, 154–156
–, akaiicider 80
–, antibiotischer 155, 156
–, chronisch lokal toxischer 132
–, in hoher Konzentration 38
–, hornschichtverändernder 82
–, hornschichtverändernder feuchtender 143
–, Inkompatibilität zwischen 40
–, inkompatibler 10
–, insekticider 80
–, juckreizstillender 152
–, keratinerweichender 143
–, mischen mit Hilfsstoff 38
– bei Neurodermitis 139
–, phenolischer 39
– bei seborrhoischem Ekzem 140
– unpolarer (lipophiler) 50
Wirkstoffalternative 161
Wirkstoffkonzentration 54
Wirkstoffpermeation *51*
Wirkstoffveränderung in Externa 50
Wismut-Salz 40, 85
„Wismutsaum" 86
W/O Emulsion 39, 47, 56, 127
– Invertseife 39
– lipophile 56
– Liquor Carbonis detergens 39
– Thesit 39
Wollfett 25, 85, 103
Wollwachs (DAB9) *11,* 26, 41, 42, 100, 103, 115, 148, 167
–, wasserhaltiges (DAB9) 11, 26
Wollwachsalkohol 8, *11,* 12, 30, 41, 42, 168, 171
–, Allergie 30

–, Kontaktallergie 12
Wollwachsalkoholsalbe (DAB9) 11, *12,* 26, 27, 73, 93, 97, 99, 103, 105, 111, 116, 124, 125, 151
–, wasserhaltige *12,* 26, 27, 29, 72, 92, 100, 102, 139, 157
Wollwachssalbe, fettende 167
Wunde 54, 71, 94, 115
–, oberflächlich nässende 94
–, offene 54, 115
–, verschmutzte 71
Wundbehandlung 112, 123
–, antiseptische 112
–, granulationsanregend 123
Wundgaze, PVP-Jod 157
Wundheilung 122, 123, 151
Wundheilungsanregung 109
Wundheilungshemmung 63, 71, 93
Wundrand 171
Wundreinigung 94
Wundsalbe, enzymhaltige 113
Wundsekret 94

Xanthin 129
Xerodermapigmentosum 84

Zahn, Verfärbung 93
Zahnfleisch 60
Zellproliferation 115
Zelltoxicität 113
Zimtsäureverbindung 83
Zinc and Castor ointment B.P 125
Zinkacetat 122, 123
Zinkaspertat 122
Zink-Kation *122*
Zinköl *125*
Zinkoxid 33, 36, 37, 39–42, 84, 85, 97, 103, 105, 110, 120, 123, *124,* 140–142, 149, 151, 171, 173
–, adstringierende Eigenschaft 36
– zur Oberflächenvergrößerung 36
Zinkoxidöl NRF 125
Zinkpaste (DAB9) 33, *124, 125,* 148, 157
– zum Abdecken 33
–, feste 33
–, hygroskopische 33
–, relativ weiche 33
–, weiche 33, 125, 157
Zinkpyrithion 127, 162
Zinksalbe (DAB9) *124*
Zinkschüttelmixtur 36, 103, *124*
– mit Ichthyol 103

Zinksulfat 122, *123*, 173
Zinkundecylat 64
Zinkverbindung, ölsaure 124
ZNS-Bereich 93
ZNS-Irritation 96
Zoonose 88, *158*
– Wirkstoff 158
Zoster 130, *174*
Zoster-Bläschenstadium 174
Zoster-Krustenstadium 174
Zoster-Nachpflege 174

Zucker 100, 171
–, Harnstoff 100
–, chronische Ulcera 100
„Zugsalbe" 104, 157
–, Furunkel 104
Zusatz 7, 138, 139, 147, 164
–, antiseptischer bei Corticoid-Salbe 138, 139
– von Brillantgrün 139
– von Chloramin 139
– von Chlorhexidingluconat 139

– von Clioquinol 139
–, Corticoid 147
–, Desinfizientie 147
– eiweißgerinnender 147
– von Harnstoff 139
–, neutralisierender 164
–, ölartiger 7
–, von Salicylsäure 139
Zwischenfetten 5

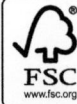

If you have any concerns about our products,
you can contact us on
ProductSafety@springernature.com

In case Publisher is established outside the EU,
the EU authorized representative is:
**Springer Nature Customer Service Center GmbH
Europaplatz 3, 69115 Heidelberg, Germany**

Printed by Libri Plureos GmbH
in Hamburg, Germany